JN106409

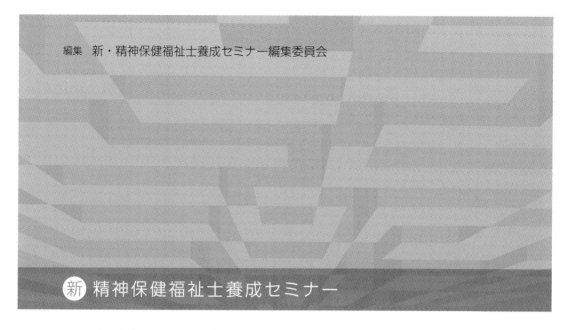

編集　新・精神保健福祉士養成セミナー編集委員会

新 精神保健福祉士養成セミナー

現代の精神保健の課題と支援

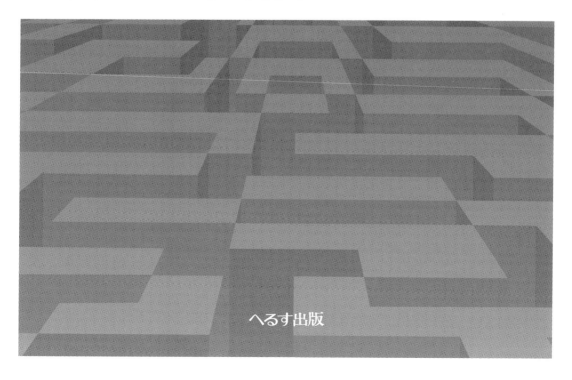

へるす出版

刊行にあたって

　精神保健福祉士養成の教科書として『精神保健福祉士養成セミナー』のシリーズを発刊したのは，精神保健福祉士の国家資格が誕生した1998（平成10）年であった。以来，好評のうちに版を重ねてきたが，このたび，精神保健福祉士の教育カリキュラムの変更を受け，『新・精神福祉士養成セミナー』を刊行することとなった。

　近年，精神保健福祉士に求められる役割や社会的期待は拡大している。精神疾患によって医療を受けている者や日常生活や社会生活に支援を必要とする者，潜在的に精神保健の課題がある者，それだけでなく国民全体が対象者になり得るといわれ，精神保健福祉士の配置・就労状況も，医療，福祉，保健分野から，教育，司法，産業・労働分野へと広がっている。

　新しいカリキュラムは，このような社会的要請に的確に対応できる精神保健福祉士の養成を期待するものであり，科目が見直され，再構成された。

　本書の編纂に際しては，新しい教育内容に対応することはもちろんのことであるが，精神保健福祉士が国家資格化以前から積み上げてきた歴史的経緯を踏まえ，先達の熱き志を顧み，時代が変わっても揺らぐことのない精神保健福祉士のもつべき理念を継承していくことを念頭に置いた。

　本書が，読者の方々の学習の一助となり，精神保健福祉士として活躍するための糧となることを願うばかりである。

新・精神保健福祉士養成セミナー
編集委員会編者一同

目　　次

刊行にあたって

第 1 章　現代の精神保健分野の動向と基本的考え方

Ⅰ　現代社会と精神保健 ……………………………………………………… 2

Ⅱ　精神保健とは …………………………………………………………… 3

　　A　精神保健の定義・予防の考え方　3

　　B　精神保健と関連領域　6

　　C　精神の健康を阻害する要因（生活習慣，ストレス）　9

　　D　ライフサイクルと精神の健康　12

Ⅲ　精神保健の意義と課題 …………………………………………………… 15

第 2 章　ライフサイクルにおける精神保健

Ⅰ　乳幼児期における精神保健 ……………………………………………… 20

　　A　乳幼児をめぐる社会の変化　20

　　B　乳幼児の精神発達をみる視点　21

　　C　乳幼児の精神保健上の問題　23

　　D　精神保健の問題に対するリスク要因　26

　　E　心の健康を回復する力―レジリエンス　26

　　F　乳幼児期の精神保健の重要性と課題　27

Ⅱ　学童期における精神保健 ………………………………………………… 27

　　A　学童をめぐる生活環境の変化　28

　　B　学童期の精神保健　29

　　C　学童期の精神保健の問題　32

　　D　学童期の精神保健ニーズと今後の課題　36

Ⅲ　思春期における精神保健 ………………………………………………… 37

　　A　思春期の現状　38

　　B　思春期の精神保健　39

　　C　思春期の精神保健の問題　43

　　D　思春期の精神保健の支援と予防　45

Ⅳ　青年期における精神保健 ………………………………………………… 46

　　A　青年期の範囲　46

　　B　青年期心性の特徴　47

　　C　アイデンティティ―青年と危機　49

　　D　自我同一性の拡散　50

  E 青年期女性と内的空間 51

  F アイデンティティの確立 52

  G 現代青年の精神保健問題 53

  H 20代の急激な危機 53

 V 成人期における精神保健 ··· 55

  A 成人期の範囲 55

  B 成人期を生きる—東洋的知恵と西洋的英知 56

  C 成人の発達心理学 56

  D 成人前期の心的問題 57

  E 30代の危機 59

  F 中年の危機 62

  G 円熟期に向けて 67

 VI 老年期における精神保健 ··· 67

  A 脳の老化 67

  B 精神の老化 68

  C 社会的老化 70

  D 老年期精神障害とその予防 71

  E 高齢者の自殺とその予防 72

  F 高齢者虐待の問題 73

  G 高齢者の精神保健対策 74

第3章 精神保健に関する発生予防と対策

 I 精神障害対策 ··· 78

  A 精神障害の対象と疫学 78

  B 精神保健福祉法における精神医療対策 80

  C 医療全体の中での精神科の位置づけ 84

  D 障害法制の中の精神障害 88

 II 認知症対策 ··· 88

  A 認知症についての知識の普及 89

  B 相談・情報提供の充実 92

  C 早期発見・早期対応 92

  D 的確な診断と早期治療 93

  E 認知症の予防 94

  F 介護者への指導・介護法の充実 94

  G 原因・治療法・危険因子・予防法の解明 95

  H 保健・医療・福祉の連携，ネットワークシステムの確立 96

  I 在宅ケアシステムの充実 97

  J 入院・入所施設の充実 97

  K 権利擁護システムの確立 98

  L 若年性認知症対策について 99

Ⅲ　アルコール関連問題対策 ……………………………………………………… 100

 A　広がるアルコール問題の実態　100

 B　アルコール依存症の疾病概念　101

 C　アルコールによる他の精神障害　104

 D　アルコールによる身体疾患　105

 E　アルコール依存症の治療　107

 F　アルコール依存症者の家族支援　109

 G　WHO による「アルコールの有害な使用を低減するための世界戦略」　110

 H　アルコールによる疾病負荷量　110

 I　アルコール関連問題による社会的損失　111

 J　未成年者のアルコール問題　112

 K　アルコールと自殺　113

 L　飲酒運転　114

 M　児童虐待と DV　115

 N　アルコールと犯罪　116

 O　アルコール健康障害対策基本法　117

Ⅳ　薬物乱用防止対策 ………………………………………………………………… 118

 A　深刻化する薬物乱用　118

 B　わが国の薬物乱用の歴史と海外の状況　119

 C　依存性薬物の特性と種類　121

 D　有機溶剤乱用　122

 E　覚醒剤乱用　124

 F　大麻乱用　125

 G　その他の薬物乱用　126

 H　薬物依存の重症度評価　131

 I　初期乱用者への対応　131

 J　長期乱用者の治療　132

 K　当事者による支援活動　133

 L　家庭の問題　134

 M　学校における薬物乱用防止教育　134

 N　地域での対応　135

 O　地域の行政機関，保健機関での取り組み　136

 P　重複障害と自殺　138

 Q　刑の一部執行猶予制度　139

Ⅴ　思春期・青年期精神保健対策 ………………………………………………… 140

 A　ひきこもり　141

 B　大学生の精神保健　145

Ⅵ　地域精神保健対策─地域における「心の健康づくり」の動向 ………… 147

 A　地域精神保健活動の動向と「心の健康づくり」　147

 B　「心の病〜不調〜健康」にかかる今日的理解　151

  C 地域精神保健システムの構築と精神保健の方法の発展 **157**

  D 地域住民の「心の健康づくり」に向けた方法論とその活動 **158**

 Ⅶ 司法精神保健福祉対策 ·· **161**

  A わが国における司法精神保健福祉対策の概要 **161**

  B 医療観察法 **162**

 Ⅷ 犯罪被害者の支援 ·· **175**

  A 犯罪被害者とは **175**

  B 被害者支援の発展経緯 **177**

  C 被害者支援の現状—どのような支援・活動が行われているか **178**

  D 支援者に求められること **180**

第4章　家族に関連する精神保健の課題と支援

 Ⅰ 家庭の現状と問題点 ··· **184**

  A 家庭のライフスタイル **184**

  B 現代と家族 **184**

 Ⅱ ドメスティックバイオレンス ·· **185**

  A ドメスティックバイオレンスとは **185**

  B ＤＶの心身への影響と加害者のタイプ **185**

  C ＤＶ防止関連法令・制度，相談機関 **187**

 Ⅲ 児童虐待 ··· **187**

 Ⅳ 介護をめぐる精神保健 ·· **190**

  A 介護家族のストレス事例 **191**

  B 虐待家族への支援 **195**

第5章　精神保健の視点から見た学校教育の課題とアプローチ

 Ⅰ 学校教育における精神保健的課題 ··· **198**

  A 学校の現状と問題点 **198**

  B 学校における支援体制 **198**

  C 発達障害 **198**

  D 不登校 **199**

  E いじめと暴力 **200**

  F 自 殺 **203**

 Ⅱ 教員の精神保健 ··· **207**

第6章　精神保健の視点から見た勤労者の課題とアプローチ

 Ⅰ 職場の精神保健に関連する法制度 ··· **210**

  A 労働基準法 **210**

  B 労働安全衛生法 **211**

  C 労働契約法と安全配慮義務 **215**

 Ⅱ 職場メンタルヘルス活動の実際 ·· **216**

　　A　メンタルヘルスの保持・増進（1次予防活動）　216

　　B　職域における精神障害の早期発見・早期介入（2次予防活動）　217

　　C　職場復帰支援（3次予防活動）　218

第7章　地域精神保健の現状と課題

　Ⅰ　地域精神保健施策の概要　‥‥‥‥‥‥‥‥‥‥‥‥‥‥‥‥‥‥‥‥‥‥‥‥‥　224

　　A　地域精神保健施策の発展の経緯　224

　　B　地域精神保健活動の実際　226

　Ⅱ　地域保健・地域精神保健に係る関係法規・関係施策　‥‥‥‥‥‥‥‥‥　230

　　A　保健医療　230

　　B　福　祉　237

　　C　教　育　248

　　D　労　働　249

　　E　社会全般　252

　Ⅲ　地域における精神保健　‥‥‥‥‥‥‥‥‥‥‥‥‥‥‥‥‥‥‥‥‥‥‥‥‥　259

　　A　生活の場としての地域における精神保健の課題　259

　　B　今日的な重点課題としての地域精神保健活動の実際　261

　　C　地域精神保健活動のさらなる推進に向けた課題　270

第8章　メンタルヘルスと精神保健福祉士の役割

　Ⅰ　メンタルヘルスにおける精神保健福祉士の役割　‥‥‥‥‥‥‥‥‥‥‥　274

　Ⅱ　メンタルヘルスの諸課題における精神保健福祉士の役割　‥‥‥‥‥‥　276

　　A　認知症領域における役割　277

　　B　嗜癖関連問題対策における役割　278

　　C　自殺対策における役割　279

　　D　司法精神保健福祉領域における役割　280

　　E　産業精神保健領域における役割　281

　　F　スクールソーシャルワーク領域における役割　282

第9章　精神保健にかかわる専門職種と国，都道府県，市町村，団体等の役割および連携

　Ⅰ　国および行政機関の役割　‥‥‥‥‥‥‥‥‥‥‥‥‥‥‥‥‥‥‥‥‥‥‥　286

　　A　「地域保健対策の推進に関する基本指針」における行政機関の役割　286

　　B　「良質かつ適切な精神障害者に対する医療の提供を確保するための指針」における行政機関の役割　287

　Ⅱ　各種行政機関の役割─保健所，精神保健福祉センター，市町村保健センター等　‥‥‥‥‥‥‥‥‥‥‥‥‥‥‥‥‥‥‥‥‥‥‥‥‥‥‥　289

　　A　精神保健福祉法の改正等からみた役割の変遷　289

　　B　各種行政機関における精神保健福祉業務　291

　Ⅲ　保健専門職の役割　‥‥‥‥‥‥‥‥‥‥‥‥‥‥‥‥‥‥‥‥‥‥‥‥‥‥‥　300

　　　A　保健師　**300**

　　　B　精神保健福祉相談員　**301**

　　　C　スクールカウンセラー　**301**

　　　D　スクールソーシャルワーカー　**301**

　　　E　保健専門職としての精神保健福祉士　**302**

　　Ⅳ　各種学会，啓発団体等の役割 ·· **303**

　　　A　各種学会の役割　**303**

　　　B　啓発団体等の役割　**303**

　　Ⅴ　精神保健における連携のあり方 ·· **304**

第10章　諸外国の精神保健

　　Ⅰ　世界の精神疾患の疫学 ·· **308**

　　　A　一般にみられる精神疾患　**308**

　　　B　統合失調症　**310**

　　　C　認知症　**311**

　　　D　自殺，自殺関連行動　**312**

　　　E　疫学研究の解釈上の注意点　**313**

　　　F　疾病負荷研究での精神障害の位置づけ　**313**

　　Ⅱ　WHO などの国際機関の活動 ·· **314**

　　　A　歴史的背景　**315**

　　　B　メンタルヘルスアクションプラン2013-2020　**316**

　　　C　メンタルヘルスギャップアクションプログラム（mhGAP）　**318**

　　　D　クオリティライツプロジェクト　**319**

　　　E　メンタルヘルスアトラスプロジェクト　**320**

　　　F　報告書やガイドラインの発行　**320**

　　　G　「疾病及び関連保健問題の国際統計分類」の改訂　**321**

　　Ⅲ　諸外国の精神保健医療の実情 ·· **322**

　　　A　地域ケアに注目して　**322**

　　　B　ヨーロッパ　**323**

　　　C　アメリカ　**324**

　　　D　オーストラリア，ニュージーランド　**325**

　　　E　南アジア，東南アジア　**326**

　　　F　アフリカ　**326**

　　　G　中南米　**327**

　　　H　太平洋諸国　**328**

　　　I　東アジア　**329**

　　　J　まとめ　**330**

索　引

編集・執筆者一覧

第 1 章

現代の精神保健分野の動向と基本的考え方

この章で学ぶこと

Ⅰ 現代社会と精神保健

Ⅱ 精神保健とは

Ⅲ 精神保健の意義と課題

I 現代社会と精神保健

　精神疾患は，その頻度の高さ，個人の生活や社会に与える影響の大きさから，現代社会における重点疾患となっている。

　2014（平成26）年の患者調査によると，精神疾患で受療している総患者数は392万人で，とくに外来患者の増加が著しい。精神疾患の国際的な疫学調査，WHO世界精神保健調査日本調査（World Mental Health Japan Survey；WMH-J）によると，わが国の地域住民における精神疾患の12カ月有病率は，大うつ病で2.1％，成人の気分（感情）障害・不安障害・物質使用障害のいずれかの精神疾患で10.0％であって，1年間に国民の1,000万人以上が精神疾患を経験していたと推定されている。また，過去12カ月に本気で自殺を考えた人は1.2％，自殺を試みた人は0.2％で，精神疾患の合併によってその割合は増加していた[*1]。さらに，WHOが採用している，病気が社会に与える負担を表す健康・生活被害指標であるDALY（disability-adjusted life year，障害調整生命年）[*2]をみると，わが国の疾患区分のなかで，精神神経疾患はトップであり，疾患別でワースト20のうち5つが精神疾患となっている。このほか，地域の現場からは，自殺，認知症，ひきこもり，虐待，発達障害，依存症，ホームレス状態と精神疾患など，精神保健の問題の多様化・複雑化も指摘されており[*3]，精神保健医療福祉施策には，精神保健のニーズの増大に加え，質的な変化に対応できる新たな展開が望まれている。

　このようななか，厚生労働省は，2004（平成16）年に「精神保健医療福祉の改革ビジョン」（以下，改革ビジョン）を公表し，「入院医療中心から地域生活中心へ」という基本的方策の実現に向けた事業展開を開始した。2010（平成22）年には，改革ビジョンの前半5年間の成果を評価するとともに，後半5年間における施策群についての意見を「精神保健医療福祉の更なる改革に向けて」にまとめ，同年に発足させた「新たな地域精神保健医療体制の構築に向けた検討チーム」において，2010年6月の閣議決定「障害者制度改革の推進のための基本的な方向について」を踏まえた検討を進めるなど，精神保健医療改革に努めている[*4]。

＊1　立森久照：一般住民中の精神疾患および精神保健的問題．公衆衛生，74（7）：603-606，2010.
＊2　WHO：Health statistics and information systems（保健統計と保健情報システム）．
　　http://www.who.int/healthinfo/global_burden_disease/metrics_daly/en/
＊3　宇田英典，高岡道雄，石丸泰隆，他：精神保健分野における保健所の危機管理体制に関するガイドライン．平成22年度厚生労働科学研究費補助金健康安全・危機管理対策総合研究事業「健康危機発生時における行政機関相互の適切な連携体制及び活動内容に関する研究」（研究代表者　多田羅浩三），2011.
＊4　かえるかわる精神保健医療福祉の改革研究ページ．
　　http://www.ncnp.go.jp/nimh/keikaku/vision/index.html

Ⅱ 精神保健とは

A 精神保健の定義・予防の考え方

1 これまでの精神保健の定義と重要概念

　もっともよく知られている精神保健の定義は，『**我が国の精神保健福祉（精神保健福祉ハンドブック）**』に掲載されている「精神保健とは人々の健康のうち主として精神面の健康を対象とし，精神障害を予防・治療し，また精神的健康を保持・向上させる諸活動をいう」である[*1]。本節では**精神保健／ mental health** の定義に関して，**精神衛生／ mental hygiene** と呼ばれていた時代からの歴史的変遷を踏まえて，筆者の知る資料をもとに振り返る（なお，本稿は公衆衛生誌に掲載された「精神保健はどのように定義されてきたか」をもとに新たに書き起こしたものである）[*2]。

　わが国の精神衛生学の歴史を遡ると**村松常雄**（1900-1981）に至る。村松は第二次世界大戦前の1930（昭和 5 ）年に『精神衛生』を，大戦中の1943（昭和18）年に『精神衛生読本』を出版した。**呉秀三**（1865-1932）の主唱による精神病者慈善救治会が貧困精神病患者およびその家族の救援，精神衛生啓蒙を目的とした精神医学からの運動であったのに対して[*3]，村松は精神医学から一歩踏み出した**精神衛生学**の開拓者となった。

　村松は，1957（昭和32）年発行の『**精神衛生 MENTAL HYGIENE**』増刷第 5 版[*4]において，「衛生」の目的を，単に病気等の不健康状態を予防し，また適切な医療を早期かつ完全にするという健康の防衛だけでなく，さらに積極的に，健康を強化して増進することにあると述べている。そして「衛生」は，大きく身体衛生と精神衛生の 2 つの部門に分けることができるとして，人間は身体的存在であると同時に精神的存在であり，さらにまた社会的存在であることから，人間の健康について論じ，実際に指導しようとする場合は，この 3 つの面のいずれも見落としてはならないとした。そして，身体医学を基礎とした応用部門としての身体衛生があるように，精神医学を基礎とした応用部門としての精神衛生があると述べた。ここで，村松のいう精神医学は，生物学的方向とともに，精神構造の心理学的・社会学的方向において，しか

---

*1 日本公衆衛生協会：我が国の精神保健福祉（精神保健福祉ハンドブック）平成27年度版. 日本公衆衛生協会，2016.
*2 竹島　正：精神保健はどのように定義されてきたか. 公衆衛生，74（1）：63-66，2010.
*3 岡田靖雄：日本精神科医療史. 医学書院，2002.
*4 村松常雄：精神衛生 MENTAL HYGIENE. 増刷第 5 版，南山堂，1957.

表1-1 ▶ 疾病性と事例性

> 　精神医学における疾患の多くは，病因論的な診断よりも症候論的な診断にもとづいている．しかし，ある人が精神科医の前に「事例」として現れるのは，その人が何故，何時，誰によって事例にされたかという，「事例性」の故であって，これに応ずる精神科医も家族も，文化的社会的要因という相対性から脱けでることができない．精神疾患と呼ばれる症候群の把握から，ある治療方法がもたらされることは否定できないにせよ，疾病性の次元からのアプローチのみでは，現在のところ，事例性の次元の治療に成功するとは限らないというきわめて当然のことを，もっと科学的に明らかにする必要があった．……

資料　加藤正明：社会と精神病理．弘文堂，1976，「まえがき」より．

も生理学的な現象と病理学的な現象を併せ研究する学問としての医学的人間学であることに注意する必要がある。

　同書の改訂版である『新精神衛生―精神医学的人間学』[*1]は，1978（昭和53）年に，村松と高臣武史（1921-2006）の共著として出版されたが，正常・異常の概念，健康・疾病の概念等，今日にもつながる考え方を包含している。その総論には精神衛生の定義にあたる記載があり，「絶えず変動する現実の社会情勢や，各人ごとに違っている環境条件の中で生活している各年齢男女の精神の健康を護り，その健康を害するような諸条件に対して適切な防止をするための工夫や，実践とともに，その健康の成長，向上への援助と，各人自身の工夫や努力に協力すること」が主となると述べている。そして，精神衛生における学際的研究の発展の必要性を指摘し，精神衛生活動には「人間福祉の事業」としての基本理念があると述べている。

　加藤正明（1913-2003）は，疾病性（イルネス，illness）と事例性（ケースネス，caseness）という，精神衛生学の鍵概念の提唱者であるが（表1-1），精神衛生とは精神医学が疾病学であるのに対して事例医学であり，その人が"ケース"にならないように援助することが精神衛生の今後の方向であり，臨床心理，ソーシャルワーク，文化人類学，教育学，法律学等のさまざまな分野が参加した健康の学としてやっていかなければならない[*2]と述べ，「精神医学／医療」に対する「精神衛生／精神衛生活動」の特質を明らかにしている。

　さてここで，精神衛生と精神保健の違いについてふれておきたい。日本精神医学史学会の評議員である岡田靖雄（1931-）は，衛生には"生を衛（まも）る"という意味があるとして，精神保健ではなく精神衛生を使用することを支持する。また，土居健郎（1920-2009）は，「精神衛生というのはたいへんよい名前だと思う。明治の人間が苦心してつくった名前だと思う」と述べている[*3]。このように精神医学史，精神衛

＊1 村松常雄，高臣武史：新精神衛生―精神医学的人間学 MENTAL HEALTH〔a new written〕A View Based on The Own Psychiatric Anthropology．南山堂，1978．
＊2 加藤正明，土居健郎，岡堂哲雄，他：21世紀の日本の精神衛生を考える―理事長と学会顧問が語る．日本精神衛生学会誌こころの健康，18（2）：14-28，2003．
＊3 加藤正明，土居健郎，岡堂哲雄，他：前掲書．

生に造詣の深い先達は，精神保健ではなく，精神衛生を使用することを勧める。しかし，"保健"は"健康を保つ"の意味であり，これを精神疾患とこれに伴う障害の有無にかかわらず，個々の特性に応じた健康を保つという意味と解するならば[*1]，精神衛生の"生を衛（まも）る"という根本を精神保健が継承することは可能であろう。

2 精神保健，メンタルヘルス，mental health

次に，**精神保健**，**メンタルヘルス**，**mental health** という３つの言葉の使い分けについて述べる。わが国では，地域保健の領域では精神保健が，労働衛生の領域ではカタカナ表記のメンタルヘルスが使用されてきた。労働分野がメンタルヘルスを用いたのは，労働分野で扱う問題が，労働者の精神的健康の保持・向上であって，地域保健とは目的や対象が異なることを明確にするためと思われる。また，海外の場合mental health は，わが国の精神医療と同じと考えると理解しやすいことが多く，コミュニティメンタルヘルスサービス（community mental health service）は地域精神医療サービスに近い。このように日本語にすると同じ精神保健になるが，その表す意味が異なる場合があることには注意を要する。

3 精神保健の方向性と定義，重要な概念

1965（昭和40）年の精神衛生法改正によって，わが国の地域精神衛生活動の発展の基礎を築き，生涯を通じて，ハンセン病患者，精神障害者等，差別される人たちの問題に取り組んだ**大谷藤郎**（1924-2010）は，著書である『ひかりの足跡』の中で「医療の社会化」と「共に生きる社会」を築くこと，皆が誇りをもって生きていけるようにすることが社会全体の課題であると述べている[*2]。精神保健は，人間の理解，人間の行動の理解を基盤として「**医療の社会化**」と「**共に生きる社会**」の実現という方向性をもつ。**竹島正**は，かつて地域精神保健活動を「地域に起こるさまざまな問題について，精神保健医療福祉の立場から実態と背景となる要因を明らかにしつつ，社会との協働によってその問題の解決を図り，社会をよりよいものに変えていく活動である」と述べた[*3]。この定義は地域精神保健活動の実務を念頭に置いたものであるが，これに，あるべき社会の理念性と人間の理解，人間の行動の理解についての言及を含めるならば，精神保健は，「精神保健の基本である人間の理解，人間の行動の理解を踏まえ，『共に生きる社会』の実現という基本理念のもと，社会に起こるさまざまな問題の実態と関連する要因を明らかにしつつ，社会との協働によってその問題の解決

*1 吉川武彦，竹島　正編：これからの精神保健. 南山堂, 2001.
*2 大谷藤郎：ひかりの足跡―ハンセン病・精神障害とわが師わが友. メヂカルフレンド社, 2009.
*3 竹島　正，松本俊彦，立森久照：自殺対策と精神保健医療福祉. 精神障害とリハビリテーション, 13
　　(2)：126-130, 2009.

を図り，社会をよりよいものにしていく活動」と定義することができる[*1]。

　精神保健の重要な概念に**危機介入**がある。アメリカの精神医学者**リンデマン**（Lindemann, E.）は，500人が犠牲となったボストンのナイトクラブで起こった火事のサバイバーへの対応から，事件後早くから支援の行われた人々のほうが，何週間も治療を受けなかった人々よりも経過が順調だということを発見した。チームの一員であった**カプラン**（Caplan, G.）は“危機”に特別な意味を生み出し，“危機”を人々の通常の対処能力を圧倒してしまう事態に直面したときの情緒的な状態であるとした[*2]。危機介入とはそのような状態から脱出させるための心理的援助であって，日常的な心理的平衡状態を回復することを目的としている[*3]。危機介入にもっとも適しているのは，以前はうまく機能してきたが，現在は人生のストレスに圧倒されている人たちである[*2]。

B ● 精神保健と関連領域

　本項では，精神保健は公衆衛生学の実践である公衆衛生行政・地域保健活動としてもとらえられること，また精神保健学は精神医学とその実践である精神医療の影響をもっとも強く受けてきたことを踏まえ，公衆衛生学，精神医学における精神保健について述べる（なお，本稿は『公衆衛生』[*4]に掲載された「精神保健と公衆衛生学／精神医学」をもとに新たに書き起こしたものである）。

1 公衆衛生における精神保健

　ウィンスロー（Winslow, C. E. A., 1877-1957）は公衆衛生学の発展に大きな足跡を残した。彼は，公衆衛生（public health）を，「組織された地域社会の努力を通して，疾病を予防し，生命を延長し，身体的そして精神的機能の増進をはかる技術であり科学である（Public Health is the art and science of preventing disease, prolonging life and promoting physical and mental efficiency through the organized community efforts)」と定義している[*5]。ウィンスローの1920年の定義には精神保健についての言及はなかったが，1949年に一部修正してそれに言及していることは興味深い。

　公衆衛生学は，地域，職場，学校等，特定の人間集団（population）を対象とする科学である。そして，人間集団の健康水準は健康指標（health indicator）によっ

---

*1 竹島　正：精神保健はどのように定義されてきたか. 前掲書.
*2 Bloch, S.：Understanding Troubled Minds Updated Edition：A guide to mental illness and its treatment. Melbourne University Press, 2014.
*3 加藤　敏，神庭重信，中谷陽二，他編：現代精神医学事典. 弘文堂, 2011.
*4 竹島　正，松本俊彦：精神保健と公衆衛生学／精神医学. 公衆衛生, 74（3）：236-239, 2010.
*5 柳川　洋，中村好一編：公衆衛生マニュアル 2009. 南山堂, 2009.

て評価され，公衆衛生活動の目標を立てるのに使用される[1,2]。健康指標としては，有病率，罹患率，受療率，粗死亡率，年齢調整死亡率，乳児死亡率，平均余命，死因別死亡率等があるが，慢性疾患（chronic disease）が病気の主流となる疾病構造転換（epidemiologic transition）[1]の中で，使用される指標にも変化が生じている。病気等がどれだけ社会に影響を与えているかを測る指標として DALY が WHO から示されたが，DALY は，死が早まることで失われた生命年数と，健康でない状態で生活することにより失われている生命年数を合わせた時間換算の指標である[3]。精神保健医療従事者の間では，精神保健の問題による影響をとらえることに適した指標として関心が高い。

　さて，公衆衛生学の重要な概念として**プライマリヘルスケア**（primary health care；PHC）と**ヘルスプロモーション**（health promotion）がある[2-4]。1978年，世界140カ国以上の代表が WHO とユニセフの呼びかけで現在のカザフスタン共和国アルマ・アタに集まり，国際会議が開催された。この会議では「西暦2000年までにすべての人に健康を "Health For All"」という目標を定め，そのための世界戦略として，PHC の理念を打ち出した（**アルマ・アタ宣言**）。そして，すべての政府に，包括的国家保健システムの一部として PHC に着手し，維持していくことを求めた。

　PHC は，実施上の原則として，①住民のニーズに基づくこと，②地域資源の有効活用，③住民参加，④農業，教育，通信，建設・水利等の多分野間の協調と統合，⑤適正技術の使用を示した。また PHC の具体的な活動項目として，①健康教育，②食料確保と適切な栄養，③安全な飲み水と基本的な衛生，④母子保健（家族計画を含む），⑤主要な感染症への予防接種，⑥地方風土病への対策，⑦簡単な病気やけがの治療，⑧必須医薬品の供給を示した。アルマ・アタ宣言以降，各国が PHC に取り組む過程で，女性の健康，障害者の健康，精神保健，歯科保健，麻薬対策，HIV・エイズ，交通事故対策等が，追加の重点項目として掲げられている。PHC の考え方は，保健医療サービスを各国の社会経済状況に応じて効率的に提供するシステムの一つとして，地域精神保健サービスの構造にも影響している[5,6]。

　ヘルスプロモーションとは，WHO が1986年の**オタワ憲章**において提唱した健康戦略であって，「人々が自らの健康とその決定要因をコントロールし，改善することができるようにするプロセス」と定義されている。すべての人々があらゆる生活舞台，労働・学習・余暇そして愛の場で，健康を享受することのできる公正な社会の創造を戦略目標としており，①健康な公共政策づくり，②健康を支援する環境づくり，

＊1　鈴木庄亮，久道　茂監：シンプル衛生公衆衛生学 2009. 南江堂，2009.
＊2　岡崎　勲，豊嶋英明，小林廉毅編：標準公衆衛生・社会医学. 第2版，医学書院，2009.
＊3　WHO：前掲書.
＊4　シェア（国際保健協力市民の会）：シェアとは. http://share.or.jp/share/
＊5　日本ヘルスプロモーション学会. http://www.jshp.net/index.html
＊6　アジア・オーストラリア・メンタルヘルス. http://www.aamh.edu.au/

③地域活動の強化，④個人技術の開発，⑤ヘルスサービスの方向転換，の5つを目標実現のための活動方法に示した。また，活動を成功させるためのプロセスとして，①唱道（advocate），②投資（invest），③能力形成（build capacity），④規制と法制定（regulate and legislate），⑤パートナー（partner），の5つを示している。ヘルスプロモーションは"健康づくり"としてわが国の公衆衛生行政に登場したが，それについては後述する。

このように，公衆衛生の領域における精神保健問題への関心が高まる傾向があるが，健康障害を起こす危険因子をもつ集団のうち，より高い危険度を有する者に対して，その危険を削減することによって疾病を予防する方法を**ハイリスクアプローチ**といい，集団全体で危険因子を下げる方法を**ポピュレーションアプローチ**と呼ぶ[*1]。

2 精神医学における精神保健

精神医学は人間の精神現象を扱う医学の一分野である[*2]。精神現象は人間の機能のなかでもっとも高度で複雑なものであって，精神のあり方は，生物的，心理的，社会的な存在様式の下に成立しており，精神医学はこの3つを包括的にとらえようとする立場にある。わが国の精神医学も，臨床医学の一分野であるだけでなく，精神障害者の「医療，リハビリテーション，福祉」の推進に寄与することが求められてきた[*3]。その実践は，**呉秀三**の主唱による**精神病者慈善救治会**の設立（1902［明治35］年）に遡るが，精神障害者への差別と偏見との闘いの歴史でもあり，第二次世界大戦後の精神衛生法制定（1950［昭和25］年）への働きかけや日本精神衛生会の設立（1951［昭和26］年）等，精神医学を基盤にした精神保健活動が展開されていった。

さて，**精神衛生法**は**私宅監置制度**を1年で廃止することとしたため，私宅監置の状態にあった精神障害者の精神病床の需要を顕在化させた。また向精神薬の導入（昭和30年代），非営利法人による精神科病院設置の国庫補助（1954［昭和29］年），定員特例（1958［昭和33］年），医療金融公庫の発足（1960［昭和35］年），医療扶助から措置入院への切り替えが促されたこと（1961［昭和36］年）等は，精神病床の増加要因として働き，精神病床は1955（昭和30）年の約44,000床から1965年の約16万4,000床まで急増した[*4]。精神病床の急増，社会防衛的な考え方と低医療費政策は，医療荒廃と精神医療に対する激しい内部批判を生むとともに，精神障害者に対する一般社会の偏見を強め，固定化させていった[*5-7]。

＊1 健康日本21. http://www.kenkounippon21.gr.jp/index.html
＊2 野村総一郎，樋口輝彦，尾崎紀夫編：標準精神医学. 第4版，医学書院，2009.
＊3 日本精神衛生会：図説 日本の精神保健運動の歩み. 日本精神衛生会，2002.
＊4 かえるかわる精神保健医療福祉の改革研究ページ. 前掲ホームページ.
＊5 岡田靖雄：前掲書.
＊6 浅野弘毅：精神医療論争史─わが国における「社会復帰」論争批判. 批評社，2000.
＊7 広田伊蘇夫：立法百年史─精神保健・医療・福祉関連法規の立法史. 批評社，2004.

　1965年の精神衛生法改正は，前年の**ライシャワー駐日アメリカ大使刺傷事件**に伴う精神障害者野放し論の横行するなかで行われたが，在宅の精神障害者の医療を確保するために**通院医療費公費負担制度**が新設された。また，保健所を精神衛生行政の第一線機関として位置づけ，精神衛生相談員を配置して訪問指導を含む相談業務を行わせることとして，保健所等の関係諸機関に対する技術援助を行うために，都道府県は精神衛生センターを設置できることとした。これによって，精神医療と公衆衛生の精神保健活動との連携が深まった。また，精神衛生相談員には社会福祉出身者が多く含まれていたことから，社会福祉の考え方が精神保健に取り入れられていく契機となった。

　1987（昭和62）年の**精神保健法**は，オタワ憲章のヘルスプロモーションの考え方を取り入れて，国民の精神保健の保持増進を規定した。このことは，統合失調症対策中心に構成されていた精神保健医療福祉施策を，国民一般にある精神保健ニーズへの対応に向けて広げることとなった。現在，精神医療のニーズは，認知症，うつ病，アルコール等の物質依存，摂食障害，発達障害等の精神疾患や，ひきこもり，自殺等の精神保健上の問題も含めて多様化し，拡大している[1]。今日，精神医学には，公衆衛生の精神保健活動の現場にも広く利用できる心理社会的アプローチ，アウトリーチサービス，多職種によるサービスが求められている。また，**リカバリー**の考え方とともにセルフヘルプグループへの関心も高まる方向にある。

C ● 精神の健康を阻害する要因（生活習慣，ストレス）

　人々が自らの健康とその決定要因をコントロールし，改善することができるようにするプロセスである**ヘルスプロモーション**は精神保健と深くかかわる。本項では，わが国におけるヘルスプロモーション（健康増進）の実践である「健康日本21」を軸に，こころの健康，休養，飲酒について述べる[2]。

　わが国では少子高齢化の進展や疾病構造の変化が進むなかで，国民の健康の増進の重要性が増大しており，1978年以降，国民健康づくり対策が取り組まれてきた。2000（平成12）年からの第3次国民健康づくり対策は「**21世紀における国民健康づくり運動（健康日本21）**」として，壮年期死亡の減少，健康寿命の延伸および生活の質の向上を目的に，生活習慣病およびその原因となる生活習慣などの国民の保健医療対策上の重要な課題について，10年後をめどとした目標を設定して，1次予防の観点を重視した情報提供などを推進してきた。2002（平成14）年には，国民保健の向上を図ることを目的として**健康増進法**が制定され，「健康日本21」は，「**国民の健康の増進の総合**

＊1　宇田英典，髙岡道雄，石丸泰隆，他：前掲書.
＊2　厚生労働省：健康日本21（第二次）.
　　　http://www.mhlw.go.jp/stf/seisakunitsuite/bunya/kenkou_iryou/kenkou/kenkounippon21.html

表1-2 ▶ 社会生活を営むために必要な機能の維持・向上に関する目標―こころの健康

項　目	現　状	目　標
①自殺者の減少（人口10万人当たり）	23.4（平成22年）	自殺総合対策大綱の見直しの状況を踏まえて設定
②気分障害・不安障害に相当する心理的苦痛を感じている者の割合の減少	10.4%（平成22年）	9.4%（平成34年度）
③メンタルヘルスに関する措置を受けられる職場の割合の増加	33.6%（平成19年）	100%（平成32年）
④小児人口10万人当たりの小児科医・児童精神科医師の割合の増加	小児科医　94.4（平成22年） 児童精神科医　10.6（平成21年）	増加傾向へ （平成26年）

資料　厚生労働省：国民の健康の増進の総合的な推進を図るための基本的な方針. 2012, 別表第3-(1).

的な推進を図るための基本的な方針」に位置づけられた。「健康日本21」は，2012（平成24年）に改正が行われて「健康日本21（第2次）」となった。

「健康日本21（第2次）」は，「健康日本21」の目標達成状況，取り組み状況の評価などを踏まえ，「国民の健康の増進の推進に関する基本的な方向」として，①健康寿命の延伸と健康格差の縮小，②生活習慣病の発症予防と重症化予防の徹底（非感染性疾患［non communicable disease；NCD］の予防），③社会生活を営むために必要な機能の維持および向上，④健康を支え，守るための社会環境の整備，⑤栄養・食生活，身体活動・運動，休養，飲酒，喫煙および歯・口腔の健康に関する生活習慣と社会環境の改善を掲げ，概ね10年をめどとした目標を設定している。今日，精神保健は，精神疾患のほとんどがNCDであるとともに，精神保健の問題が感染性疾患（communicable disease）とNCD，故意でない外傷と故意の外傷のリスクを高めることから重視されるに至っているが[*1]，本項では，「国民の健康の増進の推進に関する基本的な方向」の③に数値目標が掲げられた「こころの健康」，同じく⑤に数値目標の掲げられた休養と飲酒について述べる。

1 こころの健康

社会生活を営むために必要な機能を維持するためには，身体の健康とともに「こころの健康」が重要である。その健全な維持は，個人の生活の質を大きく左右するものであり，自殺等の社会的損失を防止するため，すべての世代の健やかな心を支える社会づくりを目指して，自殺者の減少，重い抑うつや不安の低減，職場の支援環境の充

*1 Prince, M., Patel, V., Saxena, S., et al.：No health without mental health. Lancet, 370（9590）：859-877, 2007.

表1-3 ▶ 休養に関する生活習慣および社会環境の改善に関する目標

項　目	現　状	目　標
①睡眠による休養を十分とれていない者の割合の減少	18.4%（平成21年）	15%（平成34年度）
②週労働時間60時間以上の雇用者の割合の減少	9.3%（平成23年）	5.0%（平成32年）

資料　表1-2に同じ，別表第5-（3）.

表1-4 ▶ 飲酒に関する生活習慣および社会環境の改善に関する目標

項　目	現　状	目　標
①生活習慣病のリスクを高める量を飲酒している者（1日当たりの純アルコール摂取量が男性40g以上，女性20g以上の者）の割合の減少	男性 15.3% 女性　7.5% （平成22年）	男性　13% 女性 6.4% （平成34年度）
②未成年者の飲酒をなくす	中学3年生　男子 10.5% 　　　　　　女子 11.7% 高校3年生　男子 21.7% 　　　　　　女子 19.9% （平成22年）	0%（平成34年度）
③妊娠中の飲酒をなくす	8.7%（平成22年）	0%（平成26年）

資料　表1-2に同じ，別表第5-（4）.

実，子どもの心身の問題への対応の充実を目標として掲げている（**表1-2**）。

2 休　養

　休養は，生活の質の重要な要素であり，日常的に質量ともに十分な睡眠をとり，余暇などで体や心を養うことは，心身の健康の観点から重要であるとして，十分な睡眠による休養の確保および週労働時間60時間以上の雇用者の割合の減少について目標を設定している（**表1-3**）。なお，睡眠に関して厚生労働省は2014（平成26）年，「健康づくりのための睡眠指針～快適な睡眠のための7箇条～」（2003［平成15］年）を改訂し，「健康づくりのための睡眠指針2014～睡眠12箇条～」を作成している。

3 飲　酒

　飲酒は，生活習慣病をはじめとするさまざまな身体疾患やうつ病などの健康障害のリスク要因となり得るのみならず，未成年者の飲酒や飲酒運転事故等の社会的な問題の要因ともなる。生活習慣病の発症リスクを高める量を飲酒している者の減少，未成年者および妊娠中の者の飲酒の防止について目標を設定している（**表1-4**）。そして，当該目標の達成に向けて，国は，飲酒に関する正しい知識の普及啓発や未成年者

の飲酒防止対策等に取り組むとしている。

D • ライフサイクルと精神の健康

ライフサイクルとは，生物が，前の世代の生殖細胞から出発し，生活史のある段階で次の世代をつくるまでの一周期をいう。**伊藤善市**[*1]によると，ライフサイクルは人間の一生にみられる規則的な繰り返し現象に着目し，結婚に始まる家族の形成→膨張（拡大）→縮小→消滅という過程を周期的にとらえる考え方のことである。家族構造，経済生活とも密接な関係があり，家庭の長期的な生活設計や，保健福祉計画立案等にも活用され，高齢者，障害者等の生活安定を保障し，さらに世代間の相互扶助の関係を家庭と社会の双方で再構築し，同時に教育や就業の機会を与え，自助，互助，共助を促進することができる。

エリクソン（Erikson, E. H.）は，人生を乳児期，幼児前期，幼児後期，学童期，青年期，成人期前期，成人期後期，老年期の8段階に区分して，それぞれに発達課題と心理社会的危機（psychosocial crisis）を設定し，前段階の発達課題は次段階の発達段階の基礎になるとする心理社会的発達理論を提示した（**表1-5**）。

『我が国の精神保健福祉（精神保健福祉ハンドブック）』[*2]にもライフサイクルからみた精神保健の記載があるが，エリクソンの発達課題とも一部重ねて，ライフサイクルの各段階における課題をまとめておく。

1 胎児期

母胎内にある約40週間は，人間の精神機能をつかさどる脳の発育にとって，きわめて重要な時期である。胎児期に重要なことは，直接胎児に，または母体に加わるさまざまな有害因子から胎児の健全な発育を守ることである。強い外力，過度の放射線，感染症，薬物，処方薬や市販薬の一部，喫煙，アルコール，有害化学物質，栄養障害等が脳の発育に影響を与えることが知られており，とりわけ妊娠の初期に影響が大きい。出産をめぐる周産期の問題も脳障害に密接なかかわりをもつ。また，内分泌異常，代謝異常，染色体異常等による脳障害も明らかになってきており，そのなかには早期発見・早期治療が効果を示す疾患もある。この意味で，出生前後，乳児期早期の健康診査は重要だといえる。また，出産後に母親に起こることのある**産褥期精神障害，産後うつ病**への配慮が必要である。精神保健の観点からは，妊産婦や若い母親への指導・援助，さらにその家族の様態に応じた支援が重要である。

＊1 伊藤善市：ライフ・サイクル．日本大百科全書 23，小学館，1988，p.684.
＊2 日本公衆衛生協会：前掲書.

表1-5 ▶ 発達課題と心理社会的危機 (E. H. エリクソン)

ライフステージ	獲得すべき課題		
乳児期 (0～1歳)	基本的信頼	対	不信 basic trust vs. mistrust
幼児前期 (1～3歳)	自律性	対	恥・疑惑 autonomy vs. shame and doubt
幼児後期 (3～6歳)	積極性	対	罪悪感 initiative vs. guilt
学童期 (6～11歳)	勤勉性	対	劣等感 industry vs. inferiority
青年期 (12～20歳代半ば)	同一性	対	同一性拡散 identity vs. role confusion
成人期前期 (19～40歳)	親密性	対	孤立 intimacy vs. isolation
成人期後期 (40～65歳)	生殖性	対	停滞 generativity vs. stagnation
老年期 (65歳以上)	統合性	対	絶望 ego integrity vs. despair

否定的な部分を抱えながらもそれを克服して肯定的な部分を身につける過程として，獲得すべき課題を示した.

2 乳幼児期

　子どもの心身の発達は目覚ましく，6歳までに身長は出生時の2倍，体重は4～5倍に達するとともに，脳は重量で約3倍となり，構造もかなり複雑化する。したがって胎生期と同様に，脳や神経等に影響を与えて，のちに知能障害や種々の脳器質障害を引き起こす可能性のある有害事象を避ける必要がある。精神保健の観点からは，適切な養育と，乳幼児と保護者（母親）との結びつきを通して，知能，言語，情緒，社会性などの基本的な精神機能が育っていくことが重要である。乳児は保護者（母親）に受け入れられ，十分に乳を与えられ，眠り，排泄する。そして，信頼関係の中で，適切な時期に，離乳や排泄のしつけが行われ，遊びや運動の機会が与えられて健全に発達していく。保護者の不在や不和，子どもへの虐待，厳格な育児態度等は子どもの情緒や行動の問題を引き起こすことがある。乳幼児の精神保健上の問題は，身体症状や問題行動のかたちをとることが多く，成人とは異なる専門的な診断・治療・指導の技術が必要になる。**知的障害**，**広汎性発達障害**等の早期発見と早期指導が重要である。

3 学童期

　心身の発達はますます進み，脳は学童期の終わりまでに成人に近い構造をもつようになる。学童期の特徴は，学校生活を通しての社会化と旺盛な知的発達であって，家庭などの保護的な環境にあったものが，しだいにそこから離れ，人間関係は教師や友人へと広がっていく。精神保健の観点からは，仲間同士の遊びは，のちの社会における対人関係の基礎ともなり，子どもにとって重要な意味をもつ。学童期の精神保健の問題は，学校という集団場面への不適応や行動異常（**不登校**，**学業不振**，**いじめ**，**緘黙**，**チック**等）として現れることが多い。

4 思春期・青年期

　思春期は身体的，心理的，社会的に変動の著しい時期であり，第2次性徴が現れ，少年少女の心理を強く動揺させる。このような内的不安定は，その知的活動を刺激し，抽象的，観念的な思考力を飛躍的に発展させる。青年期は社会の中における自己を見出し，確立していく時期であるが，精神保健の観点からは，統合と主体性確立の過程で起こる葛藤が，**不登校**，**家庭内暴力**，**ひきこもり**，**自傷行為**，**摂食障害**，**非行**等の適応障害として現れることに注意する必要がある。また，**統合失調症**，**神経症性障害**等の発症しやすい年齢でもある。

5 成人期

　人生における初期の修練期を終え，就職，結婚，出産・育児，家庭や社会に対する義務の遂行が期待される。成人期は，生活の内容が充実する反面，身体的にも精神的にも，また経済的にもストレスが大きい。また，成人期後半には老化現象も起こってくる。精神保健の観点からは，疲労や不眠といった半健康状態，さまざまなライフイベントに伴って発症する**うつ病**，**アルコール依存症**，子ども世代が独立していった後の精神的危機，家族からの身体的・精神的暴力等に注意を向ける必要がある。

6 老年期

　身体的・精神的に加齢に伴う変化が生じてくる。また，社会や職場からの引退，対人関係の狭小化，家庭内での中心的地位の喪失，配偶者や友人との死別，疾病等を経験する。精神保健の観点からは，不安，孤独，抑うつに傾きやすく，心理的危機に直面しやすい時期であること，**認知症**，**うつ病**，**妄想性障害**等の精神障害が好発する時期であることを忘れてはならない。

　以上，ライフサイクルと精神保健の課題を述べたが，近年，重要視されてきているのが，学童期から思春期にかけての若年層を対象にした普及啓発である。**竹島正**ら[1]は，精神病性障害の早期発見・早期介入に関連して，児童青年期のメンタルヘルスの問題への対応状況に関する聞き取り調査を行ったが，学校現場からは，生徒の抱えるメンタルヘルスの問題の多様性が報告され，地域の相談機関等からは，子どもの抱えているメンタルヘルスの問題がしばしば家族の問題と密接に関係しており，その解決には，家族全体の支援や，基本的生活習慣を身につける段階からの支援が必要との指摘があり，改めてこの世代への普及啓発の重要性が痛感される。普及啓発に関して最近**メンタルヘルスリテラシー**という用語が用いられるようになってきたが，これは精

---

*1　竹島　正，三井敏子，小楠真澄，他：早期介入の精神保健システムにおける位置づけの検討．平成22年度厚生労働科学研究費補助金障害者対策総合研究事業「精神病初回発症例の疫学研究および早期支援・早期治療法の開発と効果確認に関する臨床研究」（研究代表者 岡崎祐士）総括分担研究報告書，2011.

神疾患や精神保健に関する知識，理解，教養，信念，態度を意味し，精神的不調に対する気づきや対処，予防行動につながる概念である[*1]。若年層のメンタルヘルスリテラシーを高めていくプログラムは，本人だけでなく，親や周囲の人の変調に気づき適切に対処していくという行動につながり，精神疾患に対する偏見の解消と国民の精神保健の増進に寄与することが期待されている。メンタルヘルスリテラシーを高めるプログラムとしては，オーストラリアの NGO（non-governmental organization, 非政府組織）ビヨンドブルー（beyondblue ＝ "憂鬱を越えて" の意）のものが先駆的であるが，わが国でも，精神保健にかかわる研究・教育機関，職能機関，NPO（non-profit organization, 民間非営利組織）などが同様のプログラムの開発への取り組みを開始している。

Ⅲ 精神保健の意義と課題

　精神保健活動は対象別に，精神障害者福祉，精神医療，精神保健の３つに大別される。精神障害があるために社会生活等に制限を受けている人々に対する福祉的な支援，精神疾患に対する適切な医療の提供，そして健常者も含めた全国民の精神的健康増進に向けた活動の３つであり，このことは精神保健及び精神障害者福祉に関する法律（精神保健福祉法）という法律名にも反映されていることを知っておくべきであろう。

　また，吉川武彦[*2]らは，精神保健を積極的精神保健，支持的精神保健，総合的精神保健の３つの側面から概念化している。積極的精神保健（ポジティブメンタルヘルス，positive mental health）とは，こころの健康づくりを目指すもので，地域住民に対する啓発活動や教育活動を中心にして行うものとされており，支持的精神保健（サポーティブメンタルヘルス，supportive mental health）とは，精神的健康を損ないつつある地域住民や，すでに精神障害に陥っている地域住民を支援するもので，主として相談・リハビリテーション・訪問活動として行うものとされている。そして，総合的精神保健（トータルメンタルヘルス，total mental health）とは，前者２つの統合を目指すという理念的なものであると同時に，関係者の教育，ボランティアの育成や拠点の設置等を含む地域づくりという実践的な活動でもあるとされている。

　精神保健の意義とは，国民の精神的健康の増進を目的に，精神疾患の予防，適切な

＊1 中根允文，吉岡久美子，中根秀之：心のバリアフリーを目指して—日本人にとってのうつ病，統合失調症．勁草書房，2010.
＊2 吉川武彦，竹島　正：精神保健マニュアル．改訂第４版，南山堂，2012.

図1-1 ● わが国の精神保健医療の発展

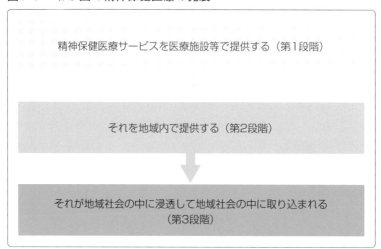

治療やリハビリテーションの提供，そして精神的健康を損なってもなおその人らしく主体的に生活を営むことができる福祉的支援や地域住民の理解や協力，このようなものが継続的に存在する地域社会を実現することにあり，そのことが，すべての国民が健康で文化的な生活を維持できる基盤となるものといえよう。

　今後の精神保健の課題および方向性についてはさまざまな考え方があろうが，筆者は次のように考える。

　前述したように，わが国の精神保健医療の発展は，精神保健医療サービスを医療施設等で提供する（第1段階），それを地域内で提供する（第2段階），それが地域社会の中に浸透して地域社会の中に取り込まれる（第3段階），の3段階に区分でき，今日は第2段階から第3段階への過渡期にあるといえる[*1]（**図1-1**）。**眞崎直子**[*2]は，保健所保健師の経験から，以前は赤ちゃんからお年寄りまで，地区分担制によって家族を丸ごと支援していたため，地域で起きていることをいち早く知り，タイムリーな介入が可能であったと振り返る。しかし，1994（平成6）年に保健所法が**地域保健法**に改正されて以降，市町村合併や行政改革による職員数の減少も加わり，保健師の業務分担制とともに分散配置が進み，地区分担で培われた経験を後輩に引き継ぐことができにくい状況になっているが，その一方で地域の現場では，児童虐待，パーソナリティ障害を伴う物質依存障害の増加などを背景に，支援を求めることができない人たちへの支援の難しさに直面しているという。そして，支援が難しい人々の多くは医療施設等にはアクセスしないため，眞崎の述べているような地域での実情は，精神科医療施

＊1 竹島　正，滝脇　憲：関連法と政策の方向性 障害者自立支援法―制度改革の視点. 臨床精神医学，40（5）：553-557，2011.
＊2 眞崎直子：検討が求められる「平時における効果的な支援のあり方」と「災害時支援の必要量」. 公衆衛生情報，40（9）：24-26，2010.

図1-2 ● 災害時要援護精神障害者の支援概念図

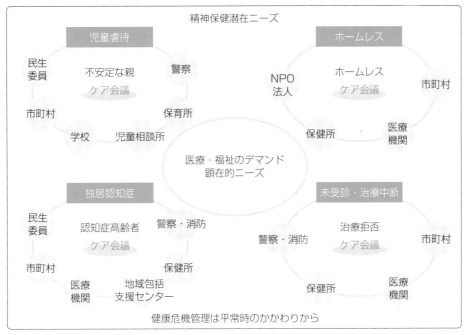

資料　眞崎直子：検討が求められる「平時における効果的な支援のあり方」と「災害時支援の必要量」. 公衆衛生情報, 40
　　（9）：24-26, 2010.

設においては十分に認識されていないことが推測される。そうであれば，第1段階で
のサービスそのものが，地域の中にある，潜在的で，深刻な精神保健の問題を抱えた
人たちの深刻なニーズに対応できていないわけで，第2段階での展開，第3段階への
発展のいずれも行き詰まることが危惧される。

　現在，わが国の精神保健医療福祉サービスは「入院医療中心から地域生活中心へ」
と改革が進められているが，この改革は，地域に潜在している深刻なメンタルヘルス
の問題を抱えた人たちのことがあまり視野に入っていないように思えてならない[*1]。
地域にしっかり目を向けることで，「入院医療中心から地域生活中心へ」という方向
も，もっと国民から支持されるのではないか。

　先に紹介した眞崎の提言には「災害時要援護精神障害者の支援概念図」が掲載され
ている（**図1-2**）。この図は，医療・福祉のデマンド（顕在的ニーズ）の周りに，児
童虐待，ホームレス，独居認知症，未受診・治療中断などの精神保健潜在ニーズを配
置しており，精神保健医療福祉サービスにアクセスしていない（できない）人たちの
問題に目を向けていくことが，精神保健の今後の課題であることを示している。

　呉秀三らは『**精神病者私宅監置ノ実況及ビ其統計的観察**』の中で，私宅監置の実態

---

*1 竹島　正，宇田英典，眞崎直子：地域のメンタルヘルス問題はどのように変わっているのですか？ 公衆
　　衛生, 75（4）：321-325. 2011.

をもとに,「我邦十何万ノ精神病者ハ実ニ此病ヲ受ケタルノ不幸ノ外ニ,此邦ニ生マレタル不幸ヲ重ヌルモノト云ウベシ」と述べたが[*1],今日の"この国に生まれたるの不幸"は,地域をしっかり見つめる中から見えてくるのかもしれない。

---

*1 呉　秀三,樫田五郎：精神病者私宅監置ノ実況及ビ其統計的観察. 精神医学神経学古典刊行会, 1973.

第 **2** 章

ライフサイクルにおける精神保健

この章で学ぶこと

Ⅰ 乳幼児期における精神保健

Ⅱ 学童期における精神保健

Ⅲ 思春期における精神保健

Ⅳ 青年期における精神保健

Ⅴ 成人期における精神保健

Ⅵ 老年期における精神保健

乳幼児期における精神保健

　乳幼児期は，個人のライフサイクルという観点からは人生の始まりであると同時に，家族のライフサイクルという観点からは家族の密着度が高まり，新たな役割や関係の再構築が課題となる重要な時期である。本節では，まず乳幼児の精神保健に密接に関連する乳幼児をめぐる社会の急激な変化について整理し，次いで乳幼児の精神保健の理解に欠かせない精神保健上の問題について，今日わかっていることを説明し，精神保健の予防や向上という観点から精神保健上の問題と関連するリスク要因を提示する。最後に，乳幼児期に被った不利な経験から回復する可塑性（レジリエンス）について述べ，精神保健上のハイリスク児の成長過程において，心の健康にとって望ましい環境とは何かについて言及する。

A ● 乳幼児をめぐる社会の変化

　20世紀末から続くわが国の平和で豊かな社会は，われわれの人生観や子ども観にも影響を及ぼし，核家族化，晩婚化，晩産化，少子化が急速に進んでいる。厚生労働省の人口動態統計によると，**合計特殊出生率**[*1]は，2005（平成17）年に過去最低の1.26を記録した後は，緩やかな上昇傾向に転じた一方，「少子化世代」が出生の担い手となってきた2006（平成18）年以降，出生数は減少傾向にある。このことは今後も合計特殊出生率が現在の水準を維持したとしても，出生数の減少が不可避であることを示している。

　社会全体の衛生水準を反映する指標の一つと考えられている**乳児死亡率**は，第二次世界大戦直後には欧米諸国の2倍以上であったが，その後急速に減少し，2015（平成27）年には1.9（出生1,000に対し）と世界最高水準を維持している。それと並行して，**妊産婦死亡率**もこの数十年で急激に改善し，2011（平成23）年には3.8（出産10万に対し）まで減少した。このことからわかるように，わが国の身体面での母子医療，母子保健は国際的にみてもきわめて高い水準にある。

　一方，少子化時代を生きる子どもたちの生活環境は大きく変化しており，親子にとって複雑で多様な生活環境に適応することが求められるようになっている。0～2歳児の約2割は保育所に入所しており，3歳以上児の多く（4歳以上児はほとんど）が保育所または幼稚園に入所・入園している。また，4歳以上で未就園児のほとんど

---

*1　その年における各年齢（15～49歳）の女性の出生率を合計したもの。女性人口の年齢構成の違いを除いた「その年の出生率」であり，年次比較，国際比較，地域比較に用いられている。1人の女性がその年齢別出生率で一生の間に産むとしたときの子どもの数に相当する。

は認可外保育施設に入所していることもわかっている。就業する母親の増加につれて保育や教育サービスのニーズが高まっているのに対し，未就学児の居場所は絶対量の不足と質が問題となっている。

　社会問題となっている児童虐待は全体像をとらえるのが難しく，把握できているのは氷山の一角ともいえるが，児童虐待の防止等に関する法律（児童虐待防止法）施行前と比べ，児童相談所で児童虐待として相談対応をしている件数は大幅に増加している。虐待を受けた子どもは，最悪の場合は死亡する。そうでなくても，心身に大きなトラウマを負い，成人してからの精神保健上，問題を生じやすい。さらに自らが育児をする際に虐待を繰り返しやすい。こうした長い負の影響を未然に防ぐために，虐待は予防的対応がもっとも重要であり，プライマリケアにかかわるすべての人々の義務でもある。虐待による死亡事例の67％は0～3歳未満の乳幼児が占めており，心中を含めると46％が乳幼児である[*1]。虐待死に至るケースでは，妊婦健康診査の未受診，望まない妊娠，産後うつ病など親の精神疾患，被虐待歴，貧困，ドメスティックバイオレンス（domestic violence；DV）など，親側の問題を支援へのSOSととらえると，出産前にすでに明らかである。親への支援も加害に至るより前に，SOSを敏感にキャッチし，それぞれの親が「相談してよかった」と感じられる対応でなくてはならない。また子ども側の，夜泣き，ミルクの飲みムラ，多動などが親の養育困難感を助長し，虐待を誘発することもあるので，親への対応と併せて，子どもの睡眠，摂食，哺乳，発達などの問題も見逃さないように日常の様子を丁寧に聞くことが大事である。必要があれば，専門家（心理士，精神科医，児童精神科医，小児科医）に相談するなどして，親子双方の精神，行動，発達に関するアセスメントを行う。精神保健上の問題のうち，「児童虐待は予防可能な問題であること」を念頭に，ハイリスク親子へは早期から多職種チームでの継続的な対応が望ましい。

B　乳幼児の精神発達をみる視点

　乳幼児の心の問題に人々が注目するようになってからまだ日は浅い。人の寿命が長くなった今日，安定した対人関係と健康な人格を長く保ち，心豊かに生活を送るには，乳幼児期の健康な精神発達はその基礎として重要である。乳幼児の精神活動は，身体機能や行動と不可分な関係にあり，それらは相互に影響し合うので，心身機能そして養育環境についての多面的な評価に基づいた育児支援や発達支援を提供すべきである。その際に，子どもと親の双方の個人差を理解して，それに応じた対応をすることが有用である。

[*1] 社会保障審議会児童部会児童虐待等要保護事例の検証に関する専門委員会：子ども虐待による死亡事例等の検証結果等について（第11次報告）．
http://www.mhlw.go.jp/file/06-Seisakujouhou-11900000-Koyoukintoujidoukateikyoku/0000099959.pdf

表2-1 ▶ 1歳6カ月で通過していることが期待される社会性の発達のマイルストーン

項目番号	項目内容	子どもの行動	領域	1歳6カ月での通過率（%）
5	ふり遊び	簡単なごっこ遊び（例えば，電話の受話器を耳に当ててしゃべるまねをしたり，ぬいぐるみ人形の世話をするなど）	対人的想像	100
6	要求の指差し	欲しいモノに手が届かないとき，要求するために，人差し指を使って指差しをする	コミュニケーション	100
7	興味の指差し	興味をもったモノを伝えるために，人差し指を使って指差しをする	共同注意	100
9	興味あるモノを見せる	お母さんに見てほしいモノがあるとき，それを見せに持ってくる	共同注意	92.9
13	模倣	普段，お母さんのする簡単な動作をまねる	対人的反応	92.9
15	指差し追従	お母さんが（モノの名前を言わなくても）指で差したモノを見る	共同注意	100
17	視線追従	お母さんが何か見ていると，（その視線の先を追って）一緒に見る	共同注意	85.7
23	社会的参照	いつもと違うことや少し怖いことがあったとき，お母さんの顔を見てその反応を確かめる	対人理解	78.6

すべての項目は M-CHAT に含まれるもので，社会的発達に関連している．太字で示した5項目に加えて「言語理解」を加えた6項目は，わが国の1歳6カ月児健康診査で使用した場合，もっとも自閉症スペクトラム障害を識別した項目である．
資料 Kamio, Y., Haraguchi, H., Stickley, A., et al.: Brief Report: Best Discriminators for Identifying Children with Autism Spectrum Disorder at an 18-month Health Check-Up in Japan. J Autism Dev Disord, 45（12）: 4147-4153, 2015.

　地域で身近な相談の機会としては，**乳幼児健康診査（1歳6カ月児健康診査・3歳児健康診査）**がある。健康診査（以下，健診）では，母子健康手帳や問診による発達歴，親の訴えや保健師等による観察，そして身体発育の測定や診察場面での子どもの姿勢・反射等の所見などに基づいて総合的に判定する。精神発達については，言語や認知など従来の検査項目に加え，最近は，「社会性」の発達（**表2-1**）や親子関係（**アタッチメント**形成など）の重要性が認識され，ルーチンの問診時に把握することが推奨されている[*1]。

　0歳から芽生える社会性の発達のマイルストーンを，専門家だけでなく育児にかかわる親も知っておくことは，一人ひとり違う子どもに合った育児をテーラーメイドす

＊1 平成26年度厚生労働科学研究費補助金（成育疾患克服等次世代育成基盤研究事業）乳幼児健康診査の実施と評価ならびに多職種連携による母子保健指導のあり方に関する研究班：標準的な乳幼児期の健康診査と保健指導に関する手引き―「健やか親子21（第2次）」の達成に向けて．2015.
http://sukoyaka21.jp/pdf/H27manyual_yamazaki.pdf

るためにたいへん重要である。**健やか親子21（第２次）**（2015〜2024［平成36］年度）[*1]の重点課題「育てにくさを感じる親に寄り添う支援」において，子どもの社会性の発達過程を知っている親の割合が10年後は95％に達することが重点課題の指標の一つとしてあげられている。後に述べるように，表2-1に示したような社会性の指標がみられない，または著しく遅れる場合は，親子関係に限らず，のちの対人関係が困難となる発達の問題が考えられる。これまでは親子関係がうまく機能していないと，母親の責任とされることが多く，「子ども側の問題が育児行動に影響を与える」という双方向的な視点が忘れられがちであった。その際に必要な視点の一つが，ここで述べた社会性の発達と次に述べる気質である。

　もう１つの重要な視点は，乳幼児の**気質**（**テンペラメント**，temperament）である。生まれて間もなくから新生児にも個人差がみられる。刺激に敏感に反応するタイプ，よく泣くタイプ，新しい場面で不機嫌になりやすいタイプ，よく動き反応が早いタイプといったいくつかの気質の特徴は生得的で生物学的な要因によると考えられており，気質が親の反応を引き出し，それがさらに新たな性格を形成するといった遺伝と環境の相互作用が想定されている。気質について先駆的な研究をしたアメリカの児童精神科医の**チェス**（Chess, S.）と**トマス**（Thomas, A.）は，**ニューヨーク縦断研究**（1956年〜）を行い，生後２，３カ月から詳細な行動特徴のデータを縦断的に集め，乳幼児の気質を３類型（difficult，easy，slow-to-warm up）に分類し，この気質特徴は成長しても安定していることを明らかにした。チェスとトマスの仕事が高く評価されている理由の一つに，子どもの気質と環境（親の期待や要求など）のどちらか一方のみを問題視するのではなく，双方の適合のよさ（goodness of fit），あるいは悪さによって生じる育児のしやすさ，あるいは困難をとらえた点がある。子どものタイプが同じでも，養育者が違うと子どもの行動は変わることがあり，逆に同じ親でも子どものタイプが違えば育児のしやすさは違ってくるだろう。最近では，子どもの気質が成人のパーソナリティ構造と連続することがわかってきている。

C ● 乳幼児の精神保健上の問題

　乳幼児の精神保健への関心は高まっているものの，思春期の精神保健と比べるとあまり注目されてこなかった。その理由には，①これまで心の問題は，患者自らの言葉で語られる主観的内容に重きが置かれ，客観的指標がなかったこと，②成人患者中心につくられた精神医学的評価体系と子どもの精神病理が同じかどうか未確立なため，

---

*1 健やか親子21（2011年〜）は，21世紀の母子保健の主要な取り組みを，関係者，関係機関，団体が一体となってその達成に向けて取り組む「健康日本21」の一翼を担うものとして始まった国民運動である．第２次計画は，第１次で達成できなかったもの，今後も引き続き維持していく必要があるもの，21世紀の新たな課題として取り組む必要のあるもの，などの観点から指標を設定された．

である。①，②ともいまだ結論できる段階ではないが，近年の研究の発展の成果から，①客観的・生物学的エビデンスの蓄積がなされてきたこと，②子どもの精神病理と成人の精神病理との間に一部，連続性が示されてきたこと，そしてもっとも重要なことは，③精神疾患の早期治療から，さらには早期予防が有用であることがわかってきたこと，④複雑な社会の中での子育ての困難からニーズが高まってきたこと，など乳幼児の精神保健をめぐる状況は大きく変化している。デンマークの出生コホート研究（コペンハーゲンこどもコホート2000［CCC2000]）は，211人の1歳6カ月児の約18％が何らかの診断され得る精神保健上の問題を1つ以上もち，内訳は，頻度の高い順に，**行動および情緒の障害，発達障害，哺育障害，親子の関係性障害**などであった。このことからも，子どもの精神保健上の問題は現れ方に違いはあっても，乳児期にもすでに日々の生活に支障をきたす程度の精神保健として対応すべき問題があるということがわかる。

1 発達障害

発達障害は発達早期に兆候が現れ，児童期に診断がなされるが，症状は成人期までライフステージを通じて続き，社会生活に深刻な影響を及ぼす。近年は，知的障害のない発達障害の人々への認識や対応が遅れていたことから，世界的な精神保健上の問題となっている。**自閉スペクトラム症／自閉症スペクトラム障害**（autism spectrum disorder；**ASD**）[*1]やその他の発達障害をめぐる最近の国際的動向としては，増大する臨床ニーズに応えるために，早期発見と早期支援が国の発達障害対策の重要課題として取り組まれている。その理由として，第一に，早期療育は長期的な予後や**生活の質**（quality of life；**QOL**）を高める，第二に，家族の精神保健によい影響を及ぼす，などのエビデンスが蓄積してきたことによる。このことより，前述の社会性の発達，そして睡眠，哺乳・哺食，情緒，親子関係など早期の育児支援ニーズを見逃すことなく，そしていたずらに「様子をみる」といった対応によって支援を遅らせることなく，適切な評価を実施し，親の気持ちに寄り添いながら発達支援をすることは，のちの子どもの問題行動や適応の困難を未然に防ぐうえでも大変意味のあることである。

2013年，世界保健機関（WHO）の理事会で早期からのライフコースを通じたASDや発達障害に対する包括的かつ連携した支援の推進をめぐる報告書が採択された[*2]。そこでは，国レベルでASD施策を，精神保健の施策の一環として推進するこ

＊1　主要症状は，①対人コミュニケーションおよび対人的相互交流の障害，②行動，興味，活動の限局・反復的パターンの2領域において，発達水準に比して顕著な偏りがあることで行動的に定義される．

＊2　The World Health Organization, Executive Board：Comprehensive and coordinated efforts for the management of autism spectrum disorders. Resolution Executive Board 133. R1, 2013.
http://www.autismspeaks.org/sites/default/files/images/b133_r1-autism_resolution_approved_by_eb133.pdf

とを求めている。日本では，発達障害は母子保健あるいは特別支援教育，あるいは児童精神医学といった各専門領域の中で取り組まれてきたが，最近では複数の領域や部署をまたいで取り組む地域も少しずつではあるが，増えている。精神保健の分野こそ，早期発見からライフコースを通じた支援の提供を保健，医療，福祉，教育など多領域の縦横連携の下で協働する際の核となることが期待される。

　実際の評価には，集団場面での子どもの様子の直接観察や担当者からの情報や親との面接で得られた情報を共有し，標準化された評価尺度を用いるのが望ましい。評価尺度には，**M-CHAT**（16〜30カ月児）*1質問紙が，乳幼児の1次スクリーニング（ローリスク児を対象とする乳幼児健診）や2次スクリーニング（相談窓口やかかりつけ医など何らかの問題を懸念された子どもを対象とする問診）で，3歳以上の子どもでは**PARS-TR**（PARSテキスト改訂版）（3歳以上児〜成人）*2が相談場面で有用である。

2 行動および情緒の障害

　子どもの精神保健上の問題として古くから確立している概念は，**内在化問題**（internalizing problems）という不安や恐怖を主症状とする情緒的な問題と，**外在化問題**（externalizing problems）というかんしゃく，多動，反抗など行動上の問題に大別される。これらの問題は，成人期に発症する精神疾患のように発症時期が明確な，質的に異常な疾病ではなく，量的に極端な問題として理解するのが適切である。また新生児からみられる気質特徴から，ネガティブな情動の強い気質タイプの子どもは情緒の問題を，よく動く気質タイプや自己調整の難しい気質タイプの子どもは行動の問題をもちやすいといった予測的な関連性もある。通常は，2歳以上の子どもであれば，**SDQ**（Strengths and Difficulties Questionnaire，子どもの強さと困難さアンケート）*3や**CBCL**（Child Behavior Checklist，子どもの行動チェックリスト）といった親や教師が回答する質問紙を用いて把握できる。これらの尺度得点で高得点であれば支援ニーズがあることを疑って，その子どもとその周囲に何が起きているのかを理解してどんな支援が必要かを知るために，子どもの特徴や子どもを取り巻

---

*1　1歳4カ月から2歳6カ月までの乳幼児を対象としてASD早期兆候を早期発見するためにアメリカでつくられた親回答の簡便な質問紙。現在，世界各国でそれぞれの文化に応じたバージョンが作成，検証され，広く用いられている（日本語版M-CHATは http://www.ncnp.go.jp/nimh/jidou/aboutus/mchat-j.pdf）。

*2　専門家（必ずしも医師でなくてもよい）がマニュアルに即して養育者に面接し，具体例を示しながら症状や問題行動の程度や頻度を3段階で評価する。日本で開発された数少ない診断補助尺度で，実用性が高い（発達障害支援のための評価研究会編著：PARS-TR—親面接式自閉スペクトラム症評定尺度 テキスト改訂版。スペクトラム出版社，2013.）。

*3　2〜15歳の児童を対象とする全般的な精神病理についての親または教師回答の質問紙。困難さに関する4つの下位尺度（情緒の問題，行為の問題，不注意・多動性，仲間関係の問題）と強さに関する下位尺度（向社会的行動の強さ）の計5下位尺度から構成される（日本語版は http://www.sdqinfo.com/py/sdqinfo/b3.py?language＝Japanese からダウンロード可能）。日本人児童における標準値は http://www.sdqinfo.com/norms/JapaneseNorms.html を参照のこと。

く環境やその変化について，詳細な情報を集めなくてはならない。子どもの問題行動を1つだけの原因で説明しようとすると，大事なことを見落としてしまう。

たいていは生物学的要因や心理的要因，そして環境要因など複数の要因が複雑に絡み合っていることを前提に，多面的な評価を行って，問題の全体像を把握し，支援すべき問題の優先順位を考えるという作業を多職種チームで行うことが望ましい。

乳幼児期の問題は一過性のことが多いが，長期的にみると症状のパターンは年齢とともに変わったとしても，成人期に内在化，外在化と関連する精神保健上の問題をもつリスクは高くなる。そのため，早期治療や予防など早期の対応が重要となってくる。

D ● 精神保健の問題に対するリスク要因

表2-2に，胎生期，周産期，乳幼児期に分けて，精神保健に関連したリスク要因を，子ども側と環境側それぞれに一覧にした。地域保健では現在，産後うつ病スクリーニングの導入，発達障害早期支援の健診体制の見直し，家庭訪問や相談活動，子育てのグループプログラム，保育所などへの巡回など，さまざまな試みが始まっている。

E ● 心の健康を回復する力―レジリエンス

乳幼児期に不運にも避けることができなかった逆境は，必ずしもその後の人生に不可逆的な影響を及ぼすとは限らず，それを乗り越えて豊かな人生を歩む人々も存在する。こうした事実から，子どもたちのもつ可塑性，**レジリエンス**（resilience）の力にも目を向け，癒やすという視点だけでなく，力を引き出し育てるという視点ももっていたい。悪名高いルーマニアの過酷な施設に育ち，イギリスで国際養子となった子どもたちの追跡研究によると，愛着障害は養子となった後に軽減し，改善の程度は不幸な経験との関連よりも養子縁組後の環境の影響が大きかったという。また，発達早期の環境剥奪は脳の発達にも悪影響を及ぼすが，里親家庭に移された後に脳のサイズは急速に増大し，機能回復がみられたという報告もある。

このように感受性の高い養育行動は，逆境を経験した子どもが，その後の人生において安定した対人関係を築いていけるような社会性を育むうえでよい効果をもたらすということが大事である。しかも，ルーマニア国際養子研究からは，何歳までに介入がないと回復が望めないといった年齢の上限（臨界期あるいは感受期）は示されていない。

表2-2 ▶ 乳幼児期の精神保健の問題と関連するリスク要因

胎生期	妊婦の依存性薬物（喫煙，飲酒，覚醒剤） 妊婦の治療薬（バルプロ酸ナトリウム，カルバマゼピン）
周産期	超低出生体重児（1,000g 未満） 母親の精神保健（産後うつ）
乳幼児期	子どもの睡眠の問題 子どもの気質 子どもの発達の偏り（発達障害）や発達の遅れ 児童虐待 親の精神障害，発達障害，コミュニケーション能力の問題

F ● 乳幼児期の精神保健の重要性と課題

　乳幼児期の精神保健は，成人期までの連続性と親子への早期対応の効果という点からも重要であり，地域保健専門家には職種にかかわらずさらなる理解の深化が必要である。精神保健の支援ニーズは乳幼児本人はもちろんであるが，家族もそれと気づくことは難しい。また気づいたとしても，偏見やスティグマから相談行動をとりにくい。そうした無言で支援を求めている子どもと家族の抱える精神保健の問題への気づきを高め，医療・福祉・経済・教育などの包括的支援を行うために，多職種や多領域のネットワークの構築は必要不可欠である。また支援は息長く長期にわたることが多いので，定期的に支援計画を振り返って検討することが大切である。問題が大きくなる前の予防のために，妊娠期から心理教育プログラムを充実させて，自信をもって楽しく子育てにかかわれるように見通しをもたせられる啓発の取り組みも重要である。最後に，支援者は，家族全体の問題として俯瞰して全体像を理解するように努め，親の子育てのエンパワメントとなるような支援姿勢を大事にしてほしい。

Ⅱ　学童期における精神保健

　学童期は，幼児期と思春期の間の時期で，ほぼ小学生年齢に相当する。幼児たちが目の前の状況に左右されやすかったのに対して，学童期になると，抽象的な論理的思考はまだ難しいものの，具体的に理解できる枠組みにおいては論理的な思考ができるようになり，学校での生活が中心となる。学校生活では，学習のほかに，友人関係や家庭の外での社会的ルールなどさまざまな社会的な経験をする。そうした経験を積むなかで，子どもたちは他人の気持ちや考えを尊重することを学び，自分の感情や行動をコントロールする力を身につけ，友だちと遊んだりけんかしたりしながら友情につ

いても学ぶ。

こうして学童期の子どもの生活は学校中心となっていくが，学校での集団生活にうまく適応できず，不登校や問題行動が目立ってくる一群の子どもたちがいる。こうした行動は，単純に家庭のしつけや本人の意欲のなさで説明できることはほとんどなく，バイオ-サイコ-ソーシャルモデル（後述）という広い枠組みでとらえる必要がある。そうしたとらえ方は，見落とされがちな学童期の子どもの精神保健についての支援ニーズを浮き彫りにするであろう。

本節では，学童期の子どもを取り巻く生活環境の変化を概観し，次に学童期の精神保健の理解（バイオ-サイコ-ソーシャルモデル）と対応（1次予防，2次予防，3次予防）のあり方を，最後に学童期に現れる精神保健の問題について具体的に述べる。

A ● 学童をめぐる生活環境の変化

小学校に上がる子どものほとんどは，就学前には保育所あるいは幼稚園に通っている。保育所や幼稚園は園によって規模も活動内容もさまざまなのに対し，小学校での生活は学級内の児童数も増え，どこの小学校でも同じ学習指導要領に基づく教師の指示に従って，時限で区切られた多くのスケジュールをこなさなくてはならない。こうした生活環境の変化に小学1年生の児童がスムーズに適応できず，学級がざわついて授業が成立しないといった小1プロブレムが近年増えて社会問題化し，そのため文部科学省は幼小保連携を推進するなど対策を講じている。こうした現象の背景に，今日の子どもたちが幼児期に過ごしてきた生活環境が影響しているという指摘がある。大多数が少子化，核家族化した家庭で育ち，テレビ・電子ゲームなどを用いて室内で一人遊びする傾向が増えていること，地域社会の人間関係の希薄化や子どもの安全への懸念から戸外で自由に思いきり遊ぶ機会が減っていること，親の生活様式の変化につれて子どもの就眠時刻が遅くなり，睡眠時間自体も短くなっていること，などへの懸念である。

近年，子どもが家庭や学校以外の地域とのかかわりをもつ場として学童保育へのニーズが高まり，国の少子化対策としての地域子ども・子育て支援事業の一環として，その量や質の拡充を図る新制度が始まった。その影響で，学童保育数，入所児童数はこれまでになく増加し，2015（平成27）年には入所児童数が100万人を超えた（6～8歳は321万人，9～11歳は325万人）[*1]。学童保育は，地域での人間関係が希薄となった今日，子どもが親，教師以外の大人（保育士，社会福祉士やその他の指導員）や異なる年齢の子どもたちと遊びやさまざまな活動を経験できる場である。まだ十分

＊1 総務省統計局：我が国のこどもの数―「こどもの日」にちなんで（「人口推計」から）．2015.
http://www.stat.go.jp/data/jinsui/topics/topi891.htm#al-1

実態が把握されていないが，子どもの精神発達に及ぼす影響は学校同様，大きいと考えられ，今後の調査結果についても注視する必要がある。

　学校の場では遅刻，怠学，不登校といった問題行動にみえるケースのなかに，背景に貧困が関係していることがある。1990年代半ばころから**子どもの相対的貧困率**[*1]は増え続け，ついに2012（平成24）年には16.1%となり，そのうち大人が1人の世帯で顕著となっている。これは国際的にみても高い水準となっており，国は**子どもの貧困対策の推進に関する法律**を2014（平成26）年に施行し，本格的に取り組み始めたところである。

　貧困家庭に重なる問題としては，**児童虐待**がある。2014年度の福祉行政報告例[*2]によると，虐待を受けた子どもの年齢帯は，0歳から就学前の幼児の43.5%に次いで，小学生が34.5%と報告され，この傾向は近年ではほぼ変わらない。同報告例によると，2014年度に児童相談所が対応したケース中，**心理的虐待**（言葉による脅し，無視，きょうだい間での差別的扱い，子どもの目の前で家族に対して暴力を振るう［ドメスティックバイオレンス］）が41.9%ともっとも多く，次いで**身体的虐待**（殴る，蹴る，火傷を負わせる，溺れさせる，首を絞める，縄などにより一室に拘束する）の31.8%，**ネグレクト**（家に閉じ込める，食事を与えない，ひどく不潔にする，自動車の中に放置する，重い病気になっても病院に連れて行かない）24.9%，**性的虐待**（子どもへの性的行為，性的行為を見せる，性器を触るまたは触らせる，ポルノグラフィの被写体にする）は1.4%と続く。児童相談所へは警察，近隣知人，家族，学校などからの通告が多い。

　このように近年の学童期の子どもをめぐる生活環境の懸念材料は増えており，それは家庭自体の余裕のなさや孤立，そして親の精神的問題といった社会問題と切り離して考えることができない。わが国の地域や児童相談所などの従来の児童福祉の体制では量，質とも十分に対応し切れていない現状があり，そのことは学童の精神保健にも影響している。

B ● 学童期の精神保健

　学童期は，長い生涯のなかで，死亡数は少なく，罹患数も少ない時期とされる。学童期には，**注意欠如・多動性障害**（attention deficit hyperactivity disorder；**ADHD**）のように就学後に診断される発達障害のほかに，一般的には思春期以降に発症する精神疾患と考えられてきた不安症やうつ病も，約半数のケースでは最初の症

---

*1　ある国や地域の大多数よりも貧しい相対的貧困者の全人口に占める比率．2012年の日本の貧困線は122万円．
*2　厚生労働省：平成26年度 福祉行政報告例. 2015.
　　http://www.e-stat.go.jp/SG1/estat/NewList.do?tid =000001034573

状は学童期から始まることがわかってきた。こうした精神症状が持続すると，学習や遊び，友人関係など発達課題と関連するさまざまな活動の支障となってくる。そうなる前にメンタル面の支援ニーズに気づかれ，何らかの対応がなされているケースはごく一部にすぎない。たいていは，学校での行動変化から「問題児」とされたり，あるいは親のしつけの問題といった誤解を受けるなどして，支援ではなく「指導」を受けているか，未対応である。したがって，学童期の精神保健で重要なことは，積極的に精神保健の向上に努め，精神的破綻の予防策を講じることである。

　学童期の問題を理解する際にも，バイオ（生物学的）・サイコ（心理的）・ソーシャル（社会的）の枠組み（**バイオ‒サイコ‒ソーシャルモデル**）が有用である。学童の脳は10歳ころにほぼ成人の機能に近づいてくるが，感情を調整して高度な判断や意思決定を支えるという機能をつかさどる前頭葉はまだ成熟過程にある。また経験学習は脳の各部位と前頭葉を結ぶ神経回路を取捨選択し，より効率よい脳の成長を助ける。こうした発達段階の限界が学童の行動を規定する部分は大きいが，同年代の子どもたちのなかの個人差もまた大きい。脳の発達や心や行動における個人差は遺伝的要因に加え，環境的要因の役割も大きい。環境ストレスに曝され続けることによって，交感神経と副交感神経のバランスが崩れる。脳からは，ストレス状態に対して防御する働きのあるホルモンを分泌するが，慢性ストレス状態ではその限界を超えてしまい，心身の機能に異常が現れる。食欲の減退，睡眠の障害，意欲の低下，楽しい感情の喪失，不機嫌，人を避ける，医学的に説明できない身体の痛みや身体機能の異常，免疫機能の低下による罹患などである。そうしたストレス反応は大別すると，身体化（身体症状に現れること），行動化（ストレスとなることや場面を避けること，反抗的・攻撃的になることなど），言語化（言葉に出して話したり，考えに移して悩んだりすること）があり[*1]，子どもでは身体化や行動化が一般的な反応なので，周囲が見逃すこともしばしばである。言語化はまだその内容は未熟で，子どもなりの考えにとらわれてしまうことも珍しくはない。これらはそれぞれ分離して現れるのではなく，心の問題と身体の問題は不可分であることを留意してみる視点が大切である。

　生活習慣，食生活，トラウマ，環境汚染といった環境ストレスは遺伝子の発現様式までも変えることがある。これは**エピジェネティックス**と呼ばれる後天的に決定される遺伝的な仕組みによるもので，DNAの塩基配列は変えないで，後天的に蛋白質などの分子を化学修飾することで遺伝子発現を変え，それは次世代にも伝達される。

　このように学童の精神保健は，バイオとサイコ・ソーシャルな面が不可分にかかわってくる。後者においては，家族の精神保健，教師の精神保健も考慮に入れておく必要がある。そして子どもを取り巻く環境への働きかけでは，個別対応だけでなく，学校を核として多職種の協働の仕組みを整備する環境基盤づくりが重要である。これ

＊1　神尾陽子：悩みが身体症状や行動に現れるとき. 児童心理, 70（12）：920-926, 2016.

まで精神保健の対応は学校外で行われてきたが，それは非効率的である。学童に身近な学校において，早期の問題解決のために，保健医療・教育・福祉などの関係機関がそれぞれ多様な支援アプローチを用いて協働する。教育の文脈においては，学校教師，教育センター，スクールカウンセラー，スクールソーシャルワーカー，特別支援巡回指導員が，さらに地域の非行防止少年サポートチームや家庭教育支援チームなどの活用も可能かもしれない。保健医療については，学校内では養護教諭，学校医，そして地域からは，保健師や精神保健福祉センターなどが活用できるであろう。福祉面では，児童相談所，生活保護ケースワーカーなどの協力が有用であろう。ケースに応じて，柔軟な**ネットワークでの協働**が必要となる。その際，子どもと家族に寄り添う，学校を核とした連携を積極的にコーディネートする役割が求められ，最近は国の推進策の下，**スクールソーシャルワーカー**の小学校への配置が徐々に進み，効果を上げている[*1]。

　予防という観点からは，１次予防，２次予防，３次予防という異なるレベルを意識することが重要である。

　１次予防は，よい環境づくりや精神保健に関する健康教育，そして子育て支援が相当する。21世紀の母子保健の主要な取り組みを提示する「**健やか親子21**」（2001［平成13］年～2014年)，「**健やか親子21（第２次）**」（2015年～）は，「学童期・思春期から成人期に向けた保健対策」を３つある基盤課題の一つに据えて，「児童生徒自らが，心身の健康に関心を持ち，より良い将来を生きるため，健康の維持・向上に取り組めるよう，多分野の協働による健康教育の推進と次世代の健康を支える社会の実現を目指す」としている[*2]。具体的な目標として，地域と学校が連携した健康等に関する講習会の開催状況，スクールカウンセラー，スクールソーシャルワーカーの配置の推進などを掲げ，地域保健福祉と学校保健など地域の対応力の向上を図ろうとしている。公的・民間を含め地域の支援資源をじょうずにつなぐネットワークを拡充すること，そして一般の人々の精神疾患への偏見を減らし，正しい科学的知識に基づいた理解（**メンタルヘルスリテラシー**と呼ばれる）を深めることが精神保健における１次予防の鍵となるであろう。

　２次予防は，早期発見，早期治療に該当する。学童期では，学校が定期的な**健康診断**を実施しているが，最近のニーズに合わせて2016（平成28）年に**学校保健安全法**が改正された。改正の重要なポイントに，これまでは小学校入学時および必要と認めるときにのみ行っていた**保健調査**を，小学校，中学校，高等学校および高等専門学校の全学年（特別支援学校を含む）において実施し，学校医がより効果的に健康診断を行

＊1　山野則子編著：エビデンスに基づく効果的なスクールソーシャルワーク―現場で使える教育行政との協働プログラム．明石書店，2015.
＊2　健やか親子21（第２次）：「健やか親子21（第２次）」における課題の概要．
　　　http://sukoyaka21.jp/expert/report

うことを図っている点があげられる*1。保健調査の実際の運用は地域，学校に任されているが，日本学校保健会から発行された『児童生徒等の健康診断マニュアル　平成27年度改訂』には「健康診断の場面だけでこころの問題を診断することは困難であるが，養護教諭などが把握している情報も総合して，専門医への相談を含めてさらなる対応が必要かを判断することはできる」と心の問題への対応の必要性が述べられている*2。しかしながら，例示されている保健調査票には精神健康に関する項目が含まれていない。保健調査票に精神健康に関する項目を導入する目的は，精神疾患の診断ではなく，精神保健上の支援ニーズの早期発見と学校や家庭での早期対応にあると考えると，保健調査，健康診断の機会は好機となり得るのではないかと思われる。

　子どもの精神健康は親や家族のそれに強く影響を受けるということを踏まえると，子育て支援においては，育てにくさの要因として，子ども側の要因，親側の要因，親子関係に関する要因，支援状況を含めた環境に関する要因など多面的にアセスメントし，子どもの精神保健上の問題を見逃さないようにする。相談窓口で親の話だけを傾聴し，子どもの発達アセスメントが一度もなされていないようなケースも見受けられる。子どもの発達障害も育てにくさの要因となり得ることに留意し，家族全体の精神保健ニーズを見逃さないことが大事である。「健やか親子21（第2次）」の重点課題には「育てにくさを感じる親に寄り添う支援」と「妊娠期からの児童虐待防止対策」が掲げられ，乳幼児期から引き続き，発達障害の問題や心の問題への対応も強調されている。

　3次予防は，一般に社会復帰やリハビリテーションが該当するが，学童では不登校状態にある学童の学校復帰や社会参加のための支援が相当する。教育委員会が設置・運営する教育支援センター（適応指導教室）のほか，民間のフリースクールなどでもさまざまな支援がなされている。ひきこもりがちな不登校児や，養育力の弱い家庭に対しては，地域ぐるみのサポートネットワークを活用してきめ細かな家庭支援を継続し，家族全体を孤立させないことが大事である。

C・学童期の精神保健の問題

　発達途上にある学童期特有の精神保健の問題は，一般児童のおよそ2，3割が経験する，ありふれたものである。こうした問題は青年期や成人期まで持ち越さず，一時的な経験に終わるケースも多いが，成人期発症の精神疾患の初発症状となるケースも

---

*1　文部科学省：学校保健安全法施行規則の一部改正等について（通知）．2014.
　http://www.mext.go.jp/b_menu/hakusho/nc/1347724.htm
*2　文部科学省スポーツ・青少年局学校健康教育課監：児童生徒等の健康診断マニュアル．平成27年度改訂，
　日本学校保健会，2016.
　http://www.gakkohoken.jp/book/ebook/ebook_H270030/index_h5.html

あることからも症状が消失したからといって決して問題を軽視してはならない。学童期の精神的問題は，以前と比べて今日では症状の客観的評価尺度や治療選択肢が増えつつあり，適切な対応によって症状の改善が，それが難しい場合でも適応の向上が期待できる[*1,2]。精神症状の場合，対応が始まる時点ですでに症状の初発から時間が経過しており，環境と複雑に絡まり合って短期での解決が難しい状態となっていることがほとんどである。長期的な対応が求められるが，その場合，精神症状をなくすことだけを目標とするのではなく，家庭生活や学校での友人関係や学習など生活面での変化や本人の満足度に注目すべきである。症状が部分的にしか軽減せず変化がないまま経過しているようなケースでも，生活面での満足度が高まる場合も実際にはある。学童の精神保健における支援においては，環境も含めた子どもの生活全体を広く把握する必要がある。

1 発達障害

　就学後は，学校生活のなかで，前節「乳幼児期における精神保健」で述べた自閉スペクトラム症／自閉症スペクトラム障害（ASD）のほかに，注意欠如・多動性障害（ADHD）や読字障害，そしてその他の言語・計算・運動協調などの領域に限定した学習障害の問題が明らかになってくる[*3]。かつては発達障害イコール知的障害と考えられていたが，今日では大半が知的障害をもたず，通常学級に在籍することが明らかになってきた。2002（平成14）年に文部科学省が実施した全国小・中学校の通常学級に在籍する児童生徒を対象とした全国実態調査[*4]によると，知的発達に遅れはないものの学習面や行動面で著しい困難をもっている，と担任教師が回答した児童生徒の割合（ASD，ADHD，そして学習障害のある児童生徒の推定頻度とみなされている）は6.3％，2012年に行われた2回目の調査では6.5％とほぼ一定の数値が報告された[*5]。これは2014年にアメリカ疾病予防管理センター（Centers for Disease Control and Prevention：CDC）が行った大規模質問紙調査の結果（何らかの発達障害と診断された子どもの割合が5.76％[2.24％はASDと診断されたと回答]）とも酷似して

---

*1 石川信一：子どもの不安と抑うつに対する認知行動療法―理論と実践．金子書房，2013.
*2 中根　晃，牛島定信，村瀬嘉代子編：詳解　子どもと思春期の精神医学．金剛出版，2008.
*3 平岩幹男総編集，岡　明，神尾陽子，小枝達也，他専門編集：データで読み解く発達障害．中山書店，2016.
*4 文部科学省初等中等教育局特別支援教育課：「通常の学級に在籍する特別な教育的支援を必要とする児童生徒に関する全国実態調査」調査結果．
　http://www.mext.go.jp/b_menu/shingi/chousa/shotou/054/shiryo/attach/1361231.htm
*5 文部科学省初等中等教育局特別支援教育課：通常の学級に在籍する発達障害の可能性のある特別な教育的支援を必要とする児童生徒に関する調査結果について．2012.
　http://www.mext.go.jp/a_menu/shotou/tokubetu/material/__icsFiles/afieldfile/2012/12/10/1328729_01.pdf

おり，実態をとらえていると考えてよいであろう[*1]。さらに国内外の調査結果とも，通常学級に在籍する発達障害児の大多数は未診断，未支援であると示唆している。教育現場で発達障害への適切な対応がなされないと，**いじめ**の被害者になるリスクが高くなることは，国内外の調査で報告されている。こうした負の対人経験が精神保健や人格形成に長く及ぼす影響は計りしれない。さらに情緒の問題や行動の問題の併発リスクも高まる。早期に診断を受け，適切な療育と教育を受けた発達障害児は，発達上も精神保健上も良好な経過をたどることが報告されていることからも[*2]，学校は支援ニーズの発見の場であり，かつさまざまな支援の場として期待される役割は大きいと思われる。そのためには，学校外の専門家との連携において学校外での支援だけでなく，学校内での支援という視点をもつことが大事である。

　2016年8月には，2005（平成17）年施行の**発達障害者支援法の一部を改正する法律**が施行された[*3]。そこでは基本理念を，①「発達障害者の支援は，全ての発達障害者が社会参加の機会が確保されること及びどこで誰と生活するかについての選択の機会が確保され，地域社会において他の人々と共生することを妨げられないこと」，②「発達障害者の支援は，社会的障壁の除去に資すること」，③「発達障害者の支援は，個々の発達障害者の性別，年齢，障害の状態及び生活の実態に応じて，かつ，医療，保健，福祉，教育，労働等に関する業務を行う関係機関及び民間団体相互の緊密な連携の下に，その意思決定の支援に配慮しつつ，切れ目なく行われなければならない」ことと規定している。教育については，国および地方公共団体の責務として特別支援教育の推進（個別支援企画，指導計画の作成などが追加記載）やいじめの防止対策の推進について新たに追加された。また地域での支援体制の整備を推進するために，**発達障害者支援センター**に加えて発達障害者とその家族が身近で支援が受けられるような配慮を求め，**発達障害者支援地域協議会**の新設など，すべての領域において支援の徹底と，ライフステージで支援が途切れることがないように，いくつもの規定が追加されている。

　実際に発達障害が疑われる学童に対しては，前述した学校での保健調査や健診の機会や，あるいは必要であれば適宜，子どもの家庭や学校の集団場面での様子についての情報を集め，さまざまな角度から子どもの発達評価を行い，親や学校教師，養護教諭，学外からのスクールカウンセラー，スクールソーシャルワーカー，巡回相談員などの専門家との間で情報を共有し，支援ニーズの有無やその内容について一定の合意

＊1 Zablotsky, B., Black, L. I., Maenner, M. J., *et al.*：Estimated Prevalence of Autism and Other Developmental Disabilities Following Questionnaire Changes in the 2014 National Health Interview Survey. National Health Statistics Reports, 87, 2015.
　　http://www.cdc.gov/nchs/data/nhsr/nhsr087.pdf
＊2 荻野和雄，原口英之，神尾陽子，他：自閉スペクトラム症の早期介入の長期効果．精神科治療学，31（7）：873-879，2016．
＊3 文部科学省：特別支援教育について．2016．
　　http://www.mext.go.jp/a_menu/shotou/tokubetu/main/1377400.htm

のある結論を出すことが次のステップに進むためには必要不可欠である。その際，できるだけ具体的な行動観察や標準化された評価尺度を用いて，子ども像を全員で共有することが重要である[*1]。

2 行動および情緒の障害

思春期前の学童期では，精神保健上の問題はまだ成人発症型の精神疾患として現れることは少なく，たいていは前節で述べた**内在化問題**という不安や恐怖を主症状とする情緒的な問題と，**外在化問題**といういらいら・反抗・攻撃など行動上の問題に分類される。

学童期の内在化問題は，精神医学的診断カテゴリーでは不安障害に該当する問題が多い。不安障害にはさまざまな病型が含まれるが，この年齢帯でよくみられるものは，**分離不安障害**（愛着対象からの分離に過剰な恐怖や不安を抱く，4％），**恐怖症性不安障害**（特定の対象や状況への恐怖，5％），**選択性緘黙**（家では話ができているのに特定の社会的場面で話さない，1％）である。分離不安障害や選択性緘黙は年長になるにつれ頻度は低くなる傾向にあるが，恐怖症性不安障害は思春期になるとさらに高頻度となる。うつ病は学童期では少ないが，うつ病の診断基準を満たさない**うつ症状**はこの年齢帯の子どもにもしばしばみられる。これらの内在化問題を抱えると，子どもは授業時間であっても休み時間であっても不安が頭から離れず，集中することが難しい。いつもは楽しい活動であっても楽しくなくなり，意欲を失う。症状が長引けば，家から離れると不安が高まり，登校できなくなる。家にいれば不安や恐怖対象を回避できるので平気で過ごせるが，登校するとまた不安や恐怖が高まり，その結果，回避欲求が高まり，同じことの繰り返しとなる。**強迫観念**（考えたくないのに頭に浮かんでくる怖い考え）や**強迫行為**（強迫観念を打ち消すための繰り返しの行動や儀式）を症状とする**強迫性障害**の発症も学童期からみられる。一部のケースは生涯，持続する。子どもが事故・災害・犯罪・虐待などの恐怖体験をすると，再体験・侵入症状，回避と精神的麻痺症状，過覚醒症状といった**心的外傷後ストレス障害**（post-traumatic stress disorder；**PTSD**）症状を呈することがあるので，早期対応が必要である。

学童期の外在化問題には，いらいらしてしつこく人や物に当たる攻撃的行動を特徴とする**反抗挑戦性障害**（oppositional defiant disorder；**ODD**）と，ODDよりも重度の行動の問題（人や動物に対する攻撃性，物の破壊，うそをつくことや窃盗，重大な規則違反）を示し，ODDの特徴であるいらいら症状を欠く**行為障害**（conduct disorder；**CD**）が代表的である。これらにはADHDや内在化障害が合併したり，虐待などの望ましくない環境が関連していることもあるので，表面的な行動だけでな

---

*1 平岩幹男総編集，岡　明，神尾陽子，小枝達也，他専門編集：前掲書.

く，ケースごとに丁寧に支援ニーズを検討する必要がある。

　日本は先進国のなかでも**自殺率**が高く，とりわけ若年者の自殺率が高い国である。小学生は，死を永続的・不可逆的な別れであることを理解することはできるが，自分自身の死と結びつけるのは難しいといわれている。それでも，内閣府・警察庁の統計によると，この10年間，実数にして少なく見積もっても年間1〜14人もの小学生が何らかの理由で自らの生命を絶ったという事実がある。文部科学省によると，動機として，学校問題（学友との不和，いじめ，入試）または家庭問題（親子関係の不和，しつけ）が推定されている[*1]。実際には，それらの環境要因以外に，これまで述べてきたような個人の精神的な問題が存在すると自殺の危険度が増す。

D ● 学童期の精神保健ニーズと今後の課題

　従来は比較的安定していると考えられてきた思春期前の学童の多くが，実際には精神保健的な支援を必要としている。そして彼らの心のSOSは身近な大人たちには届いていない。そうした無理解のなかで，心の問題を抱えて学童期の日々を過ごしている子どもたちがいる。大人が思う以上に，子どもはありのままに理解されることを願っており，また子どもには乗り越える力（**回復力**，**レジリエンス**）がある。学童期に心の危機を経験する子どもが，誰かの手助けを得てそれを乗り越える経験ができれば，人に対する基本的な信頼感と乗り越えた自分自身に対する**自己効力感**をしっかり育むことだろう。そうした経験は，長い生涯においてきっと力になる。

　子どもの生活の場が学校中心となる学童期においては，学校は子どもと家族への支援の場となり得ることを強調したい。教育の現場でも**特別支援教育**が広まるにつれ，また病弱児の概念が変わっていくなかで，メンタルケアのニーズ，すなわち精神保健ニーズがこれまで以上に認識されるようになってきた。学校と地域の専門機関とが今以上に連携を進め，多職種の協働によって個別の対応を行うだけでなく，ユニバーサルな予防的対策を講じることが重要である。子どもの精神健康は家族の精神健康と切り離して考えることはできず，逆もまた真なりということを踏まえると，地域の子育て支援においては，育てにくさの要因としての子ども側の支援ニーズを見逃さないようにする必要がある。罪責感や世間体への懸念や傷つきから，子どもの問題を率直に相談できずに苦しんでいる家族がいることも忘れてはならない。地域・学校・家庭の協働を強めて，学童の心の成長を育む環境づくりと，必要なときには精神医療とつながることができるよう，社会の精神疾患に対する理解を深めていくことが今後の課題である。

[*1] 文部科学省：子供の自殺等の実態分析. 2014.
　　http://www.mext.go.jp/component/b_menu/shingi/toushin/__icsFiles/afieldfi
　　le/2014/09/10/1351886_05.pdf

Ⅲ　思春期における精神保健

　「思春期」という用語は一般にはややあいまいな使われ方がなされている。しかし，医学的には定義は明確で，身体的な第2次性徴の発現の始まりから終わりまでを指す。この時期に脳の視床下部から分泌される性腺刺激ホルモン放出ホルモンが増加し，これを受けて脳下垂体の性腺刺激ホルモンが分泌される。その結果，男性では精巣が，女性では卵巣が発育し，精巣からのテストステロンや卵巣からのエストロゲンの分泌によって，第2次性徴が現れ，生殖が可能になる。たいていは9～11歳で始まり，性器の成長に続いて，順次それ以外の外形的な変化が起きる。

　ただし，何歳から何歳までというように開始や終了の時期が決まっているわけではなく，栄養状態，食生活等ライフスタイルなどによっても影響を受け，また個人差も大きい。性染色体異常（男性のクラインフェルター症候群や女性のターナー症候群など）がある場合は第2次性徴が現れないこともある。また内分泌系の疾患がある場合は第2次性徴の始まりが早過ぎたり，逆に遅過ぎたりする。早い子どもは小学校2年で思春期を迎えるし，遅い子どもでは高校生になってからの場合もある。一般に，女子のほうが第2次性徴の始まりは早い。このように，**思春期**というのは，身体的に子どもが大人になるまでの中間にある時期を指しており，心理的な発達段階とは必ずしも一致しない。

　心理社会的にみたライフサイクルの観点からは，学童期（児童期あるいは小児期，childhood もほぼ同義）の次には，青年期（adolescence）が来る。アメリカの精神科医**サリヴァン**（Sullivan, H. S.）や精神分析学者の**ブロス**（Bros, P.），そして日本の精神科医である**笠原嘉**といった研究者は学童期と青年期の中間に**前青年期**（preadolescence）を位置づけ，この時期に特有な同性の友人関係を人格形成上，重要であると論じている。本節では，精神保健を論じるのが目的なので，慣例に従い思春期という用語を身体的に規定される時期の意味ではなく，心理社会的な「前青年期」を意味して用い，その時期の目安として笠原[*1]の区分の10歳前後から14歳前後を採用する。

　この時期の身体的変化は脳にも起きており，認知，感情なども子どもから大人に近づく。**ピアジェ**（Piaget, J.）の**認知発達理論**では，具体的対象から離れて仮説演繹的にものごとを考えることができるようになってくる。そして，これまでの親から保護を受け指示されるだけの親子関係から距離を置き始め，家族の外に新たな理想像や心

---

*1　笠原　嘉：今日の精神病理像. 笠原　嘉，清水将之，伊藤克彦編，青年の精神病理 1，弘文堂，1976，pp.3-28.

のよりどころを探すようになる。そこで出会う同性の友人関係は、その後の人生において異性と親密で安定した人間関係を形成するうえでの基盤となる体験となり、親からの自立と依存を行き来する葛藤を緩衝しつつ、子どもの心理的成長を助ける役割を果たすと考えられている。

　本節では、思春期（前青年期）の子どもを取り巻く生活環境の変化を概観し、次に思春期の精神保健の理解（バイオ‐サイコ‐ソーシャルモデル）と対応（１次予防、２次予防、３次予防）のあり方を、最後に思春期に現れる精神保健の問題について具体的に述べる。

Ａ● 思春期の現状

　小学校高学年から中学生にかけての生活は時代の推移とともに大きく変化した。今日、この年代の子どもの約半数が放課後に塾通いをし、自由な時間は室内遊びで過ごす。塾通い、携帯電話やスマートフォンなどの利用、夜更かし、朝食の欠食などの生活スタイルには関連性がみられる。なかでも日本の子どもは世界で一番夜更かしで睡眠時間が短く、慢性的な時差ぼけ状態にあるといえる。こうした生活リズムの乱れは、ホルモンの分泌を阻害し、日中の活動性、学力や運動能力などに悪影響を及ぼし、食行動の異常、不登校、喫煙、飲酒、薬物乱用、非行やひきこもりなどの背景要因ともなっている。

　家族形態や意識の変化に伴い、親子で勉強やスポーツ、会話をする時間はこの数年で増えており、従来いわれてきたような思春期での親子の激しい葛藤は影を潜め、概ね良好な親子関係を維持している様子がうかがえる。一方、親世代の価値観と衝突するなかで自己を見つめるという経験がないまま成人になってしまうため、アイデンティティの基盤が脆弱なのではないかと危惧する論者もいる。実際のところ、親子関係の変化が長期的な人格形成にどのような変化をもたらすかについては明らかにはなっていない。

　この時期に急増する不登校問題は社会問題になってから久しく、この間さまざまな対策がとられ、社会の取り組みも進んできた。にもかかわらず、なお全国で17万人余りの不登校児 [*1] がおり、改善の兆しがみえていない。2011（平成23）～2012（平成24）年にかけて文部科学省が実施した不登校児（2006年［平成18］年度に中学校第３学年に在籍）の５年後追跡調査 [*2] によると、不登校になったきっかけとして２人に１人が

＊1　ここでいう不登校児とは、年度間に連続または断続して30日以上欠席した児童生徒のうち不登校を理由とする者をいう。不登校とは、何らかの心理的、情緒的、身体的、あるいは社会的要因・背景により、子どもが登校しない、あるいはしたくともできない状況にあること（ただし、病気や経済的理由によるものを除く）をいう。

＊2　文部科学省：不登校に関する実態調査―平成18年度不登校生徒に関する追跡調査報告書。2014.
　　http://www.mext.go.jp/a_menu/shotou/seitoshidou/1349949.htm

友人関係をあげた。次いで，生活リズムの乱れ，学習の問題，先生との関係，が続く。不登校のときに何らかの支援や助言（多かった順にスクールカウンセラー，学校教師，医療機関）を受けた人の割合は，1993（平成5）年度調査のときよりも増えていたことから，支援体制が進んでいることがうかがえるが，一方で何の支援も受けなかった人が22.5%もいた。

追跡調査の20歳時には，就業のみ34.5%，就学のみ27.8%，就学・就業19.6%と8割強の人が仕事または学校という社会参加を果たしていることがわかる。さらに，就学者の約7割が自分に合った学校にめぐり合えた，あるいは信頼できる人に出会えたと回答し，就業者の約6割が自分の力や性格に合った仕事にめぐり合えたと回答した。また，中学校3年時に欲しかった支援には，「将来生きていくためや仕事に役立つ技術や技能の習得についての相談や手助け」「心の悩みについての相談」「自分の気持ちをはっきり表現したり，人とうまくつきあったりする方法についての指導」と回答しており，それらの支援を20歳時にも必要としていることがわかった。実際に不登校だった人の3割近くの人が20歳時にも病院・診療所といった医療機関を利用していた。これらより，大多数の不登校児はその後，就学や就業で社会への参加を果たすものの，引き続きさまざまな支援ニーズは続いていることがうかがえる。

そのほか，20歳現在，将来やってみたい仕事や将来の夢や希望をもっていると回答した人は7～8割を占め，不登校時と比べて「人の痛みがわかるようになったり，人に対して優しくなったこと」と自身を肯定的にとらえた回答が約半数あった。一方，心理的な面では，かっとしやすい，いらいらする，孤独に耐えられない，くよくよ悩むなど，肯定的な自己評価をした人は少なかった。

思春期女子の場合，このような生活リズムの乱れは月経サイクルの乱れと密接に結びつき，月経痛や月経前症候群などの身体症状を増悪させるという報告もある。また性成熟を早めるリスクもあり，その結果，心と身体のギャップ，さらには望まない妊娠という事態を招く誘因となり得る。2015（平成27）年度の厚生労働省人口動態統計によると，15歳未満の出産数は39件と，10代全体の出産のなかでは1%に満たないが，中絶数はそれをはるかに上回り，中絶率は87.4%と全世代中最多であった。さらに10代全体の中絶率が減少傾向にあるのに反して，ローティーンでの出産数や中絶数は横ばいである。望まない出産は，女性自身の生涯においても，またその子どもへの虐待リスクが高まることからも予防するための実効的な対策が求められている。

B ● 思春期の精神保健

思春期や青年期に関して書かれている書物の多くが，いかに10代は精神的に混乱し，気分の変化が激しい大変な時期であるかを強調している。確かに，思春期に入ると思春期前にはみられなかった精神的・心理的な問題が顕在化するのも事実である。

例えば**不登校**は，思春期前からすでに始まっている子どももいるが，思春期前後で人数が増えてくる。また，**対人恐怖**（対人場面で緊張が強く，実際はそうでないのに相手に不快な印象を与えているのではないかという恐怖），**自己臭恐怖**（実際はそうでないのに自分の身体から不快なにおいが発散し，他人を不快にさせているため自分は嫌われているという妄想的確信），**醜貌恐怖**（実際はそうでないのに自分の容貌や体型が他人と比べて醜いという妄想的確信）などは，思春期特有の自意識と関連した症状である。

　また今日の社会の，「やせ」を美しいとする美意識やダイエット情報の氾濫を映し出すかのように，外見に対する過剰な自意識は**やせ願望**というかたちで一般女子中学生にも広がってきた。厚生労働省の2005（平成17）年の国民健康・栄養調査[*1]によると，20年前と比べて男女ともにやせている者の割合が増えており，とくに女子をみると小学4～6年生では，小学1～3年生の2倍近くに「やせ」が増えている。さらに，やせる必要のない普通体重の者も自らを太っていると考え，やせたいと思っているという体型への偏った意識が広がっているという報告もある。若い女性のやせは，身体健康に悪影響を及ぼすだけでなく，次世代の子どもの健康にも影響を及ぼすことが懸念されている。一部のケースでは，次項で述べる死の危険もある神経性無食欲症（思春期やせ症，拒食症）に発展するため，やせの流行には社会をあげての予防的対策が必要である。最近は極端にやせたモデルのメディアへの露出を制限しようという動きもあるが，メディアを通してやせ願望は根強くはびこり，厚生労働省は摂食障害への啓発，予防，治療まで包括的に行う**摂食障害治療支援センター設置運営事業**[*2]に着手したところである。

　喫煙については，肺癌や生活習慣病など健康に深刻な影響があることから，世界保健機関（WHO）が中心となって喫煙者個人の健康問題だけでなく，社会の健康，すなわち受動喫煙を防止するという観点から，国際的に規制の枠組みがつくられている。厚生労働省によると，2010（平成22）年の調査では中学1年生男子の1.6％，中学1年生女子の0.9％が喫煙していた。経験率を調べた調査では1割を超える中学生が喫煙を経験していたという[*3]。未成年から吸い始めた場合の健康被害は，成人後の開始と比較にならないくらい深刻で，ニコチン依存症になるリスクや他の薬物使用に発展するリスクが指摘されている。

　飲酒についても，2008（平成20）年度全国調査によると，中学3年生男子で

＊1　厚生労働省：平成17年 国民健康・栄養調査結果の概要について．2007.
　　http://www.mhlw.go.jp/houdou/2007/05/h0516-3.html
＊2　厚生労働省：平成28年度摂食障害治療支援センター設置運営事業（民間団体分）．2016.
　　http://www.mhlw.go.jp/stf/seisakunitsuite/bunya/0000135773.html
＊3　厚生労働省：わが国のたばこ規制・対策の現状．
　　https：//www.e-healthnet.mhlw.go.jp/information/tobacco/t-04-004.html

25.4％，同女子で17.2％も飲酒している実態が報告されている[*1]。アルコールの過剰摂取の健康被害はよく知られているが，飲酒の開始が14歳以下だと，アルコール依存症のリスクが高くなり，脳へのダメージにより記憶や知能指数（intelligence quotient；IQ）が低下する可能性もある。

薬物乱用については，精神保健上，深刻な事態を招き，社会参加も失われるリスクが高いことから，国は「**薬物乱用防止五か年戦略**」（1998［平成10］年に始まり，2013［平成25］年に第四次[*2]が策定された）を策定し，青少年の予防に対しても中学校・高等学校で年1回は薬物防止教室を開催するなどさまざまな取り組みを推奨している。しかしながら，**松本俊彦**[*3]が指摘するように，予防教室の対象となる子どもの9割は薬物乱用のリスクが低く，情報を届けたいハイリスクな子どもはすでに学校からドロップアウトしていて，その場にさえいない可能性もある。これからの予防教育は，単に薬物の危険性を強調するだけでなく，相談援助につながる情報や援助希求スキルに力を入れた2次予防の視点も重要である。さらに，子どもへのアプローチのほかに，リスク要因である養育環境などに弱さのある家庭に対しては，子どもの問題の有無とは関係なく，幼少期から地域でより包括的な家族支援，生活支援，子育て支援が必要である。

非行についての警察庁の報告[*4]によると，過去10年間の少年の初犯者数は減少傾向にあるのに対して，再犯率は増加している。また初犯者の年齢は13歳以下が最多となっており，非行が持続するハイリスク群の顕在化が早まっていることがうかがえる。

このように思春期にはさまざまな問題行動が急激に増えてくるようにみえるが，重篤な問題に発展する群の多くは年少児の段階で何らかの問題を抱えていることが示唆される。こうした事実は，思春期それ自体が精神的危機を迎えやすいという一般化と相反するものであり，思春期の危うさという過剰な一般化への批判は以前からある。ニュージーランドの出生コホート研究として世界的に有名なダニーディンでの「**子どもの健康と発達に関する長期追跡研究**」[*5]によると，男女とも13歳の子どもの自己評価の高さは，子どもの親への愛着の強さが関連しており，親側の要因では親が子どもの長所について評価していることが関連していた。このように思春期に顕在化する子

＊1 厚生労働省：アルコール対策について.
　　http://www.mhlw.go.jp/topics/tobacco/houkoku/061122a.html
＊2 薬物乱用対策推進会議：第四次薬物乱用防止五か年戦略. 2013.
　　http://www8.cao.go.jp/souki/drug/pdf/know/4_5strategy.pdf
＊3 松本俊彦：求められる薬物乱用防止教育とは？—「ダメ，ゼッタイ」だけではダメ.
　　http://www8.cao.go.jp/youth/kenkyu/drug/pdf/1-8.pdf
＊4 警察庁生活安全局少年課：少年非行情勢（平成27年1～12月）.
　　https://www.npa.go.jp/safetylife/syonen/hikoujousei/H27.pdf
＊5 P．A．シルバ，W．R．スタントン編著，酒井　厚訳：ダニーディン 子どもの健康と発達に関する長期追跡研究—ニュージーランドの1000人・20年にわたる調査から. 明石書店，2010.

どもの心理的・行動上の問題は，思春期固有の問題とみなすよりも，子どもの要因も養育環境や親子関係の要因もともに幼少期からの連続上としてとらえる発達的な視点が必要と思われる。

　思春期の精神保健の対応においては，乳幼児期・学童期同様，社会全体の偏見を払拭し，積極的に精神保健の向上に努め，精神的破綻の予防策を講じることが重要であると強調しても強調し過ぎることはない。そして乳幼児期・学童期同様，バイオ（生物学的）・サイコ（心理的）・ソーシャル（社会的）の枠組みが問題の理解に有用である。

　予防対策の１次予防（よい環境づくりや精神保健に関する健康教育，そして子育て支援が相当）に関しては，国民運動「健やか親子21（第２次）」（前節「学童期における精神保健」参照）において，基盤課題として「児童生徒自らが，心身の健康に関心を持ち，より良い将来を生きるため，健康の維持・向上に取り組めるよう，多分野の協働による健康教育の推進と次世代の健康を支える社会の実現」を目標に掲げた取り組みが推進されている[*1]。そこでは，健康水準の指標に自殺死亡率や痩身傾向児の割合などが，健康行動の指標には喫煙率，飲酒率，朝食を欠食する子どもの割合などが，環境整備の指標には地域と学校が連携した健康等に関する講習会の開催状況があげられ，広範な予防活動が求められている。スクールカウンセラーやスクールソーシャルワーカーの配置，思春期保健対策に取り組んでいる地方公共団体の割合，家族等誰かと食事をする子どもの割合なども参考値とされている[*2]。

　２次予防（早期発見，早期治療が相当）としては，学校での保健調査などの積極的な活用に加え，子どもが主体的に相談できる機会を身近に保障することがリスクへの早期介入とその後の支援継続に有用と思われる（保健調査については前節で詳述）。

　３次予防（社会復帰やリハビリテーションが相当）としては，「問題行動」の改善が目標でなく，将来子どもが幸せに社会参加をしながら自立的な生活を送れるようになることにあることの相互確認が重要である。その共通目標に向けては，学校，福祉，医療機関，地域の民間機関などの協働と支援の継続が不可欠となる。例えば，不登校への支援の場合，再登校のみが目標ではなく，子ども自らが主体的に進路をとらえて，社会的に自立することが目標となる。文部科学省「不登校児童生徒への支援の在り方について（通知）」[*3]には，不登校を「問題行動」とみなすのではなく，学校と家庭，そして学校外の地域社会が共に，要因や背景が一人ひとり違っている問題を抱えた子どもに対して共感的理解と受容の姿勢をもって，個々のニーズに対応した多方

＊1　厚生労働省：「健やか親子21（第２次）」について検討会報告書.
　　　http://sukoyaka21.jp/expert/report
＊2　厚生労働省：学童期・思春期から成人期に向けた保健対策.
　　　http://sukoyaka21.jp/expert/targetvalue/task_ b
＊3　文部科学省：不登校児童生徒への支援の在り方について（通知）. 2016.
　　　http://www.mext.go.jp/a_menu/shotou/seitoshidou/1375981.htm

面の支援を切れ目なく行うこと，と明記されている。家族，あるいは家族以外であっても，大人と信頼関係を結べる経験をすることは，子どもが自己肯定感を保ち，将来社会生活を送る際にも大きな支えとなる。

C ● 思春期の精神保健の問題

思春期の精神保健の問題は，幼少期からの連続上でとらえる発達的な視点が重要である[*1]。

1 発達障害[*2]

就学前に診断を受けなかった未診断，未支援の発達障害の子どもは，学校での集団生活，ルールの理解，同級生との交流，学習といった活動を通して，何らかの問題があることを教師や親に気づかれ，思春期のころには診断を受けるケースが増える（問題が目立たない一部のケースは成人期まで未診断のままである）。特別支援教育の普及の結果，最近では未診断であっても教師が気づきをもった子どもについては，**特別支援教育巡回相談員**など学校外の専門家の助言も得て校内での対応が検討されることが多い。

発達障害のある子どもにとって思春期は，発達障害以外の精神疾患の併存のリスクが無視できない時期でもある。発達障害に加えて，その他の精神症状が重複すると，子どもたちの生活の負担はさらに大きなものになる。場合によっては不登校に至ることも少なくない。イギリスの大規模な調査によると，自閉スペクトラム症／自閉症スペクトラム障害（ASD）と診断のつく子ども（10～14歳）の7割に，何らかの精神障害の合併が1つ以上認められた。内在化問題が4割強に，外在化問題（注意欠如・多動性障害［ADHD］を除く）は約3割であった。また合併精神障害が2つ以上ある子どもはASD全体の約4割であった。個々の診断別に多いものは，**社会［社交］恐怖［症］**（社会的場面を不安，恐怖し，回避する持続的状態を指す，対人恐怖と類似する概念），ADHDであった。ADHD児を追跡したアメリカの研究によると，ADHDと診断された子どもの6割強は11～16歳の間に何らかの精神疾患を1つ以上併発し，ADHD児の約3分の1は2つ以上の合併精神障害が診断された。個々の診断別に多いものから順に，適応障害，気分（感情）障害，薬物関連障害，不安症，反抗挑戦性障害であった。このように発達障害のある子どもは，思春期になると発達障害の課題に加えて，広範な精神保健のニーズがあることに留意する必要がある[*3]。

＊1 中根　晃，牛島定信，村瀬嘉代子編：前掲書.
＊2 平岩幹男総編集，岡　明，神尾陽子，小枝達也，他専門編集：前掲書.
＊3 神尾陽子：発達障害児・者の思春期・青年期の社会的課題. 日本医師会雑誌2月号, 2017.

2 行動および情緒の障害

思春期になると成人発症型の精神疾患の発症もみられるようになるが，まだ行動表現は児童期と成人期の中間的なものである。ダニーディンの研究[*1]では，1,000人余りの子どもを出生から3歳，5歳，7歳，9歳，11歳，13歳，15歳と包括的に精神保健も含めた健康状態について調べている（成人後も調査は継続）。それによると，思春期に相当する11歳と13歳では，外在化問題が内在化問題に比べて多く，男子は女子よりも多く問題を示した。11歳，13歳のいずれかの時点で，親と教師が両方共に臨床レベルの問題ありと認めた子どもは，全体の約16％に及んだ。そして注目すべきなのは，その半数近くに，就学前や学童期初期の時点ですでに何らかの精神保健の問題がみられていたことである。さらに15歳男子の外在化問題の程度は11歳時の内在化問題の程度が予測することが示されており，このことから，思春期男子の反抗的，反社会的行動は，単に行動改善を指導するだけでなく，うつや不安などの精神保健の面からも支援ニーズがないかどうかを丁寧に検討する必要があることがわかる。

思春期で注意しなくてはならないのは，うつや不安などの内在的問題は，親や周りの大人が気づきにくいということである。親子関係が良好な場合でも，すべてを親に話すわけではなく，友人には話せるが親には話せないといったケースが増えてくる。また誰にも相談できる人がいない孤独な子どもも少数存在する。思春期のさまざまな「問題行動」に対しては，その背景に精神保健の支援ニーズが潜んでいないかどうかという視点でアプローチすることが大事である。近年，心理社会的治療の一つである**認知行動療法**を学校での健康教育の一環として子ども集団に適用して，うつの予防，薬物依存の予防，あるいは症状や問題の軽減などに効果をあげている例が報告され，エビデンスに基づく予防教育として注目されている[*2]。

3 留意すべきその他の精神保健問題

思春期の精神保健において，発達障害や行動および情緒の障害と併せて留意しておきたい問題点を以下にあげる。

1 摂食障害

数十年前にやせの病態が初めて注目された初期のころは，「思春期やせ症」と呼ばれ，思春期を迎えた中流家庭の「いい子」という典型像において女性性の受容や母親との依存や自立をめぐる葛藤から論じられることが多かった。今日，こうした典型的なケースだけでなく，過食，発達上の問題や性格の偏りのあるケースの増加など，現

＊1 P. A. シルバ，W. R. スタントン編著，酒井 厚訳：前掲書.
＊2 石川信一：前掲書.

れ方に大きな変化がある。また家庭環境もさまざまで，親子でダイエットをしていたり，家庭での食生活が不健康であるなど問題が複雑化し，子どもの病理だけでは説明できないことが増えてきた。慢性長期化した状態で成人後，不妊となるケースや，出産しても偏った育児をして親子で問題を抱えるケースなども増えている。一方で，重篤化すると生命の危険もある病態なので，思春期の1次予防，2次予防には今後もさらに力を入れる必要がある。

2 統合失調症

好発年齢は青年期・成人期の精神疾患の代表で，18歳以前に発症する頻度は低いが，11歳前後から発症する場合もまれにある。若年発症ケースは，周産期異常や発達上の問題がある頻度が高く，学童期にも何らかの学校不適応が生じやすい。不登校児のなかにも，のちに統合失調症を発症するケースが混在すると推測される。精神疾患の予防という考え方は精神疾患に対する偏見が根強い現状を踏まえると議論のあるところなので，これまで前面に出されることはなかった。しかし今日，発症前の前駆期に相当する「早期精神病」への介入（1.5次予防）に関する研究や実践が国内外で活発となっている[*1]。その背景には，精神病エピソードの始まりから治療が開始されるまでの期間（**精神病未治療期間**，duration of untreated psychosis；**DUP**，わが国のデータでは DUP は中央値が6カ月，平均値が20カ月）が長いとより予後が悪いことが明らかになり，早期介入が予後の向上に有用であるというエビデンスが蓄積されてきたことが関係する。早期介入を進めるためには，社会全体の精神病への偏見の払拭と同時に，思春期の子どもに対しても精神病についての正しい理解，そして精神病に対処する知識を学校で教えるといった，一歩踏み込んだ健康教育の重要性が指摘されている。

D • 思春期の精神保健の支援と予防

思春期に入った子どもが精神的な問題を抱えた場合，本人のニーズを最優先に支援をすることは当然であるが，家族や周囲の大人の希望と，子ども本人の思いにギャップがある場合，子どものプライバシーを尊重することを忘れてはならない。誰のための何のための支援であるかを考え，子ども本人としっかり向き合って最終的には子どものニーズを優先させる立場に立つ姿勢が大事である。そうすることで子ども自身が自らの心と行動について現実を受け入れ，将来の自立をイメージしながら主体的に取り組むことができるからである。支援者は，子どもの年齢や理解の程度に応じて本人が理解しやすい言葉で，肯定的な面を強調して，どのように対処することができるの

[*1] 日本精神保健・予防学会ホームページ. http://www.jseip.jp/

か，何をすればよいのか，説明できる用意が必要である。支援の効果を上げるためにも，問題が発生するよりも前に1次予防として，精神保健についての知識と，どこでどのようにして支援を求めることができるのか，自らできる予防法などについて，学校や家庭，地域で教えておくべきであろう。

　本節で述べてきたように，思春期の精神保健の問題の多くは予防可能であることを踏まえて，思春期に豊かな精神生活を送るためには，乳幼児期・学童期を通した子どもと家族の精神保健の向上が重要であることを強調したい。社会の精神疾患に対する理解を深めていくことと平行して，地域・学校・家庭の協働によって子どもの心の成長を育む環境づくりと家族への支援，そして必要なときには精神医療とつながることができるような医療との連携づくりが根本的な課題である。

Ⅳ　青年期における精神保健

A ● 青年期の範囲

　ライフサイクルの中での青年期の時期のとらえ方には，いろいろな考え方がある。思春期と成人期の間とした場合，学制とも合わせると，18～30歳ころまでとするのが妥当と思われる。高等学校を卒業し大学生となり，または就職し，社会人となり，結婚するころまでである。現代は，モラトリアムの期間も長くなり，平均結婚年齢も30歳前後（男性31.1歳，女性29.4歳：2015［平成27］年）になってきている。青年期が延長してきているともいうことができる。

　この時期の人生的課題は，**自我同一性（エゴアイデンティティ）**の確立と人生の選択（就職と結婚）である。自己とは何か，自分の生きる意味は何か，生きがいは何かといった実存を考え出す時期でもある。それは，青年期特有の実存的悩みをもたらすことにもなる。悩むことを避け，大人になることを先延ばしにし（**モラトリアム**），安易で表面的な人生を享受することはよく見受けられる。

　21世紀になって日本の若者の人生観，価値観は大きく変わってきている。アイデンティティを意識したり，実存を考えたり悩んだりすることは少なくなってきた。スマートフォン，インターネットが日常生活の中心になり，1日何時間もそれらを操作することが主たる活動になってきた。友人との連絡も，メールやLINEといった情報ツールでなされるようになった。その結果，思考回路も変化してきている。膨大な情報の中に依存し，ゲームに浸り，主体的に思考することがなくなってきた。調べ物もインターネットですぐ検索され，事典や本が不要になってきた。引用文献も，インターネットのアドレスが多く示されるようになった。人間交流の場が，フェイスブッ

表2-3 ▶ 新しい日本の雇用形態

■バブル崩壊前までは	■バブル崩壊後は
・年功序列・終身雇用制 ・企業は人を大事にした	・能力主義・成果主義 ・正規社員と非正規社員で構成 ・派遣社員切りで収益を調整

クやツイッターやブログに移り，自身の日常生活を発信し，不特定多数の人がそれを見るという人間関係になってきた。歩きスマホ（歩きながらスマートフォンをいじる）で人々はぶつかったり，事故に遭ったりする。その姿はスマートフォンに操られているようにも見える。

さらに，現代は世界的経済不況，株安等で，企業経営はたいへん厳しくなってきている。企業は成果主義，能力主義となり，能力の乏しい社員はリストラされてしまう。銀行等は大量採用しても3年契約で，ノルマが達成できなかった3分の2の社員は契約更新が見送られる。現代の若者の就労状況は非正規雇用が2分の1である（表2-3）。非正規雇用者は低賃金で昇給がなく，福利厚生も乏しい。そのためギリギリの生活が続き，結婚して家庭をもつことは困難な状況になっている。現代日本は，たいへん厳しい，生きづらい社会になってきた。

貧困と社会［社交］恐怖［症］などから非婚化が急増し，2010（平成22）年の国勢調査では，一番多い所帯形態は，ついに単身所帯となり，30％に及んだ。2030（令和12）年には40％を超えることが想定されている。

日本は孤族社会，**無縁社会**へと突き進んでいる。ちなみに2009（平成21）年の無縁死（孤独死して無縁仏となった死）の数は，NHKの調査で32,000人に及んでいる。

B ● 青年期心性の特徴

学制などの社会因子からでなく，精神病理的に，精神障害の発症時期から青年期を考えると，図2-1のようにとらえることもできる。

青年期について，初めて体系的に研究したアメリカの**ホール**（Hall, G. S.）は，青年期心性の特徴を次のようにまとめている。

①熱心さ，強い興味，ならびに知的な好奇心と，無感動，惰性，ならびに知的無関心との交替

②快と苦痛，ならびに上機嫌とメランコリーの間の振動

③極端な自己中心性と，どうしようもない卑下との共存

④交替する自己本位と愛他主義，保守主義と過激主義，および群居性と排他性

⑤非常な敏感性から沈着，薄情，ならびに冷酷さへの変化

⑥知ることとすることの間，また感性支配と知性支配との間の動揺

図2-1 ● 青年期における精神障害の発症時期

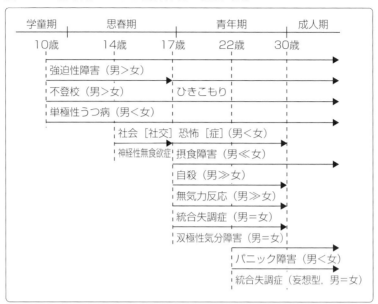

⑦賢明さと愚かさとの併存

　以上の特徴は，20世紀初頭のアメリカの青年の心的特徴だが，現代青年においても本質的には変わっていない。青年期心性の特徴は，両極の心性の併存とその間の揺れ動きである。時代的な社会性によって，両極のどちらかの傾きへの優位性が変化するものと考えられる。

　1960年代に世界中の学生を翻弄した学生運動の嵐が終焉したころから，それまでの反動のように，無気力・無関心・無責任（**三無主義**）の青年が増加した。1964（昭和39）年の東京オリンピックが象徴する日本の高度経済成長の勢いが，その影ともいうべき公害の問題や物質主義による人間性の歪みを生じ，そのピークを過ぎ，1973（昭和48）年には第１次石油危機による日本の社会経済の混乱が生じ，同時に高学歴志向の風潮がよりいっそう強まり，さらに一方では価値観の多様化といった言葉がいわれるようになった。**ヒッピー**という，現代の物質文明社会から離れ自然のままに生きようとする青年も現れた。これらの社会・経済の変化と価値観の拡散現象が青年の三無主義の素地の広がりに拍車をかけることになった。このような心性からの脱却として，一部の青年は世俗・世間を棄て新興宗教に入信することで自己の安定を求めようとし，また一部は社会的逸脱行為としての非行に走るという方向にも出たが，どちらも社会的にさまざまな問題を生じるようになった。**オウム真理教事件**（1995［平成７］年）はその代表的・象徴的事件であった。

　1990年代は，日本経済のバブルが崩壊し，経済は不況，政治は新政党が生まれては再編される混乱の時代であった。高度情報化社会となり，青年の多くはパソコンを操り，

インターネットを通して情報を得，コミュニケーションをとるようになった。スマートフォンやメール，パソコンが急速に普及し，気軽に瞬時にコミュニケーションがとれるようになった。これらは瞬く間に青年層に普及し，現代青年の心性に多大な影響を与えている。**インターネット依存症**やインターネットを介した事件も多く発生するようになった。

C ● アイデンティティ─青年と危機

　いつの時代も，青年期は危機である。**エリクソン**（Erikson, E. H.）は1968年『**アイデンティティ─青年と危機**』を著して，青年たちが，時々は病的に，そしてしばしば奇妙なくらいに心を奪われているのは，自分が感じる自分の姿よりは，他人の眼に映る自分の姿であると述べている。彼は，同一性（アイデンティティ）の概念を，過去あったもの，現在あるもの，社会が期待するもの，これらすべてを統合して，一貫した自己をつくり上げることであると定義している。そして，青年期を自己の成長と歴史・社会とが相剋する時期であると規定している。

　自我の発達という観点から青年期をみると（**表2-4**），そこには人間が，庇護される存在から自立した存在になっていく過程でどうしても達成しなければならない，いくつかの課題があることが知られている。その課題とは，以下のようなものである。

① 親に依存している存在から，精神的にも経済的にも独立した存在となること。
② その場その場の機会的交友関係から，もっと親密な，**サリヴァン**（Sullivan, H. S.）のいう擬似同性愛的な親友を経て，永続的・共感的交友関係を結べるようになること。
③ モラトリアム，すなわち制限猶予，責任をとりあえず猶予されている存在から，制限され，責任を負わなければならなくなること。
④ 両親や周囲の大人から与えられていた価値観から，自分固有で見出した価値観をもつこと。
⑤ 外に向いていた思考が，内に向いて内省的になること。
⑥ 不安を回避していてもよかった状態から，不安に直面し，対決するようになること。
⑦ 無存在から性的な存在になること。

　これらの課題はいずれもが大きなものであり，達成することは容易ではない。どんなに成熟しているようにみえても，いくつかの課題を達成できずに成人になっていることがたいていの場合である。そのもち越した課題が，その人なりのパーソナリティの特徴として，さまざまな陰影を与えている。これらの課題を達成していく過程で困難に遭遇し，動揺することから青年期心性の特徴が現れてくる。

　青年期心性の特質は，感情の両極性，両価性，思考の非論理性・飛躍性，不安・刺

表2-4 ▶ 人生における発達段階別の特徴

発達段階	精神・社会的危機	重要な関係の範囲	精神・社会的モダリティ	基本的徳目（活力）	精神・性的段階
I 乳児期	信頼 対 不信	母親的人物	得る─返す	希望	口唇的 感覚的 （取り入れ）
II 早期児童期	自律性 対 恥・疑惑	親	保持─放出	意志	肛門─尿道的 筋肉的 （把持─排泄的）
III 遊戯期	積極性 対 罪悪感	基本的家族	まねる（＝追いかける）．～のようにつくる（＝遊ぶ）	目的	幼児性器期 移動期 （侵入，包含的）
IV 学童期	勤勉性 対 劣等感	近隣・学校	物をつくる（完成する）．物をまとめる	適格	潜在期
V 青春期	アイデンティティ 対 同一性拡散	仲間集団・外集団，リーダーシップのモデル	自分であること．それぞれ個体であることの共有	忠誠	破瓜期
VI 若い成人期	親密と連帯 対 孤立	友情，性，競争，協力などの相手	自分を他人のなかに失い，発見する	愛	性器性
VII 成人期	生殖性 対 停滞	分業や家事の相手	存在をつくり，世話する	世話	
VIII 成熟期	統合性 対 絶望	「人類」「わが種族」	あるがままに存在する．非在に直面する	英知	

激に対する過敏性，性急さなど，いずれもが病的な心性に移行していってもおかしくない特性である。青年期は，ライフサイクルの中できわめて変動が激しく，個人の中のさまざまな心身の発達にも遅速があり，こうした激変の状況のなかから，自己のアイデンティティを確立していくわけである。

D ● 自我同一性の拡散

エリクソンは青年期の発達的課題を同一性の樹立とし，それが危機に陥って混乱した場合を同一性拡散症候群として，以下のようにその病理をまとめた。

1 自意識過剰

同一性形成が難渋しているとき，同一性意識の反復的確認や自意識過剰が起こる。

② 選択の回避と麻痺

同一性拡散に陥った青年は，モラトリアムの間に社会的な遊びによる役割実験や，イデオロギーに対する傾倒の試みを享受できない。それらを取捨選択，あるいは試行錯誤を試みる自我力が備わっていないため，すべての選択や決断が回避され麻痺状態に陥ってしまう。

③ 対人的距離の失調

口唇期における基本的信頼感が失われていると，暫定的なかたちでの遊戯的な親密さや一時的なかかわり合いが，同一性の喪失をもたらす対人的融合になってしまうのではないかという不安が生じ，そのため，他者とのかかわりがもてず，孤立するか，形式的な対人関係をもつだけになってしまう。

④ 時間的展望の拡散

同一性拡散状態では，モラトリアム状態がいつまでも続くが，そのようななかで時間の流れは停滞・緩慢化し，生活全体の無気力，空虚感が広がる。同時に非常に時間が切迫しているような急迫感，不安感が襲ってくる。

⑤ 勤勉さの拡散

勤労意欲が麻痺した状態である。勤労感覚が崩壊し，課題への集中不能や，読書過剰など一面的活動への自己破壊的没入，職業的同一性選択の回避などを示す。

⑥ 否定的アイデンティティの選択

家族や身近な共同体が望ましいものとして提供している役割や同一性に対する軽蔑や憎しみ，嫌悪などから，これらの反対のものへの同一化が起こる。このような負のアイデンティティの選択は，自分の漸進的努力では達成不可能な肯定的な自己を獲得することを放棄し，よりたやすく即席のアイデンティティを獲得できる役割や集団への全体的な同一化によって起こる。

これら6つの病理像は，1950年代にエリクソンが境界例の青年に特有のものとして分析記述したものであるが，現代の青年の**境界例（ボーダーライン）**やアパシーをはじめとした病理にもつながる像を提示している。

E • 青年期女性と内的空間

エリクソンは女性特有の自我同一性に関して，「女性と内的空間」という論文で記述している。その中で彼は，女性本来の活動様式として「積極的に包括し受容し，しかも死守し抑制する力」を表している「内的空間」という概念を提起し，女性は女性

としての自然な性向を包括し統合するような活動様式の中にのみ，自らの長期的目標を設定することが望ましいとしている。女性は「子どもが身体的・文化的・個人的なアイデンティティをつくるのに必要な身体的基礎を子どもの中に創る」という女性独自の使命をもつと同時に，現代では女性がこの身体的領域の中でのみ生きる必要のないこと，市民生活の中で，労働や知的能力の点でほとんど男女同権になりつつある状況から，女性の自我同一性の確立には，男性と異なる問題をもっていることを述べている。これは近年まさに現実化している。キャリアウーマンとして，母親として，主婦として1人3役を女性特有の完全主義でこなそうとして，心身疲弊状態となるなどの現代的病理像を生んでいる。

F・アイデンティティの確立

　青年期の最大の課題であるアイデンティティの確立は，人生全体においてもたいへん重要な，人間精神の基盤を確かにする課題でもある。アイデンティティが確立されたときに感じる同一性の感覚には，以下のようなものがあげられる。

①時間的展望：現在行っていること，あるいは行わないでいることの責任は，将来の自分が負わなければならないのだという，時間的展望のなかで自分に対して責任を負う感覚。

②自己固有の感覚：幼児的一体感から抜け出し，自分には自分だけの世界があるという感覚。

③共属の感覚：自己の属する集団との共属の感覚。自己同一性が確立すると，今度は異性とのかかわりのなかで，自己の確実性を体験する「親密性」を確立するという次の発達課題が訪れる。

　プロ野球選手の大谷翔平が注目を集めている。彼は，常識や伝統にとらわれず，投手と野手の二刀流を貫いている。野球評論家たちの批判や心配を気にすることなく，自身のやりたいことを貫いている。その姿はさっそうとし青年らしい若者ならではの大きなエネルギーと，一気に常識を打ち破る上昇志向が見てとれる。決まったスタイルを踏襲していく保守的な世界で，革新的に自己のライフスタイルを確立している。それは若者にしかできない社会的革命である。

　現代青年にとって，経済的格差社会と同様に，ライフスタイルにも大きな格差社会が生じてきている。自己のアイデンティティを確立し，社会で自分のやりたいことをどんどん実現していくエリート層と，アイデンティティも確立せずに，スマートフォンに浸り自主性や思考力を欠いた多くの青年たちと，それさえもできないひきこもり層に分断されてきている。

G • 現代青年の精神保健問題

2005（平成17）年より日本の人口は減少に転じ始めた。国立社会保障・人口問題研究所の推計によると，今後も2015年の合計特殊出生率1.42で推移したとしても，あと500年程度で日本人はゼロになる。今後短期間のうちに日本人が消滅することは明白な事実である。なぜこのようなことになってきたのか。一番大きな原因は**社会［社交］恐怖［症］**による**非婚化**である。

21世紀になって産業構造，社会構造は激変している。構造改革の結果，規制が緩和され自由化されてきた。企業は低賃金の派遣社員で構成することが可能となり，合理化・効率化が追求されるようになってきた。20代の就労者の半数は低給与で身分不安定な「派遣社員」である。就労しない**ニート**（not in education, employment or training；**NEET**）や**ひきこもり**も急増している。働いてもアルバイト程度の**フリーター**も多い。その結果，多くの若者が貧困層を形成するようになってきた。定住場所のない**インターネットカフェ難民**，**マック難民**も急増し社会問題化している。また，富は一部の富裕層に集中するようになり，強いものが勝ち組を形成し，格差社会が現実のものとなってきた。

今やまさにインターネット社会である。大いに便利にはなったが，恐ろしいことも起こるようになった。うまく情報を活用できる人は1人勝ちし富裕層を形成しつつある。一方，300近くもある自殺幇助を請け負うサイトが活況を呈している。また，いじめの中心がインターネットに移り，いろいろな人への誹謗・中傷がネット上を飛び交うようになった。そして，誹謗・中傷された中学生・高校生は傷つき，うつ病になる者もいる。

21世紀になってうつ病は毎年増加の一途をたどっているが，10代の子どもたちのうつ病も急増している。20代ではこれまで多かったメランコリー型ではなく，現代型うつ病ともいわれる**非定型うつ病**が中心になってきた。他罰的，不適応型のうつ病である（**図2-2**）。

ひきこもりは日本特有の社会病理であるが，すでに163万人に達し，その平均年齢は29.5歳である。思うに，日本人全体が精神的に弱くなってきているのではないか。意欲に乏しく，ストレスに弱くなってきているようにみえる。簡単に社会からひきこもり，家族に依存してしまう。日本独特の「甘え」の病理であろうか。それにしても，現在の日本は国際社会の中で衰退の一途をたどっているかにみえる。中国，インドに呑み込まれていくのも目前である。

H • 20代の急激な危機

21世紀になって日本はたいへん生きづらい国になってきた。就活は落ち着いてきた

図2-2 ● うつ病・躁うつ病の患者数

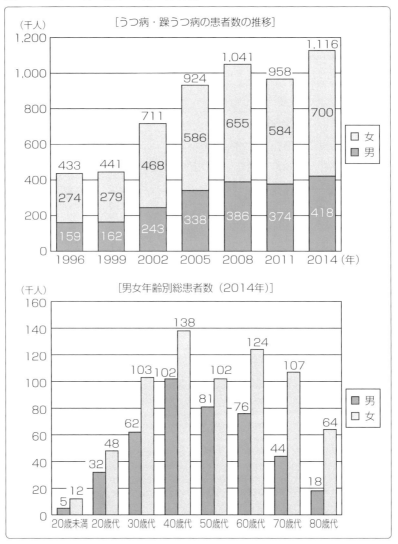

注）「気分（感情）障害（躁うつ病を含む）」（ICD-10：F30-F39）の総患者数であり，うつ病および躁う
つ病（双極性障害）の患者が中心．総患者数とは調査日に医療施設に行っていないが継続的に医療
を受けている者を含めた患者数（総患者数＝入院患者数＋初診外来患者数＋再診外来患者数×平均
診療間隔×調整係数［6/7］）．
資料　厚生労働省「患者調査」より作成

が，就職後が厳しい状況になってきた．就職によって，社会人とひきこもり層にまず
分断される．社会人も正規雇用層と非正規雇用層に分かれる．正規雇用層もうつ病に
なって，休職さらに退職していくと再雇用では非正規雇用層になってしまう．現在の
非正規雇用層は被雇用者の40％近い．非正規雇用層は結婚できるような経済状況にな
く，精神的にギリギリな不安定な生活を強いられる．2016（平成28）年日本財団が
行った調査（20代以上40,000人）によると，この1年間で本気で自殺を考えた人は

図2-3 ● 「本気で自殺を考えた」と答えた人の割合

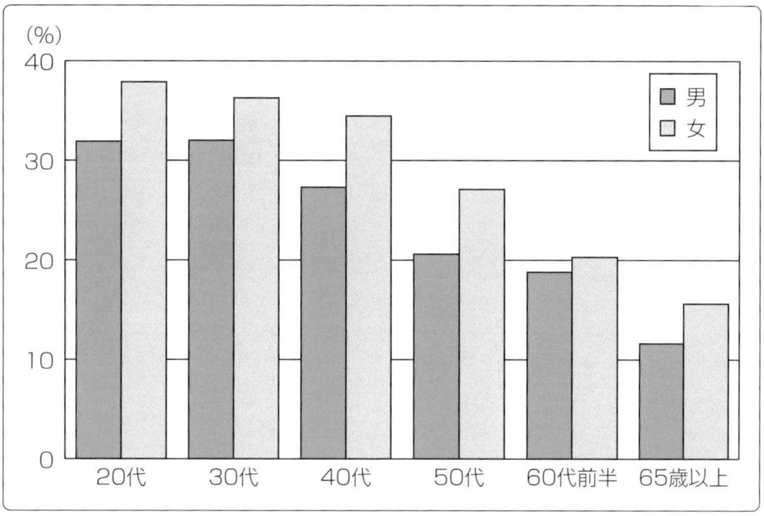

資料　日本財団「自殺意識調査2016（速報）」より作成

25％に達し，20代に至っては女性38％，男性32％にも及んでいた（**図2-3**）。20代の若者たちが耐え難い悲鳴を上げている。そのようななかで，実際に自殺者も多数出ている。また，さまざまな事件も起きるようになった。

　2015年12月25日，大手広告代理店の新入女子社員（24歳）が追い詰められて飛び降り自殺した。原因は過重労働と上司によるパワーハラスメントで労働災害（以下，労災）が認定された。この会社は，1991（平成3）年に最初の労災事件を起こし，今回またこのような事件が発生し，企業体質が長年変わっていないとのことで2016年10月，厚生労働省の強制査察を受けた。これは現代日本の企業の象徴的事件で，国の規制緩和の結果，企業は能力主義・成果主義になったため，多かれ少なかれほとんどの企業がこのような状況になりつつある。

Ⅴ　成人期における精神保健

A ● 成人期の範囲

　老年期は医学的には65歳以上と定義されている。そうすると，成人期は30歳から65歳までというたいへん長い時期になる。この時期は，社会的にも家庭的にも中心的な活動の時期である。社会的には働き盛りであり，家庭的には子どもを産み育てあげる時期である。

B • 成人期を生きる──東洋的知恵と西洋的英知

孔子の『論語』の一節（為政第二の4）は，ライフサイクルにおける各年代の発達課題を提示したものとして有名である。

　　吾れ十有五にして学に志す

　　三十にして立つ

　　四十にして惑わず

　　五十にして天命を知る

　　六十にして耳順う

　　七十にして心の欲する所に従いて

　　　矩を踰えず

まさに成人期の発達課題が提示されている。成人初期の30代に親から離れ，職業を確立し，家庭をつくり，自立していく。中期の40代は不惑である。職業でも家庭でも，迷うことのない道を進み，達成していく。後期の50代になって，自己の努力だけではどうしようもない身体的衰えを自覚し，人間としての有限性を自覚し，自身に与えられた運命・天命を感得する。そして60代は，人間として成熟した許容のときである。円熟した70代は，種々の制約から離れた真に自由闊達な時代である。そのような円熟期を迎えるためにも，成人期における努力が大切となってくる。

青年期の節で掲げたエリクソンの**8段階ライフサイクルステージ**でも，類似した発達課題が提示されている。若い成人期の発達課題は，就職と結婚を通して得られる**「親密と連帯」**である。成人期の発達課題は，社会においても家庭においても自己においても**「生殖性（ジェネラビリティ）」**である。「生殖性」とは種々のものを産み出していくことである。そして，「統合」された円熟期（老年期）を迎える。エリクソンのライフサイクルは，人間中心的・上昇志向的な面が西洋的英知である。孔子のライフサイクルは，「天命」という言葉が入るように，自然の中における人間としての生き方が提示されていて，「悟り」のような東洋的知恵を感じさせる。

C • 成人の発達心理学

従来からある発達心理学は，青年期までで終わりであった。客観的に定量し得るものを指標としてとるとき，それ以上の「発達」を見出せない，あるいは成人に達することで一応の完成に達するという考えが支配的であった。1970年代末ころより，アメリカで「成人の発達心理学」ということがいわれるようになった。その代表的研究者である**レビンソン**（Levinson, D. J.）は『人生の四季』（1978年）という著書の中で，ライフサイクルを自然の四季にたとえ，4つの段階に分けた。①児童期と青年期（0〜17歳），②成人前期（17〜40歳），③中年期（40〜65歳），④老年期（65歳以上）

であるが，とくに成人前期より中年期にかけて，さらに区分を行っているが，その中で「人生半ばの過渡期（40～45歳）」について，「成人前期と中年期をつなぐ橋となる，新しい課題への橋渡しをする。この時期に入ると，それまでの生活構造に再び疑問を抱くようになる」と述べ，自分のそれまでの人生に問い返しを行い，現在の生活の修正を行うと述べている。日本の平均寿命が80歳を超える現代（女性86歳，男性79歳），40～45歳はまさに「人生半ば」である。**ユング**（Jung, C. G.）は古くから，40歳を人生の正午と呼んでいた。

　人間の身体的成長は20代で止まり，その後は徐々に退化していくことになる。それでも30代は，身体的には充実期にある。生殖可能時期でもある。しかし，40歳になると明らかに身体的に退行してくる。プロのスポーツ選手も，体力・気力の低下に伴いほとんどが引退する。40歳以降は高齢出産となり，障害児の生まれる率も高くなる。しかし，40代は社会的にも家庭的にも充実期である。また，いわゆる中年の危機を迎える時期でもある。50歳前後は，女性においては更年期であり，身体的変調を生じやすく，その後は老化をたどることになる。50代は安定期であり，黄昏期であり，人生の秋である。60歳は還暦であり，社会からも，また家庭的にも第一線を引退し，第2の人生を歩むことにもなる。

D ● 成人前期の心的問題

　エリクソンの発達課題によれば，「**親密対孤立**」である。友人や配偶者と親密な関係を確立することが期待され，それに失敗すると他人との交渉を避け，社会的な孤立に陥ってしまう。

　この時期は，両親からの精神的離脱や安定した男性性・女性性の確立を基盤として，異性愛能力が発達する段階であり，異性との親密な交渉が可能となる。そのうえで，恋愛対象や配偶者の選択を行っていく。最近では，90％近くが恋愛結婚である（**図2-4**）。平均初婚年齢は，夫31.1歳，妻29.4歳（2015［平成27］年）と，毎年晩婚化していく傾向にある。結婚後もそのまま職業についている女性も増加している。少子化傾向にあり，子どもをつくらない夫婦も増加している。現代の結婚・家庭のあり方は確実に変化してきている。

　社会的には，職業の選択およびその職業生活の維持が求められる。職業生活に入ると，社会人としての規制が加わり，社会人としての自覚が促される。生活の大半が仕事中心となる。上司からのいろいろな指示，命令にそのまま従わなくてはならないというモラトリアムのない時代になる。協調性と自己を没するような忍耐性も要求される。これらに耐えられず，社会的逃避を図る成人も増えている。**サラリーマンアパシーシンドローム**，**途中下車症候群**，**無断欠勤症候群**，**出社拒否症**といわれるような病態である。

図2-4 ● 恋愛結婚・見合い結婚の推移

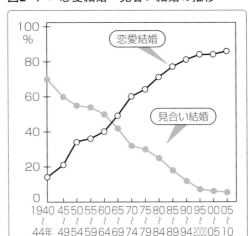

資料 国立社会保障・人口問題研究所：第14回出生動向基本調
査. 2012.

　配偶者選択をして結婚した成人には，次に出産と子育てという課題がある。妻が結
婚後もキャリアウーマンを指向するため，子どもをつくらない夫婦も増えている。
2002（平成14）年の統計では，結婚後4年間子どものいない夫婦は40％に及んでい
る。子どもができた場合，夫婦から親という立場と責任が加わる。子どもを直接育て
る母親と，それをサポートする父親の役割が生ずる。核家族のなか，子育ては若い両
親に大きな不安と葛藤をもたらす。子どもを自然にその子らしく伸ばしていこうとす
るより，意図的につくり上げようとして葛藤する母親をよくみかけるようになった。
育児不安（育児ノイローゼ）を訴える母親もいる。
　自分が親という立場に立つ際，とくに母親の場合，それまで意識下に抑圧されてい
た自分自身と親との養育関係におけるさまざまな心理的葛藤が，再び呼び覚まされや
すい機会であるともいわれる。母性拒否症候群などと呼ばれる病理も，近年増加の一
途にあるといわれる。母親による養育拒否や虐待などは，この観点から了解されるこ
とが多い。幼児虐待の増加は，近年大きな社会問題にもなっている。この問題を克服
するためには，自分の親，とりわけ同性の親との心理的な和解と，信頼感の再構築を
図ることが望まれる。幼児虐待は，自己と自身の親との葛藤の反映であることが多い
からである。

E ● 30代の危機

1 過重労働によるうつ病の急増

社会経済生産性本部メンタル・ヘルス研究所の実施した「どの世代に最も心の病が多いか」という調査（218企業，2006［平成18］年実施）によると，30代は2002年に41.8％，2004（平成16）年に49.3％だったのに対し，2006年は一気に61.0％になってしまった。30代に何か大きな負担がかかっていることが推測される。1つは40代，50代がリストラされもっとも働き盛りの30代に大きな負荷がかかってきていることがあげられよう。加えて成果主義が導入され，40代は自分の成果を上げることに手一杯で後輩の指導ができず，ために30代が取り残されているという指摘もある。また，年功序列から実力主義体系に変わりつつあるなか30代の管理職も多く出現するようになり，中間管理職としての責務も負わされるようになった。一方，現在の30代はインターネット世代でもあり，帰宅後のストレス解消にインターネット，テレビゲームに熱中して睡眠時間が少なくなっているという側面もある。その結果，疲労が解消されず，蓄積されていく傾向にある。筆者の関係するYクリニックにも多数の30代のうつ病患者が受診している。その多くが男性で，うつ病の原因に現代的社会背景と企業構造の変化が強く関与していることがうかがえる。

〈事例〉 35歳，男性，SE（システムエンジニア）

主訴：ボーっとして頭が回らない。クリアでない。思考力，記憶力の低下。人の言うことが理解しにくく，会話に加われない。元気が出ない。夜寝ることはできるが，熟睡感がない。朝疲れがとれず，ベッドから起きにくい。

結論は典型的うつ病である。この男性は大きなプロジェクトを1人で抱え，休みもとらず日夜システム作成に没頭していた。納入期日も迫り，上司からはきつい督促が毎週行われていた。このようなストレスフルな状況からうつ病を発症していった。

この事例は現代の情報社会を背景とした典型的うつ病で，情報関連企業に多発している。過重労働によるうつ病では，このように神経が疲弊した状態となり，全身倦怠感に加え，思考力や仕事能率の低下を主訴とすることが多い。身体の疲れのために多くは身体疾患を想定して内科などの身体科を受診し，精神科を受診する例は10％に満たないことがわかっている。その結果，本人のみが追いつめられ，自殺という最悪の結果を招いてしまうこともまれではない。最近では，自殺者が何名か出て危機感を深めた情報関連企業の幹部から，職員のメンタルヘルスに関する相談を受けることも多くなった。

〈事例〉 39歳，男性，ファミリーレストラン店長

主訴：疲れやすい。夜寝つけず，途中で目が覚めてしまう。食欲がない。頭が締めつけられるような感じで，気分の浮き沈みが激しい。

結論はやはりうつ病。この事例はもう1つの現代的うつ病の典型例である。全国展開するレストランチェーンとはいえ，実態は数少ない正社員の一人である店長と，多くの派遣社員で運営するという現代に典型的な経営形態である。人件費を極力抑え，店長1人の判断で切り盛りさせる。派遣社員，アルバイト社員のスケジュール調整など，日夜1人の責任で切り盛りしなくてはならない。しかし残業手当などはない。時にアイデアを出したり，提言をしたとしても真剣に取り上げられることはなく，しっかり現場を統括するようにという返事しか返ってこない。身を粉にして働いても本部から振り込まれる給与は一般企業よりも少ないという現実がのしかかる。努力は報われず，夢ももてないまま，やがてうつ病を発症してしまった例である。

② ひきこもりの中心・30代

ひきこもりが静かに激増している。その多くが社会［社交］恐怖［症］を中心とした心の病を抱えているが，長い年月ひきこもっている間にうつ病を発症することが多く，有病率は36％にも及ぶ。そしてその中心世代が30代なのである。

ひきこもりの総数は，NPO法人全国ひきこもりKHJ親の会の推測によると163万6,000人に及んでいる。その内訳は，不登校の中学生95,000人，同高校生25万1,000人，ひきこもりの18～20歳19万5,000人，思春期からひきこもっている21～40歳96万人，大人になってからのひきこもり21～40歳12万2,000人，同41歳以上13,000人となっている。

また，全国ひきこもりKHJ親の会が会員に対して行ったひきこもりの実態に関する調査（2005［平成17］年9～12月）によると，ひきこもり当事者の平均年齢は29.5歳に達し，30歳以上の構成比も49.8％に及んでいる。当事者は徐々に高齢化し，その中心に30代がある。当然ひきこもり年数も長期化し，平均で8.6年，10年以上ひきこもっている人も38.5％に及ぶ。また，ひきこもりの80％は男性で，20％に家庭内暴力がみられるという。

ひきこもりの背景には多かれ少なかれ心の病が存在し，いちばん多いのが社会［社交］恐怖［症］を中心とした不安障害である。ちなみに親の会のKHJとは，K：強迫性，H：被害念慮，J：人格（パーソナリティ）障害という意味で，当事者の親たちは当事者の病理性をよく認識している。

筆者が診療しているひきこもり当事者の主な心の病は，以下のとおりである。

①不安障害：社会［社交］恐怖［症］，パニック障害，強迫性障害，適応障害，心的外傷後ストレス障害（PTSD）ほか

②身体表現性障害

③気分（感情）障害：気分変調症，反復性うつ病

④統合失調症

⑤発達障害：自閉症，アスペルガー症候群，注意欠如・多動性障害ほか

⑥**パーソナリティ障害**：回避性，ボーダーライン，自己愛性ほか

〈事例〉　35歳，男性，13年にわたるひきこもり

　22歳まで順調に人生を歩む。東京の一流私立大学4年生時就職活動をするも，面接で上がってしまい，しどろもどろに答えたため，内定が得られるはずが結局得られなかった。二度同じ失敗をした後，就職活動はやめ卒業のみした。初めての挫折であった。両親には大学院に行こうと思うと話していた。自室でひきこもりの生活が始まった。自宅にいるかぎりとくに問題はなく，ごく普通の青年だった。日々パソコンをしているためパソコン操作にはたいへん詳しく，近所でパソコンが故障したと聞くと喜んで修理に出かけた。普段は穏やかだが，時に話が仕事のことに及ぶと態度が一変，非常に険しい表情になってそれ以上話にならず，親も黙り込んでしまうという。両親は，何事もないかのように演じながらぐっと耐えて生活を続けた。2年前，父親が退職し日々家で生活するようになった。外からみると一見穏やかな家庭にみえたが，実際にはみえない緊張感が漂っていた。気がつくと，あっという間に13年が経っていた。

　息子には何か心の病があるのだろうかと，2007（平成19）年5月，両親のみ相談受診した。いろいろ話を聞いても病的な面はまったくなく，結論は社会［社交］恐怖［症］ということになった。この事例はまさに現代的ひきこもりの典型例といえるが，その後本人に受診する気がまったくないため，とりあえず前述の全国ひきこもりKHJ親の会を紹介した。同親の会の調査によると，多かれ少なかれ当事者には社会［社交］恐怖［症］があり，その数は70％に及ぶと推測している。

　30代のひきこもりは悲惨である。静かな日常の中に両親の耐えている葛藤と，本人の耐えている葛藤が微妙な緊張をはらんで交錯している。そのようななかで，時に悲惨な事件が起こるようになってきた。

③ 下流社会を構成する30代

　ひきこもることもなく結婚して家庭を築いた30代夫婦がまたたいへんなことになっている。多くが**下流社会・貧困層**を形成しているという。例えば，公立の小中学校で給食費や文房具代が払えず，公的扶助を受けた家庭は2004年度までの4年間に4割近く増加し12.8％になった。さらに東京24.7％，大阪27.9％など，大都会では25％前後にまで達するようになった。東京都足立区に至っては42.5％と半数近くが扶助を受けているという（朝日新聞2006年1月3日朝刊）。

　小学校入学生の主体家庭は30代である。その，本来なら活気あるべき30代の家庭が貧困化している。かつての低所得労働者層は組合を結成し，賃上げ闘争も活発であったが，今は見えないところでじわじわと激変が起きていることを示している。本来活気あるべき30代家庭が静かにうっ屈しているのである。例えば，小学生に食卓の風景を書いてもらうと「笑顔が少ない」「表情の乏しい貧困型」が特徴的に多く（40％）

みられるという（朝日新聞2006年8月22日朝刊）。

4 30代家庭の荒れと児童虐待の増加

うっ屈した30代の家庭は無表情のなか，さまざまな家庭内暴力が起こりやすい。一方，**産後うつ病**が激増し，産後うつ状態は57％にも達するという（青森県立保健大学調査）。これは育児がつらいと答えている母親が57％に及んでいることとよく符合する。

夫婦は子どもをもちたがらなくなってきた。国立社会保障・人口問題研究所の調査によると，1940（昭和15）年から開始した出生動向基本調査では，一夫婦から生まれる子どもの数は第6回調査（1972［昭和47］年）で2.20となった後30年余にわたり同水準で安定していたが，2005年に突然2.09に落ち込んでしまった。ひきこもったりして結婚できない青年が増加しているなか，結婚した数少ない夫婦の子どもが減れば少子化はいっそう加速される。

家事ができない女性や育児不安の強い母親が急増し，全国に子育て支援センターが置かれるようになったが，皮肉にもこのセンターが今や大盛況である。

子どもの数が減っているのに**児童虐待**は増加している。内閣府の『平成27年版 子供・若者白書』によると，児童虐待相談は統計を取り出した1990（平成2）年度から年々増加し，2013（平成25）年度は73,802件に達し，24年間で73倍にもなっている。ちなみに，虐待の内容は心理的虐待がもっとも多く，次いで身体的虐待，ネグレクト，性的虐待となっている。悲惨な家庭状況，無残な光景が眼に浮かぶ。

2010（平成22）年7月には育児が面倒になった23歳の母親が1歳と3歳の2人の子どもを真夏のマンション内に置き去りにし，餓死させた（ネグレクト）。2011（平成23）年になっては，毎週のように実の両親による暴行死が報道された。近年，殺人事件は減少傾向にあるが，その半数以上は虐待死を含めた家庭内殺人である。

F ● 中年の危機

1 中年の惑い

孔子は「四十にして惑わず」と説いたが，それは40歳という年齢が惑う時期だからである。それまで順調な人生を歩んできた人が，中年になって強い危機に見舞われることは，昔から知られていた事実である。日本においても，男性は42歳，女性は33歳を厄年とするのもこの危機に関連することと思われる。

青年期に選んだ自分自身の生き方，価値観，人生観，職業，配偶者，家庭，こうしたさまざまな対象との相互性の中で身につけたアイデンティティを支えに，生きがいを見出して暮らしてきた人物が，はたしてこのまま年老いていってよいのだろうかと

迷いを起こす。この迷いの中に歯止めなく落ち込んでいくと，青年期以来，自分を支えていたあらゆる枠組みがすべて無価値・無意味のように感じられてくる。それと同時に，青年期の自己選択によって排除されたり，見失われたりしていたさまざまな自己と対象関係の可能性が再び浮かび上がってくる。この別な可能性のほうが本当の自分のあり方，生き方，人とのかかわり方ではないのか。青年期以来の自分のあり方は虚構ではないか。

　しかし，このような心の迷いが生じても，外的な生活環境はそのまま存続している。本人自身は，こうした外的な世界から内的な世界に目を向けて，心の中のさまざまな自分の可能性を問う。この内的世界のほうがもっとリアリティのある存在として体験され始める。そして，今まで青年期から築き上げ，積み重ねた外的なすべての自己とそれにかかわるすべての存在が，現実感を失い遠い彼方の隔たったものに感じられてくる。これが中年の危機である。その結果，突然の退職や，脱サラといわれるような転職，遁走，蒸発，離婚，時には自殺に至る場合まである。男性の自殺者数は，この時期がもっとも多い。

2　中年の危機によるうつ病

　中年の危機は，遁走や離婚，うつ状態や自殺など社会的破綻をもたらす場合もある。

　湯沢千尋は，ある種のうつ病の発症を中年危機説と結びつけて理解しようとした。「中年危機的心性とは，成人前期から成人中期への移行期に顕在化するところの葛藤的心性であり，今までの生き方について根本的な疑念が生じ，過去の重大な選択，とくに結婚に対する後悔が強まり，それまで確立した社会的地位・家庭的役割を放棄したい，現実からドロップアウトしたいという内的衝動に悩まされるもので，それは内的自己像の変化・同一性の再混乱に伴うところの内的葛藤」である。そして「人間存在は自己と世界との関係において，本来的に基本的対立を内在させるもの」であり，成人期は，社会的地位・家庭的役割を確立するために，いわば強迫的・無反省的に努力しなければならない時期である。それゆえに，人の内的基本的対立は同調性が優位を占め，分裂性は相対的に否認されるであろう。中年の移行期にはその基本的対立のバランスが逆転を始め，今まで否認されていた分裂性が頭をもち上げる。中年期危機心性とは，本質的にそのような内的対立の再編成に伴う内的葛藤であるとする。

3　自殺問題─自殺者数がもっとも多い50代男性

　うつ病の延長上に自殺問題がある。日本では1998（平成10）年，突然自殺者が30,000人を超えた。それまでは20,000人台の前半であったが，1998年に突然8,500人近く増え，32,863人になった。その後2011年まで，14年連続して30,000人を超え，2003（平成15）年には34,427人と過去最高の数字となってしまった。危機意識を強く

図2-5 ● 完全失業率と職業別自殺者数の推移

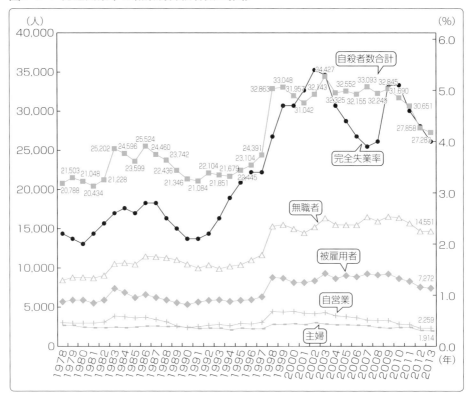

注)「学生・生徒」は少数なので省略. 無職者は主婦を除く. 被雇用者は管理職を含む. 自営業は家族従事者を含む. 2007
　年から職業分類再編. 2006年まで主婦には主夫を含む.
資料　警察庁「自殺の概要資料」「自殺の状況」, 総務省「労働力調査」より作成

　もった日本政府は, 2006（平成18）に**自殺対策基本法**を制定して, さまざまに自殺予
防対策を講じ, その結果2010（平成22）年から自殺者数は減少を始め（**図2-5**），
2012（平成24）年には自殺率は人口10万対18.5人まで減少した（**表2-5**）。しかし，
それでも, この数字は先進国のなかで一番高い数字である（ちなみにイギリスは6.2
人）。現代日本は物質的には豊かになったが, 心は貧しくなり, 「**不安とうつ**」の時代
にあるといわれる。

　その象徴的現象が自殺者数30,000人問題である。日本の自殺者数の特徴は**完全失業
率**と強く相関することである（図2-5）。2007年の警察庁の分析も, 40代, 50代を中心
とした中年層の経済的危機を自殺者数の突然の増加原因の第一にあげている。自殺は
社会的要因に大きく左右され, その点からも予防可能な, 中年期を中心とした重大な
精神保健問題である（**図2-6**）。

④ 生活習慣病

　45歳を超えると急速に病気になる率が増えることはよく知られた事実である。ま

表2-5 ▶ 世界の自殺率（人口10万人対，WHO 2012）

順 位	国 名	全 体	男性順位	男 性	女性順位	女 性
1	ガイアナ	44.2	1	70.8	1	22.1
2	韓国	28.9	5	41.7	5	18.0
3	スリランカ	28.8	3	46.4	7	12.8
4	リトアニア	28.2	2	51.0	29	8.4
5	スリナム	27.8	4	44.5	11	11.9
6	モザンビーク	27.4	8	34.2	2	21.1
7	タンザニア	24.9	13	31.6	4	18.3
	ネパール	24.9	17	30.1	3	20.0
9	カザフスタン	23.8	6	40.6	21	9.3
10	ブルンジ	23.1	9	34.1	9	12.5
11	インド	21.1	22	25.8	6	16.4
12	南スーダン	19.8	19	27.1	7	12.8
13	トルクメニスタン	19.6	11	32.5	32	7.5
14	ロシア	19.5	7	35.1	46	6.2
	ウガンダ	19.5	20	26.9	10	12.3
16	ハンガリー	19.1	12	32.4	34	7.4
17	日本	18.5	20	26.9	17	10.1
18	ベラルーシ	18.3	10	32.7	44	6.4
19	ジンバブエ	18.1	18	27.2	18	9.7
20	ブータン	17.8	32	23.1	13	11.2

た，中年期は生活習慣病の始まる時期でもある。男性の厄年が42歳であるのは示唆的である。胃潰瘍，高血圧，糖尿病，狭心症等であり，発病後は一生治療しなければならない慢性疾患も多い。こうした病に倒れると，それまでの健康への万能感が崩れてくる。直接生命に危険がなくとも，長期の通院などで仕事に影響することも多い。

　生活習慣病の多くが，心身症のカテゴリーに入ることからも明らかなように，職場などのストレスが長期間作用して発病に至ったとみられる例が少なくない。身体的治療だけでなく，精神面のサポートも必要となってくる。

5 喪失体験

　フロイト（Freud, S.）がそうであったように，中年期には親や近親者を失う機会が増えてくる。親の死や子どもの自立などによって人間関係に大きな変化をもたら

図2-6 ● 男女別・年齢別自殺者数（平成27年中）

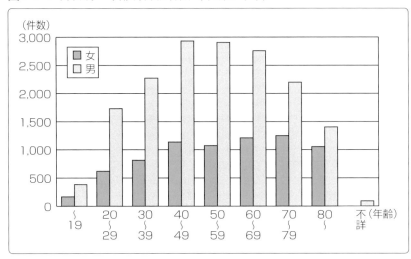

資料　内閣府・警察庁「平成27年中における自殺の状況」より作成

　す。肉親の喪失に際して行われる，いわゆる「**喪の仕事（モーニングワーク）**」においては，自らの乳幼児期から青年期を経て現在に至るまでの親との関係におけるさまざまな葛藤や感情にいま一度直面し，それを心理的に統合していく作業が求められてくる。

　子どもが自立し，家から離れていく際にも，同質の心理的作業を要することが多い。「子離れ」がうまくできないと，母親は**空の巣症候群**を呈する場合がある。それは成人した子どもが家を去る際，それまで養育に命をかけてきた母親が陥る虚脱状態で，一過性のものからうつ病までさまざまの段階がある。背景には，母親の子どもに対する依存，両価的感情，さらにそれを形成ないし助長した夫との関係がある。

⑥ リストラ，早期勧奨退職，上昇停止症候群

　50代になると，多くの人は仕事や生活において上昇停止状態となる。むしろ水平状態，時には窓際に追いやられ下降線をたどり始める場合もある。上昇停止体験は，死の自覚をはじめとする肉体的な病気や健康に関するものだけでなく，職業上の成功，出世の限界を悟り，給与の上昇がなくなり，期待や夢に対する失意を味わい，男性・女性として自己の可能性を断念するなどとして現れる。現代では，定年を前にしてリストラされる場合もある。会社維持のための早期勧奨退職者も急増している。これらにより，青年期から人々を駆り立てていた，現世的なさまざまな価値の追求，社会生活や家庭生活への適応といった，適応主義的な生き方のはかなさや空しさに気づかせられる。突然こうした人生の限界に直面して，自分というものが1つのまとまりをもつものとして視野に入るようになる。自分のあり方をもう一度選び直したい気持ちになる。人生の秋，黄昏にあたって，もう一度人生の意味や，生き方について考えるよ

うになる。

G · 円熟期に向けて

　成人期は人生の中心で長い期間であるが，充実期ばかりでなく，多くの苦悩に出合う時期でもある。その精神的危機を乗り越え，青年期に考えた理想の自己から，真の自己に気づき，分を知り，天命を知り，真の自己実現を達成していくことが可能である。中年の危機を越え，自然の一部である人間としての自己を知り，自然，さらには宇宙と同化一体化し，自由闊達な人間性を生み出していくことができる。そして長くなった老年期を人生の円熟期として迎えていきたい。

Ⅵ 老年期における精神保健

　老年期とは現在では65歳以上を指すことになっている。したがって，65歳以上の人を老人とか高齢者とかお年寄りと呼ぶことになるが，同じ65歳の人でも，人生わずか50年といわれていた昭和の初めころの65歳の人と，30～40年前の65歳の人と，現在の65歳の人を比べるとかなりの違いがあり，現在の65歳の人を高齢者と呼ぶにはいささか抵抗を感じるほどである。わが国では昔から，60歳になると還暦祝いをする習慣があったが，最近では還暦祝いをする人はあまりいない。50年ほど前までは老年期というと60歳以上を指していた。このように，時代とともに老年期の年齢区分が変わってくる。近い将来には70歳以上を老年期とすることになるかもしれない。

　さて，老年人口比率は，65歳以上の人口が全人口の何％を占めるかということで表される。老年人口比率が7％を超えた社会は高齢化社会と呼ばれるが，わが国は1970（昭和45）年に高齢化社会に突入し，その後欧米諸国では経験したことのないテンポで人口の高齢化が進み，1994（平成6）年には14％を超えて高齢社会となり，2007（平成19）年には21％を超えて**超高齢社会**になった。わが国の老年人口比率はさらに増加し，2022（令和4）年には29％を超えた。このように高齢者が増えるとともに，高齢者の精神保健も重要となり，いろいろな社会問題が増えることになる。ここでは，老年期の精神保健について概説する。

A · 脳の老化

　老年期の最大の特徴は老化現象であり，これを無視して老年期を語ることはできない。しかし，老化現象は老年期に始まるわけではない。老化には個人差が強いという

特徴があるが，遅くとも30代には老化現象が始まり，それは年齢とともに強まり，老年期にはとくに目立つようになる。身体の老化についてはここで述べるまでもないが，老化が起こるということは身体の機能が低下することを意味する。例えば，目の老化により老視が，耳の老化により難聴が，性器の老化により性的機能の減退が起こる。また，老化が起こると病気になりやすく，病気が治りにくくなり，慢性化することになる。したがって，高齢者に対するときには，常に何らかの身体的な病気があり，しかもいくつかの病気を併せもっている可能性を考慮しなければならない。

　脳にも老化が起こることはいうまでもないが，これについてはあまり知られていないので，少し脳の老化についてふれておこう。

　脳の老化は脳の血管の老化と脳実質の老化に2大別される。前者は主に動脈硬化（図2-7）であり，これは身体にみられる動脈硬化と同じものである。動脈硬化があると末梢の動脈に血栓が形成され脳梗塞（図2-8）が起こりやすくなる。後者は脳萎縮（図2-9・10）で，顕微鏡で見ると神経細胞の変性・脱落と種々の老人性変化（例えば老人斑とか神経原線維変化，図2-11・12）がみられる。これらの脳の老化性変化は一般に年齢とともに目立ってくるが，個人差が大きく，80代でもこれらの老化性変化がほとんどみられないこともある。先に述べた脳の老化が極端なかたちで起こって，脳実質に障害を起こし認知症が生じると，血管性認知症やアルツハイマー病による認知症，レビー小体型認知症といった病気になる。

B • 精神の老化

　脳の老化と密接に関係して，精神機能にも老化による変化が現れてくる。それを精神の老化と呼ぶ。

　精神の老化は，脳の老化のほかに，身体の老化や社会的・家庭的な変化（社会的老化と呼ぶこともある）によっても大きな影響を受ける。例えば，白髪が多くなったり，シミが増えるなどのほか，老視が出たり，耳が遠くなったり，足腰が弱くなることにより老いを自覚せざるを得なくなる。また，定年退職や配偶者との死別，孫ができて「おじいちゃん」「おばあちゃん」呼ばわりされることによっても老いを自覚させられることになり，これらのことが精神面に与える影響は大きい。

　精神の老化でもっとも目立つのが，記憶機能の低下である。記憶は，記銘（情報をインプットすること）・保持（インプットされた情報を貯えること）・再生または想起（貯えられた情報をアウトプットすること）からなり，いずれに障害があっても記憶の障害が起こる。老化によって障害されやすいのは想起であり，40歳を過ぎると，誰にでも多かれ少なかれ想起の障害が現れてくる。いわゆる「ど忘れ」である。過去に記銘され記憶財として貯えられているのに，それを必要に応じて想起できず，思い出そうとしても記憶に上ってこない。例えば，顔は浮かんでいるのにその人の名前が思

図2-7 ● 脳の動脈硬化

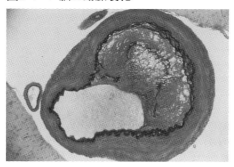

図2-8 ● 微小脳梗塞

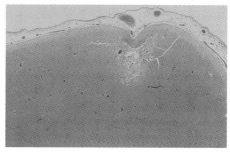

図2-9 ● 正常者の脳割面

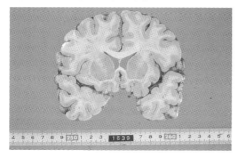

図2-10 ● 高齢者の脳萎縮

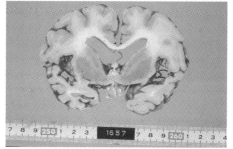

図2-11 ● 老人斑

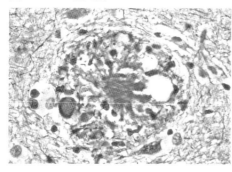

図2-12 ● 神経原線維変化

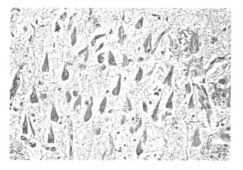

い出せないというのは年をとるとよく起こることである。しかし，ちょっとしたヒントを与えられると思い出したり，そのときには思い出せなくても別のときには思い出したりする。このような記憶の障害は生理的なものである。記銘力も低下するので新しいことが記憶しにくくなるし，保持も悪くなるので古い記憶もあいまいになる。

また，記憶には**即時記憶・短期記憶・長期記憶**があり，このなかでは短期記憶，すなわち最近の記憶がもっとも障害されやすい。記憶が失われるときには一定の順序がある。それが**リボー**（Ribot, T. A.）**の法則**である。その概略を述べると，①最近の事柄から記憶が減退していく，②複雑な記憶は単純な記憶より早く失われる，③知的に習得されたもののほうが，体験的なものより失われやすい，④感情的記憶能力は失

われにくい，⑤日常の慣例的なこと，長い間に身についた習慣などは最後に侵される，という内容である（認知症患者の記憶の解体もだいたいこの法則に従って起こる傾向がある）。

　記憶のほかに，理解力，認知力，推理力，判断力なども多少とも低下し，知的機能全体が減弱する傾向がある。

　精神の老化として感情や関心の変化もみられる。一般に，年をとると知覚や認知機能が低下し，情緒や情感が薄れ，感情が平板化し，物事に感動しにくくなる傾向があるが，情動のコントロール機能が低下するので，逆に涙もろくなったり，怒りっぽくなったりする傾向もあり，それがひどくなると感情失禁といって病的なものとなる。また，他人や物事に対する関心や興味が乏しくなるが，その反面自分の身体や身近なもの（金銭的な問題や自分の持ち物など）には関心が高まる傾向がある。体力の低下，活動性の低下，性機能の低下，記銘力の低下，学習能力の低下などを徐々に意識せざるを得なくなる。これらの喪失感とともに，後述する種々の喪失体験も加わって，孤独感や不安感を抱きやすくなる。死への不安も現れ，感情面では不安定になりやすい。

　意志・意欲の変化も起こる。一般に，年をとると意志や意欲は低調になる。何か事を始めるのが億劫になり，とくに細かいことをするのが面倒になる。あまり労力を要する活動は避けるようになり，自分一人でする活動や限られた人とする活動を好むようになる。そのために対人接触が乏しくなりがちとなる。また，新しいことを学習する能力や新しい環境に適応する能力も低下するため，そのような能力を必要とする場を避けるようになる。定年退職後に趣味を楽しみたいと思っていた人が，いざ退職となるとその気が起こらず何もしたがらなくなることも少なくない。また，性欲や食欲といった生理的欲求，名誉欲や権力欲などの社会的欲求もしだいに減弱してくる。

　性格面の変化も起こりやすい。高齢者の性格としてよくあげられるものとして，保守的，自己中心的，短気，易怒的，引っ込み思案，義理堅い，頑固，融通が利かない，ひがみやすい，などがある。加齢による性格の変化には2つのタイプがある。1つは若いときからの性格の一部が尖鋭化するもので，他の1つは若いころにみられた性格の偏りがとれて円熟化するものである。一般に，従来の性格が老年期に入ってからまったく別の性格に変わるということはほとんどなく，そのような質的な変化が起こった場合には，何らかの病的な過程が起こっているものと考えられる。普通は性格の一部が強調されたり，減弱化したりするだけである。

C ● 社会的老化

　加齢とともに家庭内や家庭外で種々の変化が起こる。それを社会的老化と呼ぶこともあることは前述したが，わが国でも親子の別居が増え，核家族化が進み，高齢者の

みの世帯が多くなり，一人暮らし，高齢者の単独世帯も増えている。親子世帯でも家庭での中心が子どもとなり，高齢者は若夫婦に遠慮しながら生活することが多くなった。このような家庭内の変化が高齢者の精神に与える影響は大きい。一方，職がなくなり，社会的地位を失い，役割や責任が減少し，経済的にも収入の減少による生活の不安が加わる。対人関係も狭小化し，社会的に孤立化しやすい。これらの社会的な喪失体験に加えて，配偶者や近親者や親しい友人との死別，身体の老化や慢性疾患による健康の喪失などの，いわゆる**対象喪失体験**が重なり，精神的な健康が失われやすくなる。

D・老年期精神障害とその予防

　老年期は，よく対象喪失の時代といわれるように，前述の種々の対象喪失がみられ，また根源的な不安といわれる死に対する不安も現れ，精神的には不安定な時期で，思春期と同様に，精神障害が発生しやすい時期である。しかし，精神障害の内容は，老年期と思春期とではかなりの違いがある。

　老年期に起こりやすい精神症状としては，**4D＋1A症状**（dementia/**認知症**，depression/**うつ病**，delirium/**せん妄**，delusion/**妄想**，anxiety/**不安**）があげられる。

　老年期にはとくに認知症が起こりやすい。認知症の原因は多種多彩であるが，脳の老化と関連した，いわゆる老化性認知症が多くを占める。認知症については，第3章Ⅱ節に記載されるので，ここではふれない。

　認知症とともに，うつ病も老年期には多い精神障害である。他の年代のうつ病と基本的には同じであるが，老年期のうつ病には以下にあげるようないくつかの特徴がある。

①心気的な訴えが多い。

②心気妄想，被害妄想，罪業妄想などの妄想を抱きやすく，コタール症候群（虚無妄想や否定妄想が目立つ）を示すこともある。

③不安・焦燥感が強い傾向がある。

④精神運動抑制が比較的軽く，むしろ多弁に種々の訴えをすることが少なくない。

⑤希死念慮を抱きやすい。

⑥仮性認知症（一見認知症に似た状態を示すが，真の認知症ではない）を示すことがある。

⑦小梗塞などの脳の器質的変化を合併することが少なくない。

　高齢者にはこのようにうつ病が起こりやすいが，レビー小体型認知症や血管性認知症などの認知症性疾患ではとくにうつ症状で発症することが少なくない。そのためしばしばうつ病と誤診されることがあるので，注意が必要である。

また，高齢者にはせん妄が起こりやすい。せん妄は一種の意識の混濁であるが，錯覚や幻視などの異常体験が活発で，精神運動興奮や徘徊などが目立ち，その対応に苦慮することが多い。脳に器質的な障害がある場合にとくにせん妄が起こりやすく，したがって認知症高齢者ではせん妄がしばしばみられる。うつ病や神経症の高齢者でも，ちょっとした環境の変化や，脱水や発熱などでもせん妄が起こることがあるので，注意が必要である。

　高齢者では被害妄想，心気妄想，罪業妄想などの妄想も起こりやすい。遅発性統合失調症やうつ病でなくても，妄想が起こることがある。高齢者に特異的ともいえる妄想に，接触欠如性被害妄想や皮膚寄生虫妄想がある。前者は，一人暮らしの女性の高齢者で，もともと人嫌いで他人と接することの少ない高齢者に起こりやすい被害的な妄想で，例えば留守中に誰かが入ってきて物を盗っていくと訴えることが多い。後者は，体感幻覚も混在し，身体の中に虫が入り，悪さをするなどと訴える。嫉妬妄想も意外に多い妄想で，配偶者が浮気をしているといって外出させないために配偶者が困ることが多い。

　認知症でも，アルツハイマー病による認知症では物盗られ妄想，レビー小体型認知症では幻視に基づいた被害的な内容の妄想がしばしば起こることはよく知られている。

　そのほか，高齢者には神経症や心身症も起こりやすいが，これらの場合にも，喪失体験や将来への不安，死への不安などがその成因となることが多い。

　これらの精神障害を予防し，早期に発見し，早期に治療することが重要である。しかし，精神的な問題に対しては，身体疾患に対するよりもはるかに，予防はもちろん早期発見・早期治療が困難である。ことに，高齢者では精神障害の早い時期でも周囲の者は「年のせい」とみなし，見逃してしまうために医療レベルに乗せるまでに時間がかかってしまう。したがって，とくに高齢者の精神障害については，啓蒙・教育活動が大切である。

E ● 高齢者の自殺とその予防

　わが国では，高齢者の自殺率が高い。以前は青年期と老年期に自殺率のピークがある2峰性を示していたが，最近では青年期の自殺率が減り，年齢とともに自殺率が高くなって老年期に激増するという傾向が続き，依然として高齢者の自殺率が高い。とくに，欧米諸国と比べ女性の自殺率が高いのがわが国の特徴でもある。また，都市部より農村部で高いことも特徴である。どの国でも高齢者の自殺では縊死や溺死といった確実な自殺手段を選ぶ者が多いのが特徴である。

　老年期の自殺の直接動機としては健康問題が6割以上で圧倒的に多い。次いで，経済・生活問題，さらに家庭問題が多い。しかし，高齢者の自殺では，精神障害とくに

うつ病との関連が注目されており，高齢の自殺者の80～90％が精神障害者であるともいわれる。精神障害のなかでも，うつ病や初期の認知症（とくに，レビー小体型認知症や血管性認知症）などとうつ状態との密接な関係が多く指摘されている。

高齢の自殺者に共通した特徴としては，以下の点があげられる。

①孤独であるということ（物理的な孤独のみでなく，心理的な孤独も含まれる）。

②「死にたい」という願いとともに「助けられたい」という願いを併せもっていること。

③配偶者の死や命日などを契機に自殺するなど，自殺には心理的な伝染性があること。

④ほんのちょっとした心の隙間から自殺が起こりがちであること。

わが国でも高齢者の自殺率は男女とも，以前に比べて減少していることは確かである。これは，社会の安定，社会保障制度の拡充，精神保健の知識の普及などによるものであろうが，精神保健の知識の普及はまだまだ不十分であり，今後この面での進展が図られ，それにより高齢者の自殺が減少することが期待される。とくに，予防的な対策と地域での取り組みが重要であり，その意味で2006（平成18）年に施行された自殺対策基本法の意義は大きい。

F ● 高齢者虐待の問題

最近，高齢者虐待という言葉が新聞などでもよくみかけられるようになった。もちろん，高齢者虐待というのは最近始まったことではなく，「姥捨て山」に象徴されるように日本では古くから知られた問題である。幸いわが国では，仏教思想の影響もあって敬老精神が長い間人々の間に浸透してきた。それが，昭和の終わりから平成に入り敬老精神が薄れ，高齢者人口が増加するにつれて高齢者虐待という現象が目立つようになった。こうした状況を受けて2006年，高齢者虐待の防止，高齢者の養護者に対する支援等に関する法律（高齢者虐待防止法）が施行されることとなった。

虐待の種類については以下のようにまとめられる。

①家庭内虐待：家庭にいる高齢者が身近な人から受ける虐待。

②施設内虐待：入所あるいは通所している施設で受ける虐待で，主に施設職員による。

③自己放任または自虐：自分自身で心身の安全や健康を脅かすような行動をとっている状態。高齢者虐待を他者による不当な扱いと考える立場ではこれを高齢者虐待に含めないことが多いが，高齢者の人権を守るという観点からは見過ごすことができない。

また，虐待の形態については以下のように整理することができる。

①身体的虐待：身体的に痛みや傷害をもたらすような物理的な力を意図的に用いる

ものであり，高齢者が身体的な暴力をふるわれることである。一般的な暴力以外に，高齢者に薬を不適切に服用させることや不適切な行動制限，抑制なども含まれる。

②**性的虐待**：高齢者への合意のないあらゆる種類の性的接触のこと。同意を与える能力を失っている高齢者との性的接触や性的嫌がらせなども含まれる。

③**情緒的・心理的虐待**：高齢者に対して言葉や行動で精神的苦痛を与えるもの。脅したり，傷つけたりするような言葉を高齢者に向けることはもちろん，意図的に高齢者を無視することで，家族からの疎外感や孤立感を抱かせるようなことも含まれる。

④**放任**：高齢者に対して行うべきこと（主に介護に関すること）を拒否したり，十分に行うことができていない状態。意図的に行われるものを積極的放任，知識や理解の不足から結果的に放任に至るものを消極的放任とすることもある。あえて公的サービスを利用しないことによって不適切な生活状態に置かれる場合も，利用しないこと自体が放任としての虐待になる。

⑤**経済的・物質的虐待**：高齢者の所持する資産を不法にあるいは不適切に使用するもので，具体的には高齢者の貯金や年金，土地家屋を承諾のないまま，あるいは無理強いをして他者が使ってしまったり，名義を書き換えてしまったりするもの。

　高齢者虐待の現況についてみてみると，「虐待の内容」（複数回答）では，「心理的虐待」が63.6％でもっとも多く，次いで「介護・世話の放棄・放任」が52.4％，「身体的虐待」が50.0％であった。「虐待を受けている高齢者」の平均年齢は81.6歳で，約8割が75歳以上の後期高齢者で占められ，57.8％が介護・支援を必要とする認知症高齢者であった。また，「虐待をしていると思われる中心的な人」は，「息子」が32.1％でもっとも多く，次いで「息子の配偶者（嫁）」20.6％，「配偶者」20.3％（「夫」11.8％，「妻」8.5％），「娘」16.3％となっている。老人ホームなど施設での介護職員による虐待が，マスコミをにぎわすことも多くなっている。

G ● 高齢者の精神保健対策

　先に述べたように，わが国の老年人口は，1970年に全人口の7％を超え，高齢化社会に突入した。その後も急速に人口の高齢化が進行し，2022年に老年人口は29％を超え，3.5人に1人が高齢者という時代を迎えた。さらに，男女とも平均寿命は世界のトップグループに入り，わが国は世界一の長寿国として，老年期でも老年後期の老人が増加することになる。したがって今後ますます，高齢者の精神保健対策の充実が重要となる。

　高齢者の精神保健としては，次のようなことが考えられる。

①高齢者の心の健康づくりを目指す**積極的精神保健**（positive mental health）

②精神的健康を損ないつつある地域の高齢者や，すでに精神障害がある地域の高齢者に対するサポートを行う**支持的精神保健**（supportive mental health）

③両者の統合を目指す実践的な地域精神保健活動である**総合的精神保健**（total mental health）

①としては，地域に在住している高齢者および，高齢者を抱える家族の心の健康づくりを目的とした啓発活動や教育活動が中心となる。生きがい教育も重要である。

②としては，高齢者のための精神保健相談，認知症高齢者相談，介護相談などを行い，地域にサポートシステムを構築することが先決となる。ここでは保健・医療・福祉との密接な連携が重要である。

③としては，地域住民に働きかけて精神保健活動の拠点づくりを行うとともに，啓発・教育活動を通して障害者観を変え，また，地域保健活動を行う職員の研修やボランティア育成を行うなど，ネットワークシステムやサポートシステムに必要な人材の育成を行う。

こうして精神に障害がある者もない者も，共に住むことができる地域づくりを目指すことになる。

参考文献

1) 橋本和明編：子育て支援ガイドブック―「逆境を乗り越える」子育て技術. 金剛出版，2014.
2) 神尾陽子：ライフサイクルと社会精神医学―乳幼児期. 日本社会精神医学会編，社会精神医学，医学書院，2009，pp.144-149.
3) D. E. アイヤー著，大日向雅美，大日向史子訳：母性愛神話のまぼろし. 大修館書店，2000.
4) 鮎川　潤：少年非行の社会学 新版. 世界思想社，2002.
5) 稲村　博：不登校の研究. 新曜社，1994.
6) 広田照幸：日本人のしつけは衰退したか―「教育する家族」のゆくえ. 講談社，1999.
7) 柏木惠子：家族心理学―社会変動・発達・ジェンダーの視点. 東京大学出版会，2003.
8) 母子愛育会日本子ども家庭総合研究所編：子ども虐待対応の手引き―平成21年3月31日厚生労働省の改正通知. 有斐閣，2009.
9) 日本子ども学会編，菅原ますみ，松本聡子訳：保育の質と子どもの発達―アメリカ国立小児保健・人間発達研究所の長期追跡研究から. 赤ちゃんとママ社，2009.
10) NHK放送文化研究所編：NHK中学生・高校生の生活と意識調査 2012―失われた20年が生んだ"幸せ"な十代. NHK出版，2013.
11) 尾木直樹：「学級崩壊」をどうみるか. 日本放送出版協会，1999.
12) R. M. リース編，郭　麗月監訳：虐待された子どもへの治療―精神保健，医療，法的対応から支援まで. 明石書店，2005.
13) 下川耿史編：近代子ども史年表―昭和・平成編. 河出書房新社，2002.
14) 上野加代子：児童虐待の社会学. 世界思想社，1996.
15) 子どもの虹情報センター企画，保坂　亨編著：日本の子ども虐待―戦後日本の「子どもの危機的状況」に関する心理社会的分析. 福村出版，2007.
16) 湯沢雍彦，宮本みち子：新版 データで読む家族問題. 日本放送出版協会，2008.
17) 「精神科治療学」編集委員会編：児童・青年期の精神障害治療ガイドライン 新訂版，精神科治療学 Vol.23 増刊号. 星和書店，2008.
18) 広瀬徹也：中高年のこころ. 風祭　元編，こころの科学と人間，精神医学入門シリーズ2，日本評論社，1984，pp.63-71.
19) 小阪憲司：認知症はここまで治る・防げる. 主婦と生活社，2006.
20) 小阪憲司：認知症の防ぎ方と介護のコツ―家族と自分の不安を減らす本. 角川マーケティング，2011.
21) 山田和夫：自殺者急増の背景―蔓延する鬱病を放置するな. 中央公論，121（10）：50-57，2006.

22）吉川武彦：精神保健マニュアル．南山堂，1993.
23）室伏君士編：老年期精神障害の臨床．金剛出版，1987.
24）祖父江逸郎監：長寿科学事典．医学書院，2003.
25）日本精神神経学会日本語版用語監修，髙橋三郎，大野　裕監訳，染矢俊幸，神庭重信，尾崎紀夫，他訳：
DSM-5 精神疾患の分類と診断の手引．医学書院，2014.

第 **3** 章

精神保健に関する
発生予防と対策

この章で学ぶこと

Ⅰ　精神障害対策

Ⅱ　認知症対策

Ⅲ　アルコール関連問題対策

Ⅳ　薬物乱用防止対策

Ⅴ　思春期・青年期精神保健対策

Ⅵ　地域精神保健対策—地域における

　　「心の健康づくり」の動向

Ⅶ　司法精神保健福祉対策

Ⅷ　犯罪被害者の支援

Ⅰ 精神障害対策

A ● 精神障害の対象と疫学

1 精神障害対策の対象

精神保健及び精神障害者福祉に関する法律（精神保健福祉法）において，精神障害者は「統合失調症，精神作用物質による急性中毒又はその依存症，知的障害，精神病質その他の精神疾患を有する者」とされている。この範囲は障害者の日常生活及び社会生活を総合的に支援するための法律（障害者総合支援法）でも同様であり，精神保健・医療・福祉は同じ対象が取り扱われることになる。

精神保健福祉法にあげられている「その他の精神疾患」とはどのようなものだろうか。厚生労働省は精神疾患を，国の基幹統計の一つである患者調査における「精神及び行動の障害」から知的障害を除き，「神経系の疾患」のうちアルツハイマー病とてんかんを加えたものと定義している。患者調査の「精神及び行動の障害」は，「国際疾病分類 第10版」（International Statistical Classification of Diseases and Related Health Problems, 10th Revision；ICD-10）におけるＦコードに分類される全疾患と同じである。知的障害に関しては，その保健および福祉は知的障害者福祉法で別に規定されているため，精神疾患の患者統計からは別の扱いを受けることになる。ここまでの概念を整理したものを表3-1に示した。

このように「その他の精神疾患」にはうつ病や躁うつ病などの気分（感情）障害，神経症性障害やストレス関連障害，また認知症など，主要な疾患が多く含まれているにもかかわらず「その他」の扱いになっているが，これは精神保健福祉法の歴史的な変遷をみると明らかとなる。1950（昭和25）年に精神衛生法が施行されたが，このときの精神障害者は「精神病者（中毒性精神病者を含む。），精神薄弱者及び精神病質者」とされていた。精神病者は統合失調症，中毒性精神病者は精神作用物質による急性中毒またはその依存症，精神薄弱者は知的障害に置き換えられるが，「その他の精神疾患」に相当するものは，1993（平成５）年の精神保健法の改正まで対象とされていなかった。この改正でその他の精神疾患が加わった背景には，精神医学の診断の変化と多様化に伴い国際疾病分類に合わせる必要があったこと，またこの法が精神病床への入院のみならず，通院医療や社会復帰，精神保健全般が対象となってきたことに対応しているようだ。

表3-1 ▶ 精神障害対策の対象となる疾患

精神障害者の対象疾患	ICD-10のFコード（精神および行動の障害）	患者調査の疾病分類
○	症状性を含む器質性精神障害	血管性・その他の原因による認知症
		その他の精神疾患
○	精神作用物質使用による精神および行動の障害	
○	統合失調症，統合失調型障害および妄想性障害	
○	気分（感情）障害	
○	神経症性障害，ストレス関連障害および身体表現性障害	
○	生理的障害および身体的要因に関連した行動症候群	その他の精神疾患
○	成人のパーソナリティおよび行動の障害	
×（知的障害）	精神遅滞（知的障害）	
○（発達障害）	心理的発達の障害	その他の精神疾患
○	小児期および青年期に通常発症する行動および情緒の障害	
○	特定不能の精神障害	
○		てんかん
○		アルツハイマー病

2 疫 学

　精神疾患患者の数については，先述の患者調査によると，2014（平成26）年時点で精神疾患により医療機関を受診している患者数は392.4万人と推計されている。**図3-1**のように1999（平成11）年時点では200万人余りだったことから，その伸びは顕著である。その内訳は，入院患者数が31.3万人で，外来患者数が361.1万人である。1999年からの変化では，入院患者数は近年微減傾向なのに対して，外来患者数は恒常的に増加している。疾患別にみると，**図3-2**のように入院患者数では統合失調症がもっとも多く半分以上を占めるのに対し，**図3-3**のように外来患者数ではうつ病・躁うつ病などの気分（感情）障害が108.7万人ともっとも多く，次いで神経症性障害・ストレス関連障害が71.8万人となっている。また，入院・外来を問わず，認知症の数が増え続けており，1999年には13万人余りだったものが，2014年には65万人を超えている。このように，21世紀に入ってからの20年近くで，精神疾患患者数は約2倍に迫る勢いで増えてきているが，同時に高齢化も進んでいる。かつて精神病棟は若い人が多い印象があったが，近年では内科ほどではないが，高齢者が目立つようになってきた。**図3-4**のように65歳以上の入院患者は，1999年では約3分の1だったものが，

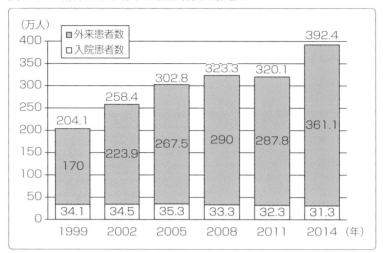

図3-1 ● 精神疾患を有する総患者数の推移

注) 2011年の調査では宮城県の一部と福島県を除いている.
資料　厚生労働省「患者調査」より厚生労働省障害保健福祉部作成

2014年では半分を超えた。精神障害福祉のみならず，高齢者介護も含めた対応が必要になるケースも珍しくなくなってきている。

B ● 精神保健福祉法における精神医療対策

　精神疾患の入院医療については，長らくその病床の多さと，入院期間の長さが問題視されてきた。先に述べたように，外来患者数の増加にもかかわらず，入院患者数は最近15年間ほとんど変化なく微減傾向にある。また，精神病床入院患者の平均在院日数は，病院報告という調査によると，1999年は390日だったものが年々減り続け，2015（平成27）年には274日となった。しかし一般病棟入院患者の平均在院日数は2015年で16日であり，大きな隔たりがある。このようにいまだ精神病床では大幅に長いが，厚生労働省障害保健福祉部精神・障害保健課が毎年実施している独自調査によると，2011（平成23）年に新規に入院した患者は3カ月以内に約6割が退院している。これら調査から，新規入院する患者は比較的短期間で退院するのに対し，年余にわたり長期に入院している患者もいるという二層構造が生じていることがわかる。この背景には，例えば，精神疾患に用いられる薬物開発が進んだことなどさまざまな要因が関係しているが，精神保健福祉法による対策と，それに精神科医療機関が応えてきたこともあげられる。

　精神保健福祉法は精神保健・医療・福祉全般にかかわる根幹となる法である。前項でふれたように，その疾患範囲・かかわり・考え方は時代とともに変化してきた。**図3-5**に示したように，わが国で初めて精神疾患に対して施行された法律は，1900（明

図3-2 ◆ 精神病床における入院患者数の推移（疾病別内訳）

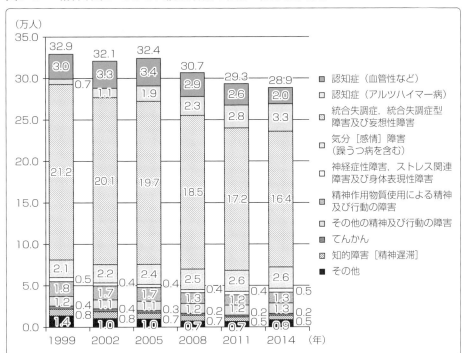

注）2011年の調査では宮城県の一部と福島県を除いている．
資料　厚生労働省「患者調査」より厚生労働省障害保健福祉部作成

治33）年の**精神病者監護法**であった．保健福祉はおろか医療とも言い難いものであり，治安維持の色彩の強い精神病者の**私宅監置**を定めたものであった．1919（大正8）年には精神病者を病院で治療させるという視点をもった**精神病院法**が施行された．しかし，病院で治療を受けられる精神病者はごく少数であり，多くは私宅監置が続いていた．戦後になり，1950年に現法の源である精神衛生法が施行された．病者への対応から国民全体の精神衛生にも目が向けられ，精神衛生相談所の設置が記載された．また，都道府県に精神病院を設置するよう義務づける一方，私宅監置を禁止し，精神障害者は入院医療で治療することを原則とした．その後，他の要因も加わり，精神病床は大幅に増加することとなった．昭和30年代から1994（平成6）年までに精神病床は50,000床弱から35万床超に増えた．法に基づき多くの都道府県が精神病院を設置したり，国立の結核療養所から精神病院への転換が行われたが，病床増加のほとんどは，民間が新設した精神科単科あるいは大半が精神病床で構成される，いわゆる精神科病院だった．その間欧米では，障害者の権利意識の芽生えや財政的な課題などに伴い，精神病床削減の動きが活発になり，多くの国で精神病床は急速に減少した．こういった動きを受けて，わが国でも1987（昭和62）年に精神障害者の社会復帰の促進を謳った**精神保健法**が制定され，その後も**障害者基本法**（1993年）の制定，**精神保健**

図3-3 ● 精神疾患を有する外来患者数の推移（疾病別内訳）

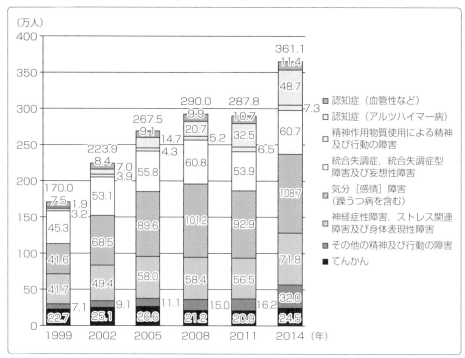

資料　厚生労働省「患者調査」より厚生労働省障害保健福祉部作成

福祉法への改正（1995［平成７］年），**障害者自立支援法**（2005［平成17］年）の成立等を経て，入院処遇から地域生活への方向転換が段階的に図られ，徐々に浸透してきた。

　2004（平成16）年には，厚生労働省で**「精神保健医療福祉の改革ビジョン」**（以下，改革ビジョン）が策定された。「『入院医療中心から地域生活中心へ』というその基本的な方策を推し進めていくため，国民各層の意識の変革や，立ち後れた精神保健医療福祉体系の再編と基盤強化を今後10年間で進め」，精神病床入院患者のなかで約70,000人いると推計された「受入条件が整えば退院可能な者」を10年間で退院させるという目標が掲げられた。この間さまざまな施策が行われ，その10年後を2014年に迎えたが，精神病床の入院患者数は2005〜2014年の９年間で35,000人しか減少せず，「受入条件が整えば退院可能な者」も依然50,000人以上入院しているという結果であった。この間実施された多くの対策は，１年以上の長期にわたって入院している人の地域移行を進めるためのものであり，福祉面ではグループホーム・援護寮などの中間施設の設置，医療面では訪問看護・デイケアが普及し，それら施設や制度を利用することで長期入院から退院できた人も数多くいた。しかしながら，長年の入院生活から退院意欲を喚起することの困難さ，支えるべき家族の死亡，高齢化による身体機能の衰えなど，多くの課題があり，目標を達成するほどには進まなかったと考えられ

図3-4 ● 精神病床における入院患者数の推移（年齢階級別内訳）

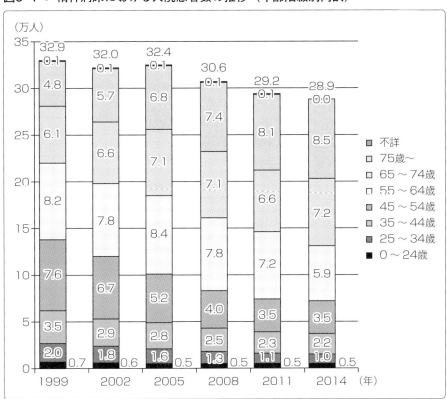

注）2011年の調査では宮城県の一部と福島県を除いている.
資料　厚生労働省「患者調査」より厚生労働省障害保健福祉部作成

る。さらに，その間に前項で述べたように精神医療をめぐる環境も大きく変わり，長期入院者の地域移行に限らない多方面の対策を講じる必要が出てきた。

　こういった状況の変化もあり，また後述する医療計画や，先の改革ビジョン後の継続した精神保健医療福祉の対策を見据え，2013（平成25）年に改正された精神保健福祉法の中で「**良質かつ適切な精神障害者に対する医療の提供を確保するための指針**」が策定された。同指針には，精神病床の機能分化，精神障害者の居宅等での保健医療福祉サービスの提供，医師・看護師等の医療職と精神保健福祉士等の保健・福祉職との連携などについて記載されている。機能分化においては，急性期医療を手厚くすることとともに，長期入院者の地域移行推進のために多職種での取り組みが促されている。居宅でのサービス提供では，多職種訪問支援，障害福祉サービスと医療との連携などの推進と同時に，精神科救急医療体制や一般身体医療との連携強化が掲げられている。このように，精神保健福祉士を含め多くの場面で「多職種で連携」することが多く掲げられており，今後この指針に沿ってさまざまな対策が講じられていくことが期待される。

図3-5 ◆ 精神保健福祉法制定の背景と精神医療の歴史

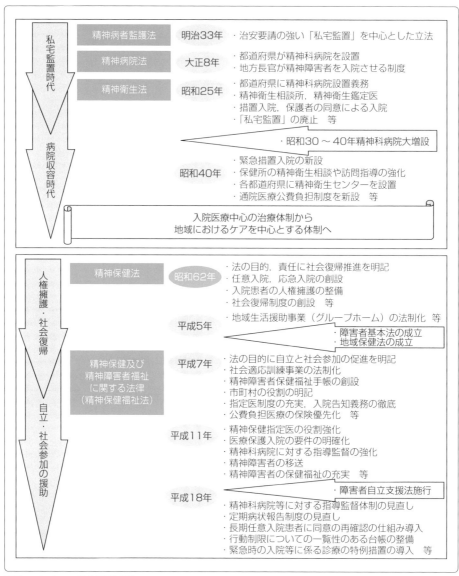

私宅監置時代	精神病者監護法	明治33年	・治安要請の強い「私宅監置」を中心とした立法
	精神病院法	大正8年	・都道府県が精神科病院を設置 ・地方長官が精神障害者を入院させる制度
	精神衛生法	昭和25年	・都道府県に精神科病院設置義務 ・精神衛生相談所，精神衛生鑑定医 ・措置入院，保護者の同意による入院 ・「私宅監置」の廃止　等
病院収容時代			・昭和30～40年精神科病院大増設
		昭和40年	・緊急措置入院の新設 ・保健所の精神衛生相談や訪問指導の強化 ・各都道府県に精神衛生センターを設置 ・通院医療公費負担制度を新設　等

入院医療中心の治療体制から
地域におけるケアを中心とする体制へ

人権擁護・社会復帰	精神保健法	昭和62年	・法の目的，責任に社会復帰推進を明記 ・任意入院，応急入院の創設 ・入院患者の人権擁護の整備 ・社会復帰制度の創設　等
		平成5年	・地域生活援助事業（グループホーム）の法制化　等 ・障害者基本法の成立 ・地域保健法の成立
自立・社会参加の援助	精神保健及び精神障害者福祉に関する法律（精神保健福祉法）	平成7年	・法の目的に自立と社会参加の促進を明記 ・社会適応訓練事業の法制化 ・精神障害者保健福祉手帳の創設 ・市町村の役割の明記 ・指定医制度の充実，入院告知義務の徹底 ・公費負担医療の保険優先化　等
		平成11年	・精神保健指定医の役割強化 ・医療保護入院の要件の明確化 ・精神科病院に対する指導監督の強化 ・精神障害者の移送 ・精神障害者の保健福祉の充実　等
		平成18年	・障害者自立支援法施行 ・精神科病院等に対する指導監督体制の見直し ・定期病状報告制度の見直し ・長期任意入院患者に同意の再確認の仕組み導入 ・行動制限についての一覧性のある台帳の整備 ・緊急時の入院等に係る診療の特例措置の導入　等

資料　e-らぽ～る：精神保健福祉法. 2014. https://www.e-rapport.jp/law/welfare/02.html

C ・ 医療全体の中での精神科の位置づけ

1 医療提供体制の中の精神医療

　精神医療を含めたわが国のすべての医療提供体制は，**医療法**によって規定されている。医療法には，病院における病床の種別，医師や看護師の配置が定められている。同法第7条第2項でわが国の病床は，精神病床・感染症病床・結核病床・療養病床・

一般病床に分類されており，精神病床は，精神疾患を有する者を入院させる病床と規定されている。またそれは，入院させる病床を選択する際にはじめに考慮すべき事項として記載されている。このため医療現場では，身体疾患と精神疾患を両方患っている人をどの病床に入院させるかについて，しばしば混乱することがある。医療法施行規則第10条第1項第3号には，「身体疾患を有する者であって，当該身体疾患に対し精神病室以外の病室で入院治療を受けることが必要なもの」は精神病床でなくてもよいとされている。これによれば患者の病状に応じて，身体疾患の治療を一般病床でより優先すべきときは，必ずしも精神病床でなくてもよいと考えられる。

では，精神病床と一般病床などをなぜ区別しているのかというと，その病棟環境や医師・看護師の人員配置の規定，地域における上限となる病床数に違いがあるからである。医療法施行規則第16条第1項第11号によると，両側に病室がある場合，精神病棟の廊下幅は一般病棟よりも60cm 広くとるように定められている。同施行規則第19条によると，一般病床では概ね16床に1人の医師がいなければならないが，精神病床では一部を除いて48床に1人でよいとされている。これは俗に言う精神科特例といわれているものであり，精神医療では手厚い医療が施されていないのではないかという議論が長年にわたってなされている。また，同条では看護師も，一般病床の4分の3でよいとされている。

地域における病床の上限は，医療法第7条の2で規定することとされている。一般病床が主に2次医療圏単位であるのに対して，精神病床は都道府県単位でその上限となる病床数を決めることとなっている。その算定のための方法も異なる。このように都道府県における病床数に上限を設けたのは，地域における過剰な病床供給を防ぎ，地域において適切な医療提供体制をつくるためである。

各都道府県は，同法第30条の4に定める医療計画に基づき，医療提供体制について策定することとなっている。とくに5疾病5事業といわれる重点項目については，地域において急性期の医療からリハビリテーションまでを切れ目なく提供できるよう，医療機関のあるべき役割やその連携体制を明示することとなっている。この計画策定は，2006（平成18）年の第5次医療法改正から行われており，当初はがん・急性心筋梗塞・脳梗塞・糖尿病の4疾病と，小児・周産期・へき地・災害・救急の5事業が重点として定められた。続く2014年の第6次医療法改正から，精神疾患が重要な疾患として位置づけられた。表3-2に示したように，すべての精神疾患において，予防・アクセス・治療～回復・回復～社会復帰の4つの医療機能に分け，それぞれが果たすべき役割と医療機関に求められる事項が示された。

さらに医療計画全体においては，2015年から地域医療構想を策定することになった。これは，定められた医療圏域において高度急性期・急性期・回復期・慢性期の病期ごとに一般病床と療養病床の量をコントロールしていこうというものである。これは，近年多くの医療機関が高度急性期を重視する傾向になったことで，回復期や慢性

表3-2 ▶ 精神疾患に関する医療計画［病期］

	予　防	アクセス	治療〜回復	回復〜社会復帰
機　能	精神疾患の発症予防	症状が出て精神科医に受診できる機能	適切な医療サービスの提供 退院に向けた支援を提供	再発を防止して地域生活を維持 社会復帰に向けた支援，外来医療や訪問診療等を提供
目　標	精神疾患の発症を防ぐ	●症状が出て精神科医に受診できるまでの期間を短縮する ●精神科と地域の保健医療サービス等との連携	●患者に応じた質の高い精神医療の提供 ●退院に向けて病状が安定するための支援を提供	●できるだけ長く，地域生活を継続できる ●社会復帰（就労・住居確保等）のための支援を提供 ●緊急時にいつでも対応できる
関係機関	保健所，精神保健福祉センター等の保健・福祉等の関係機関（地域保健・産業保健・介護予防・母子保健・学校保健・児童福祉・地域福祉）	一般の医療機関（かかりつけの医師），精神科病院，精神科を標榜する一般病院，精神科診療所，薬局，保健所，精神保健福祉センター等	精神科病院，精神科を標榜する一般病院，精神科診療所，薬局，訪問看護ステーション　等	●精神科病院，精神科を標榜する一般病院，精神科診療所，在宅医療を提供する関係機関，薬局，訪問看護ステーション，障害福祉サービス事業所，相談支援事業所，介護サービス事業所，職場の産業医，ハローワーク，地域障害者職業センター　等
医療機関に求められる事項	●国民の精神的健康の増進のための普及啓発，一次予防に協力する ●地域保健，産業保健領域等との連携等	●精神科医との連携推進（GP（身体科と精神科）連携事業への参画等） ●かかりつけの医師等の対応力向上研修への参加 ●保健所や精神保健福祉センター等と連携 ●必要に応じ，アウトリーチ（訪問支援）の提供　等	●患者の状況に応じて，適切な精神医療を提供 ●医師，薬剤師，保健師，看護師，作業療法士，精神保健福祉士，臨床心理技術者等の多職種チームによる支援体制 ●緊急時の対応体制や連絡体制の確保　等	●患者の状況に応じて，適切な外来医療や訪問診療等を提供 ●必要に応じ，アウトリーチ（訪問支援）を提供 ●緊急時の対応体制や連絡体制の確保 ●各種のサービス事業所等と連携し，生活の場で必要な支援を提供等

資料　厚生労働省：第10回医療計画の見直し等に関する検討会資料. 2011.

期を担う医療機関とのバランスを欠いてきたことに対して，行政として対策を講じる必要が出てきたことによると思われる。しかし，精神病床においては地域医療構想による病期別の病床コントロールの対象にはなっていない。

このように，精神疾患・精神病床をめぐっては，歴史的な経緯から精神科特例などの区別がいまだにあるなか，近年医療計画の重点疾患に加えられるなど変化が生じて

いる。精神科特例の議論，病期別の医療機能分化への対応など，今後さまざまな進展が期待されるところである。

② 一般医療現場での精神疾患への対策

　人口の高齢化により，認知症や高齢者のうつ病が増えているが，これらの人は当然身体疾患にも罹患し，入院し手術を受けることもある。2014年の患者調査によると，一般病床に入院する約100万人の患者のうち精神疾患を合併する者はおよそ17万人いると推計されている。これは6年前の2008（平成20）年の調査より約50,000人増加しており，精神疾患を精神病床だけで診られる時代ではなくなりつつあることを示している。この動向に応じて，精神科を有する一般病院において，精神科へのコンサルテーションやリエゾンチームの活動も広がりをみせている。**精神科リエゾンチーム**の活動は，2012（平成24）年度から診療報酬で算定できるようになった。その要件に制約があるためまだ普及途上であるが，そのおこりは古くから**コンサルテーションリエゾン精神医学**といわれる領域であり，身体疾患と精神疾患を合併する者が身体疾患治療のために一般病床に入院している際，精神科医療スタッフが一般病床に出向いて，精神疾患の治療を行ったり，一般病床の医療スタッフからの相談に応じるものである。例えば，日常的な不眠への対応，がん患者の緩和ケアやメンタルサポート，手術後のせん妄のような急激な意識状態の変化や興奮への対応などがある。しかし，精神科を有しない多くの一般病院などでは，精神疾患を合併する人に対してコンサルテーションリエゾンを容易に実施する環境にはない。近隣の精神科病院から非常勤医師を招聘したり，先進的な事例では大規模病院近隣の精神科診療所の医師が定期的にコンサルテーションに応じるなどがある。

　一般医療の現場において精神疾患を合併する人について述べてきたが，精神医療の現場でも患者の高齢化に応じて，身体疾患を合併する人が増えてきている。前述の医療体制の部分でも，精神病床は一般病床と区別され，病院自体も精神病床だけ，あるいは大半を占めるような精神科の病院は，一般病院とは別に発展してきた。また，精神科特例で述べたように人員が一般病床よりも手薄なことや，多様な身体疾患への対応自体がまれなために，精神科の病院で発生した身体疾患に対する対応には限界がある。例えば，精神科の病院の入院患者が急激な胸痛をきたしたとする。ポータブル心電計がない，採血結果が迅速にわからない，循環器疾患を専門とするスタッフがいないなどで対応が遅れることが想定される。そのため近年，精神科の病院においても，内科医師を招聘したり，コンピューター断層撮影（computed tomography：CT）や血液検査などのための医療機器が普及するなどの変化がみられる。しかし，一般医療・精神医療双方において，近年の急激なニーズの広がりに応じた，より広範な対策が望まれるところである。

D ● 障害法制の中の精神障害

　精神障害者に対する医療が，医療全体の法律である医療法と精神保健福祉法に基づいて行われていることについてはすでに述べた。精神保健福祉法には，医療のみならず保健・福祉に関する事項も定められており，例えば保健では精神保健福祉センターの設置（第6条）や，正しい知識の普及啓発（第46条），保健所などの保健機関が受診支援などの相談指導などに応じる（第47条）よう書かれている。福祉においては，同法第45条で精神障害者が公的サービスや税制などでの便宜が得られるように，精神障害者保健福祉手帳の交付を受けられるよう定められている。しかし，地域で生活する精神障害者が受けられる福祉サービスについての定めはない。

　福祉サービスに関しては，障害者総合支援法で定められている。障害者総合支援法は，障害者基本法の基本的な理念にのっとっており，対象となる身体障害者福祉法・知的障害者福祉法・精神保健福祉法・児童福祉法と相まって障害者および障害児が基本的人権を享有する個人としての尊厳にふさわしい社会生活を送れるようなサービスや支援について規定されている。本法は，2005年に障害者自立支援法として成立し，2013年に現名称に改正された。この法に基づき，居宅での介護・施設入所・就労支援・相談支援など16種類の障害福祉サービスが規定されている。これらの障害福祉サービスを利用できる者は，精神障害者だけではなく身体障害者・知的障害者・発達障害者さらには332疾患の難病患者も対象となっている。

　さて，障害者総合支援法がのっとっている障害者基本法は，2011年に改正された。これは，2006年に国際連合総会で採択された障害者の権利に関する条約（障害者権利条約）を，わが国が批准するためにとられたものである。障害者政策委員会における障害者基本計画の実施状況の監視を通じ，国内外から監視がなされることになった。この障害者基本法改正などを受けて，わが国は2014年に当条約を批准することができ，世界160以上の国・地域でこの条約の理念に基づいたさまざまな対応がなされている。これは当然精神障害者も対象であり，医療現場・医療行為もその対象となる。例えば，本人の同意に基づかない入院について，司法判断などもない状態での是非が問われており，今後こういった課題も含めて，障害者の権利擁護の視点からさらなる対応が必要となってくる。

Ⅱ 認知症対策

　わが国では人口の高齢化が着実に進んでおり，2020年代には65歳以上の老年人口が全人口の29％に達することが予想されている。

認知症高齢者の問題は，現在でもすでに大きな社会問題になっているが，今後ますます深刻な問題になることは間違いない。厚生労働省研究班の調査[*1]によると，2012（平成24）年の時点で，65歳以上の認知症高齢者は462万人（65歳以上の人の約15％）に上ると推計されている。後述するように，認知症の原因は多種多彩であるが，老年期には脳の老化と密接に関連する老化性認知症が大部分を占めるので，認知症高齢者は年齢とともに増加し，80歳以上になると4〜5人に1人が認知症に陥るという。これからは，とくに80歳以上の老年後期の人が増加するので，認知症高齢者はますます増えることになる。

A ● 認知症についての知識の普及

老人性認知症対策にとってまず重要なのは，老人性認知症についての知識の普及である。認知症については，以前に比べるとよく知られるようになったが，まだまだ正しい知識をもっている人は多くない。これは一般の人についてはもちろん，保健・医療・福祉に従事している人たちについてもいえることで，正しい知識の普及はまだまだ重要な課題であり，住民への啓蒙や保健・医療・福祉関係者への教育をさらに拡充することが必要である。

1 認知症の原因

認知症は後天的な脳の広範な器質的変化によって起こるものであり，病的なものであることをまず知らねばならない。よく使われる「ぼけ」は一般用語であり，専門用語である「認知症」とはイコールではない。「ぼけ」の意味は広く，「認知症」もこの中に含まれるが，うつ病の仮性認知症や生理的な物忘れも含まれる。最近では，ぼけや「痴呆」という用語は差別用語であり，使用すべきではないとして名称変更が検討され，2004（平成16）年12月24日付老健局長通知により，行政用語として「痴呆」の代わりに「認知症」という名称が用いられるようになった。これに伴い各学会でも順次，「痴呆」に代えて「認知症」を用いることとなった。なお，欧米では認知症を「dementia」と呼んできた。しかし，アメリカでも「dementia」という用語を変えようという動きがあり，アメリカ精神医学会（American Psychiatric Association；APA）の「精神疾患の診断・統計マニュアル 第5版」（Diagnostic and Statistical Manual of Mental Disorders, 5th edition；DSM-5）では「dementia」に代えて「major neurocognitive disorder」という用語が使用されている。

---

*1 朝田　隆（研究代表者）：都市部における認知症有病率と認知症の生活機能障害への対応. 厚生労働科学研究費補助金（認知症対策総合研究事業）総合研究報告書, 2013.

ところで，認知症の原因は多種多彩である（第1巻『精神医学』第5章I節「症状性を含む器質性精神障害」参照）。しかし，高齢者に起こる認知症の多くは，前述したように，脳の老化と密接に関係する老化性認知症である。

　脳の老化には脳の血管の老化と脳実質の老化があり，したがって，老化性認知症は血管性認知症と脳実質性認知症（脳変性性認知症ともいう）に分けられる（表3-3）。血管性認知症の代表は脳梗塞により起こる梗塞性認知症であり，脳実質性認知症の代表はアルツハイマー病による認知症とレビー小体型認知症である（これら個々の疾患については第1巻『精神医学』第5章I節を参照されたい）。

2 認知症の症状

　現在使用されている認知症の診断基準を表3-4に示すが，その中心症状は記憶障害，見当識障害，抽象能力や判断力の障害，そして失語・失行・失認などの神経心理学的症状である。

　記憶障害については，第2章VI節「老年期における精神保健」で取り上げたので，ここでは詳しくは述べないが，認知症の初期では比較的最近の体験を忘れてしまい，先ほど話したことやしたことを忘れてしまうので，何回も同じことを言ったり，聞いたり，探し物をしたりする。一方，昔の体験，とくに印象的な体験の記憶はよく保たれていて，自分の名前や誕生日や出身地，家族の名前などはよく覚えているのが普通である。認知症が進むにつれて，過去の記憶や知識を思い出すことにも障害が起こり，昔の体験の記憶も断片的になり，ついにわからなくなってしまう。

　見当識には，時・場所・人に対する見当識があり，これは今日は何年何月何日であるとか，ここはどこかとか，一緒に住んでいる人が誰であるかとか，自分が置かれている状況を見通す能力のことである。認知症高齢者では，見当識は一般に，時・場所・人の順に障害される傾向がある。最初は日付の間違いから始まり，進行するにつれて季節や朝夕がわからなくなる。年齢もあやふやになり，だんだん自分の年齢を若く言う傾向がある。場所についても，自分の家がわからなくなり，家の中でもトイレの場所がわからなくなる。さらに進むと，自分の家にいるのに「家へ帰る」と言い出す。また，人の認知が障害され，あまり会わない家族がわからなくなり，そのうち同居している嫁や娘を妹と間違えたり，夫を兄と間違えたりする。

　抽象能力や判断力は，より高次の総合的な脳機能であるが，認知症では初期からこれらが障害され，種々の言動の異常が現れる。

　失語・失行・失認などは神経心理学的症状（以前は大脳巣症状）といわれ，例えば左の前頭葉の後ろのほうにあるブローカ言語中枢に病巣があると言葉がしゃべれなくなり（運動失語），左の側頭葉の後ろのほうにあるウェルニッケ中枢が侵されると言葉を理解できなくなる（感覚失語）というように，ある機能を分担する脳の部分が侵されると，その病巣に見合った症状がみられるものである。失行は，麻痺などの運動

表3-3 ▶ 老化性認知症の分類

```
1. 血管性認知症
   梗塞性認知症（多発梗塞性認知症を含む）
   ビンスワンガー脳症など
2. 脳実質性認知症（脳変性性認知症）
   アルツハイマー病による認知症
   レビー小体型認知症（認知症を伴うパーキンソン病を含む）
   前頭側頭型認知症（ピック病など）など
3. 混合型認知症
```

表3-4 ▶ 認知症の診断基準（DSM-5）

```
A. 1つ以上の認知領域（複雑性注意，実行機能，学習および記憶，言語，知覚－運動，
   社会的認知）において，以前の行為水準から有意な認知の低下があるという証拠が以
   下に基づいている：
   (1) 本人，本人をよく知る情報提供者，または臨床家による，有意な認知機能の低下
       があるという懸念，および
   (2) 標準化された神経心理学的検査によって，それがなければ他の定量化された臨床
       的評価によって記録された，実質的な認知行為の障害
B. 毎日の活動において，認知欠損が自立を阻害する（すなわち，最低限，請求書を支払
   う，内服薬を管理するなどの，複雑な手段的日常生活動作に援助を必要とする）．
C. その認知欠損は，せん妄の状況でのみ起こるものではない．
D. その認知欠損は，他の精神疾患によってうまく説明されない（例：うつ病，統合失調
   症）．
```

障害がないのに，今までできていたことがうまくできなくなるものであり，衣類の着脱がうまくできない（**着衣失行**），使い慣れている洗濯機や掃除機の使い方がわからなくなる（**観念失行**），図形をうまく描けなくなる（**構成失行**）といったものである。また，失認は，知っているはずのものが認識できなくなるもので，自分の家がわからなくなったり，自分の家のトイレの場所がわからなくなる（**視空間失認**），人の顔がわからなくなる（**相貌失認**）といったものである。失行や失認は頭頂・後頭領域の障害で起こりやすい。これらの症状は，認知症がなくても起こるが，認知症でもしばしば認められる。

　認知症だけであれば，介護はそれほど困難ではない。しかし，認知症では多少とも種々の精神症状や行動異常が起こり，それが介護を困難にさせる。それには，徘徊，過食・異食，便失禁，せん妄，幻覚・妄想，抑うつ，夜間不眠，興奮・暴行，仮性作業などがある。最近はこれらの症状を**認知症の行動・心理症状**（behavioral and psychological symptoms of dementia；**BPSD**）と呼ぶことが多い。

　せん妄は一種の意識混濁で，しばしば昼夜逆転や睡眠覚醒リズムの障害を伴う。夜間に多く（**夜間せん妄**），注意が散漫で行動や考えがまとまらず，錯覚や幻視などが活発で，困惑や不安，時に徘徊や興奮がみられる。症状の変動も目立つ。

幻覚としては，せん妄のときに幻視や幻聴が起こることが多いが，レビー小体型認知症では意識ははっきりしているのに特有な幻視が起こり，それに左右されて妄想や異常な言動が起こる。

妄想としては**物盗られ妄想**が多く，自分でしまったことを忘れてしまい，人（嫁や娘など）のせいにするため，家族が振り回されてしまう。レビー小体型認知症では幻視に基づいた**被害妄想**や**嫉妬妄想**が起こりやすい。

仮性作業は，夕方など主婦が夕食の準備などで忙しく立ち働くころに，椅子を持ち運んだり，本や新聞などをあちこちに置いて回ったり，食べ物をあちこちに運んだり，何か作業をしているかのように立ち働いているが，行動にまとまりがない状態で，意識の障害はないのでせん妄とは区別される。

以上に述べたように，これらの認知症についての正しい知識がないと適切な対応ができないので，とくに医療・福祉関係者は正しい知識を身につけることが大切である。

B ・ 相談・情報提供の充実

認知症高齢者についての総合的な相談窓口の充実が重要であることはいうまでもない。相談窓口としては，保健所，地域包括支援センター，福祉事務所，市町村役場，シルバー110番，「認知症の人と家族の会」や「レビー小体型認知症サポートネットワーク」などの家族会，老人介護支援センターなどがあるが，これらの機関の対応能力にはばらつきがあり，対応能力の向上を図る必要がある。また，相互の連携が不十分で，それぞれの機能を有効に生かし切れていないことも問題である。

専門的な老人性痴呆疾患センター（当時）が1989（平成元）年より整備され，2次医療圏に1カ所置くという目標が立てられてきたが，厚生労働省は，十分な機能を果たしていないとの理由でこのセンターを廃止し，その代わりに2009（平成21）年に**認知症疾患医療センター**を全国に150カ所配置することとした。2016（平成28）年9月現在，同医療センターは47都道府県18指定都市に339カ所整備されている。この医療センターにおいて認知症の専門医が正しい診断・治療・教育を行い，他の医療・福祉機関と連携しながら地域における認知症医療の拠点となっていくことが期待される。一方，最近では物忘れ外来や認知症外来が設置されている病院も増えており，開業医のなかでも（認知症の）サポート医やかかりつけ医が増えてきているが，質，数ともにまだ十分とはいえない。

C ・ 早期発見・早期対応

認知症も，他の疾患と同様，早期に発見し早期に治療することが重要である。とこ

ろが，実際には専門医に紹介されてくるときにはすでに認知症がかなり進み，しかも種々の問題が家族内や地域内で起こっており，ややもすれば手遅れになっていることが多いのが現状である。

　認知症の初期には，ちょっとした言動の変化を家族は「年のせい」とか「いやがらせ」などと思い，見逃してしまうことが少なくない。また，異常に気づいても「うちの親に限って」とか「そのうちに治るだろう」「格好が悪い」などと放置してしまうことも決して珍しいことではない。

　認知症であるかどうか，認知症ならどういう原因で起こっているのか，治るものかどうか，進行を止めたり遅らせることができるのかどうかなどは，専門医でなければわからない。また，早期の段階で対応すれば，少なくとも進行を抑えたり，その後の家族の対応に適切な方向づけを与えることも可能なことから，早期に発見，治療することが何より重要である。したがって，認知症が疑われたら少なくとも一度は専門医の診察を受けてほしいものである。そのためにも，専門医の養成や認知症疾患医療センターの普及がよりいっそう重要になる。

　また，認知症を早期に発見するためにも，認知症に関する知識の普及を図ることが肝要である。そのための方法の一つとして，一般の高齢者健康診断の中に認知症のチェックをうまく組み込むように工夫する必要があるが，その前に高齢者健康診断をもっと普及させ，その受診率を高める工夫が必要であろう。

　認知症の早期発見には，家族のほか，民生委員，保健師，ケースワーカー，ケアマネジャー，かかりつけ医などの役割が重要であり，そのための研修・教育が不可欠である。最近ではかかりつけ医に対する認知症教育に力が注がれている。

D ● 的確な診断と早期治療

　認知症の診断は必ずしも容易ではない。

　認知症の初期では，うつ病や健忘症のほか，せん妄，失語症，失行症，失認症などと間違われることが少なくないので注意しなければならない。また，認知症の種類は多彩であるので，専門的な方法によって的確に診断される必要がある。治療可能な認知症もあるし，治療困難な認知症でもできるだけ進行を遅らせることが可能なことも少なくない。とくに，**コリンエステラーゼ阻害薬や脳代謝改善薬，脳循環改善薬**は脳の変化が軽度のうちなら効果を発揮する可能性が高いので，早期治療がことのほか重要となる。

　的確な診断をするためには，前述したように専門医の養成が不可欠であるし，認知症疾患医療センターなど，的確な診断ができる場を拡充することが求められる。なお，日本老年精神医学会では，2000（平成12）年に**日本老年精神医学会専門医制度**を開設し，日本認知症学会でも2008（平成20）年に**認知症専門医制度**を発足させた。ま

た，アルツハイマー型認知症やレビー小体型認知症等の特異的な診断マーカーの研究も進んでおり，より確実な診断マーカーの確立が今後の課題である。

E ● 認知症の予防

認知症においても，まず予防が重要である。

最近，**軽度認知障害**（mild cognitive impairment；**MCI**）が問題になっている。MCI は，記憶障害が主体であるが認知症ではなく，正常と認知症の境界にあり，その60〜70％がのちに認知症になるといわれている。したがって MCI のレベルで予防的介入ができれば認知症の予防につながると考えられる。老化性認知症のうち，血管性認知症では危険因子が比較的よくわかっているので，その危険因子を取り除くようにすることが肝心である。その危険因子とは，高血圧症，脂質異常症，糖尿病，心臓病，過度の喫煙や飲酒（**表3-5**）などである。これらは脳梗塞の危険因子でもあり，早い時期から食事や日常生活に留意し，適度な運動を心がけ，ストレスをうまく発散できるようにすることが重要である。また，こうした危険因子がある場合には早期から危険因子を取り除く治療を受ける必要がある。

一方，アルツハイマー病による認知症では原因が不明であり，血管性認知症ほど危険因子が明らかではないが，いくつかの危険因子が指摘されている。血管性認知症の危険因子である生活習慣病も現在ではアルツハイマー病による認知症の危険因子であることがわかっている（**表3-6**）。また，レビー小体型認知症ではまだ危険因子は明らかにされていないが，これらの認知症では，表3-6にあげた危険因子のうち，不活発な精神生活・社会活動とまじめすぎる病前性格を特筆しておきたい。常にいろいろなことに関心を寄せ，多くの趣味と生きがいをもち，活発に社会生活に参加し，少なくとも40歳を過ぎたころから幅広く柔軟な性格形成を心がけることが，これらの認知症の予防につながるであろう。

F ● 介護者への指導・介護法の充実

認知症高齢者をうまく介護することもまた重要である。そのためには，前述したように，認知症についての知識を正しく身につける必要がある。認知症に随伴する種々の精神症状や行動異常（BPSD）の多くは，うまく介護することによって予防したり軽減したり，時になくすことも可能である。不適切な対応は，かえって介護を困難にさせることになる。ことに認知症の初期では，家族がその病的なところに気づかないままに対応してしまうために，かえって認知症高齢者を追い込み，不安感や不信感を抱かせる結果，感情的な対立を深め，介護をますます困難にしてしまうことがまれではない。したがって，早いうちから介護者に適切な介護法を指導する必要がある。最

表3-5 ▶ 血管性認知症の危険因子

1	高血圧症
2	脂質異常症
3	糖尿病
4	心臓疾患
5	過度の喫煙
6	過度の飲酒

表3-6 ▶ アルツハイマー病による認知症の危険因子

1	高い母親の年齢
2	近親者のアルツハイマー病による認知症
3	近親者のダウン症候群
4	アポリポ蛋白E4遺伝子
5	意識障害を伴う頭部外傷の既往
6	歯牙喪失
7	病前性格（まじめ，几帳面など）
8	不活発な精神生活・社会活動
9	生活習慣病

近は，ケアマネジャーや介護職員が認知症の知識をより積極的に身につけるようになり，**パーソンセンタードケア**（person-centered care）や**バリデーションケア**（validation care）などを日常の介護に取り入れているところも増えており，2000年には**日本認知症ケア学会**も発足し，介護従事者のレベルも上がってきている。

G ● 原因・治療法・危険因子・予防法の解明

何よりも大切なのが，それぞれの認知症疾患の原因を明らかにすることであり，最終目標は治療法の確立である。この点では，アルツハイマー病による認知症の研究がもっとも盛んで，ここ30年間の研究の進展には目を見張るものがある。

とりわけ分子生物学的研究が盛んであるが，原因の解明はまだまだ先のことである。種々の治療薬も試みられており，アルツハイマー病による認知症のための治療薬が欧米で発売され，わが国でも1999（平成11）年以降，**ドネペジル塩酸塩**が使用されており，さらに2011（平成23）年には**ガランタミン臭化水素酸塩**や**リバスチグミン**といったコリンエステラーゼ阻害薬，グルタミン系に作用する**メマンチン塩酸塩**が使用可能となり，さらにアミロイドβ蛋白（Aβ）の**ワクチン療法**などの新しい治療薬の臨床治験も行われている。

また，レビー小体型認知症に対してもアリセプト®（ドネペジル塩酸塩）が，2014（平成26）年9月より保険適用となっている。これらの薬剤により認知機能障害やBPSDを改善することも，認知症の進行を遅くすることも可能であるが，より有効な薬剤の開発が求められるところである。なお，アルツハイマー病による認知症のワクチン療法が話題になっており，その臨床治験が行われ，一時脳炎などの副作用が生じたために中断されたが，最近ではより安全なワクチン療法の臨床治験も行われており，それらの薬剤が早く使用できるようになることが期待されている。

原因はともかく，危険因子だけでも明らかになれば予防も可能になるので，その研究も今後重要である。血管性認知症とアルツハイマー病による認知症の危険因子については前述したが，後者の危険因子の解明はまだまだである。レビー小体型認知症や

ピック病など，その他の認知症の危険因子の解明も今後の課題である。

H ● 保健・医療・福祉の連携，ネットワークシステムの確立

　認知症高齢者に対応するには，保健・医療・福祉の連携が不可欠である。保健所では認知症高齢者相談や介護教室，保健師による家庭訪問などのサービスが行われているし，医療機関では主として診断，治療，リハビリテーション，ショートステイが行われ，老人保健施設や介護支援センターでのサービスや，診療所でのデイケアや訪問看護ステーションでの訪問看護などが行われている。また，福祉面では福祉相談，デイサービス，ショートステイサービス，ホームヘルプサービス，食事サービス，入浴サービス，老人ホームへの入所サービスなどがあり，それぞれのサービスが多様化しているため，緊密に連携することが必要である。そのためには地域のネットワークシステムの確立が不可欠であり，国では地域包括支援センターにその中心的役割を期待しているが，その機能は多様であり，人手不足もあってまだまだ対応が不十分と思われる。なお，アメリカなどで行われているケースマネジメント制の導入や，オーストラリアなどで行われている老年医学的評価チーム（geriatric assessment team；GAT）制，老年精神医学的評価チーム（psychogeriatric assessment team；PGAT）制などの導入も必要であろう。

　その意味では，まだまだいろいろ問題はあるものの，2000年4月から導入された介護保険制度は認知症対策に大きく貢献している。2006（平成18）年にその改正が行われ，地域密着型サービスが新たに追加された。これは，介護を必要とする人ができるだけ住み慣れた地域で生活を続けられるように，より地域住民に必要とされるサービスを整備することをねらいとしている。ただし，これは市区町村によって利用できるところとできないところがある。この新たなサービスとしては，認知症高齢者に対する小規模多機能型居宅介護，夜間対応型訪問介護，認知症対応型通所介護，認知症対応型共同生活介護（グループホーム），地域密着型特定施設入居者生活介護（小規模介護専用型特定施設），地域密着型介護老人福祉施設入所者生活介護（小規模特別養護老人ホーム）など新たなサービスが加わり，より充実してきているが，介護度の審査会の評価になお問題があり，認知症高齢者の介護度が低く算定されていることが問題となり，評価法もさらに改善される必要がある。

　ボランティア活動を推進し，種々のサービスに積極的にボランティアを導入していくことも重要であるし，例えば，認知症の人と家族の会などの家族会や若年性認知症家族会，レビー小体型認知症サポートネットワークなどの活動を公的にもっと支援することも必要であろう。

　なお，地域や施設などの現場で働く保健師，看護師，社会福祉士，介護福祉士，ケアマネジャーなどが客観的に，かつ短時間に判定することを目的に，認知症高齢者の

日常生活自立度判定基準が策定されたが，それらを活用して認知症高齢者の障害の程度や状態に応じたサービスを適切に提供できるようにすることが肝要である。

I • 在宅ケアシステムの充実

　認知症高齢者対策としては，在宅ケアシステムの充実がまず重要である。一般に高齢者は環境の変化に過敏であり，新しい環境への適応が遅く，また適応できないことも少なくない。ことに認知症高齢者では急激な環境の変化により不適応反応を起こしたり，認知症が進行したりすることがまれではない。したがって，認知症高齢者のケアは原則として元の環境のままで，すなわち在宅のままで行われるのが望ましい。十分な在宅ケアサービスがあり，介護者への支援が行き届いていれば，在宅のままでの介護も十分可能である。

　在宅ケアサービスとしては前述のものがあり，ほぼメニューはそろっているので，今後はその数を増やし，質を高め，そしてそれぞれのサービスをうまく組み合わせるネットワークシステムをつくっていくことが大切である。

　なお，デイケアサービスは在宅サービスのなかではもっとも好評であるが，利用回数がまだ十分でないのが現状で，認知症高齢者向けの毎日通所型デイサービスの整備・増設やデイケア施設の充実・強化が不可欠である。最近は診療所や病院でのデイケアや民間の小規模なデイサービスも増えているので，徐々にではあるが，これらのサービスも充実しつつあると思われる。

J • 入院・入所施設の充実

　入院・入所施設としては，病院（療養型病床群や精神科病院），老人保健施設，老人ホーム，グループホームなどがある。

　病院では，認知症疾患医療センターなどで行われる診断や治療方針決定のための短期の入院のほか，医療を必要とする認知症高齢者のための老人性認知症治療病棟・療養病棟での短期および長期の入院が行われている。しかし，これらの病院のなかには専門医がいなかったり，医療レベルが低かったりするところが少なからずあり，今後は医療のレベルアップが欠かせない。また，長期入院にならざるを得ない場合も少なくなく，それを考慮した医療制度の改善も重要である。療養病棟の廃止が話題になっていたが，現在はその廃止に代わる，より長期の入院治療を必要とする認知症高齢者の処遇をどうするかを工夫しなければならない状況にある。

　介護老人保健施設は，かつての老人保健法に基づく老人保健施設が，2000年の介護保険法施行に伴い介護保険施設へと移行したものである。もともと病院から自宅へ戻るまでのリハビリテーションのための中間施設としてできたものであるが，自宅へな

かなか戻れず，入所が長期化する認知症高齢者が増えているのが実情で，もともとの機能を維持するためには，先に述べた在宅ケアシステムの充実が必須となる。また，この施設では認知症の専門医がいないことが多いため，入所したままでは専門医にかかること自体が困難であり，さらに包括診療のためドネペジル塩酸塩のような高価な治療薬は家族が望んでも使用してもらえないなどの問題が山積しているのも事実である。

老人ホームとしては，**特別養護老人ホーム**が認知症高齢者に対応しており，最近ではかなりレベルアップされてきているが，まだまだアメニティを含めた質の向上が必要なうえ，絶対数不足のために大都会では入所に何年も待たなければならない状況が続いている。最近では個室を重視した，ユニット式の特別養護老人ホームが増えてきている。軽度の認知症の場合には養護老人ホームをもっと活用することも検討するべきであろう。

グループホームは比較的最近導入された，新しいタイプの一種の老人ホームである。小規模で家庭的な雰囲気の中で，個々の認知症高齢者に対しきめ細かなケアが可能であり，わが国でもさらに増えることが予想される。

そのほか，有料老人ホームでも最近は認知症への対策が深刻な問題になってきている。上記の施設に比べれば，まだスタッフに恵まれている施設も少なくないが，家族にとっては経済的な問題が大きいのは言うまでもない。

現状では，これらの入所施設をさらに増やす必要があろうが，前述したように，認知症高齢者については原則として在宅ケア中心でいくべきである。入院・入所中心で考えると，これらの入所施設がいくつあっても足りないことになるが，在宅ケアを充実させることにより入所・入院化を減らすことが可能になる。また，これらの施設間で役割分担をはっきりさせ，各施設間の連携を強化することが肝要である。ただ，社会問題にもなっているが，介護職への待遇が悪いこともあって人手不足の問題が深刻化していることから，今後はこれらの施設で，よりきめ細かなサービス提供が可能となるような工夫が必要である。

K ・ 権利擁護システムの確立

認知症高齢者の権利擁護については，財産権の保護および身体面の保護がある。

財産権の保護については，成人に対する後見制度として，長い間**禁治産・準禁治産制度**があった。認知症が高度で財産管理についての判断力がまったくない場合に禁治産と判定され，後見人が付けられ，また，認知症が明らかで財産管理についての判断力が障害されている場合には，準禁治産と判定され保佐人が付けられたが，その鑑定手続きが面倒で，時間も費用もかかるうえ，禁治産になると法律行為はすべて剥奪され，選挙権もなくなった。

これらの場合に認知症高齢者の権利が本当に擁護されるかというと，いろいろ疑問があった。そこで，高齢者が地域社会で暮らしていくためには，意思能力が十分でない場合に支援する新しい**成年後見制度**が必要となり，2000年４月からその制度が導入された。この成年後見制度では，**法定後見・保佐**（それぞれ禁治産・準禁治産にほぼ相当）のほかに，**法定補助**，さらに**任意後見**が新設された。この制度には，財産管理のみならず，身体面の保護も含めた認知症高齢者の権利擁護の保障が定められており，以前の禁治産・準禁治産制度の場合よりはるかに手続きも鑑定も簡素化され，費用も少なくてすむようになった。しかし，高齢社会を支える車の両輪として発足した介護保険制度と成年後見制度のはずが，成年後見制度は介護保険制度と異なり，まだあまり利用されていないのが現状である。今後はこの制度の啓発・普及活動がより活発化されなくてはならない。

　また，身体面の保護においては，医療や保護のうえでやむを得ず認知症高齢者を閉鎖病棟や保護室へ収容したり，身体を拘束せざるを得ないことが少なくない。この場合，精神科領域では精神保健指定医による診察と指示が必要であるが，一般病院や福祉施設ではこの点がまったくあいまいなままである。したがって，認知症高齢者の権利擁護の観点から，適正な対応が検討されなければならない。最近では身内や身近な人による認知症高齢者への権利侵害がしばしば問題になっているが，その対応策としてオンブズマン的な役割をもつ第三者的機関が必要であろう。

　一方，社会福祉協議会が中心となって行っている**地域福祉権利擁護制度（福祉サービス利用援助事業）**が1999年10月から実施されている。これは，認知症高齢者等判断能力が不十分な人に対して，成年後見制度の任意後見と同様，あくまでも本人の同意に基づく契約によって，本人の代わりに第三者が預金を引き出したり，必要な代金を支払ったり，福祉サービスの利用を援助して日常生活を支援する制度である。しかしこれは地域により活用されているところもあれば，まだほとんど機能していないところもあり，また成年後見制度との連動はほとんどなされていないのが実情である。

Ⅼ・若年性認知症対策について

　老人性ではないが，現在大きな社会問題になっている若年性認知症について最後に少しふれておく。

　「若年性」という言葉には問題があるが，「老人性」に対して「若年性」という意味でこの言葉が普通に使用されている。この場合，若年というのは一般的に18～64歳を指している。

　若年性認知症には多彩なものが含まれているが，ピック病を含む**前頭側頭型認知症**，**若年性アルツハイマー病**，**若年性レビー小体型認知症**（認知症を伴うパーキンソン病も含む）などの変性性認知症のほか，**血管性認知症**，**外傷性認知症**，**クロイツ**

フェルト - ヤコブ病などが多い。

　若年性認知症は，とくに一家の中心である40〜50代の男女に起こることが多いため，職を失うなどによる経済的な問題が深刻である。また，若年性認知症に対するサービスがまったく不十分であるため，在宅サービスがなかなか受けられないという問題がある。わが国でも若年性認知症の家族会が各地にできて活動しているが，老人性認知症の場合とは違った支援が必要であり，なかんずく国の支援が不可欠である。

Ⅲ　アルコール関連問題対策

A　広がるアルコール問題の実態

　欧米人と異なり，日本人の約半数は，ALDH2（アセトアルデヒド脱水素酵素2型，アルコールの代謝に関与する酵素）が欠損し，少量のアルコール摂取でも顔面が紅潮してしまう，アルコール耐性の低い体質をもっている。

　それにもかかわらず，欧米諸国と比べて国民1人当たりのアルコール消費量は決して低くない。むしろわが国は飲酒に寛容な文化をもち，安価かつ容易にアルコール飲料が入手でき，飲酒人口も多い。2003（平成15）年に厚生労働省研究班で実施された全国調査によれば，飲酒経験者は男性95.1％，女性79.0％，毎週飲酒する者はそれぞれ64.4％，27.5％，毎日飲酒する者はそれぞれ36.2％，7.5％であった。また，1日平均4単位（1単位＝純アルコール20g）以上の飲酒者の割合は男性28.9％，女性7.6％，1日平均6単位以上飲む多量飲酒者はそれぞれ12.7％，3.4％であった[1]。

　さらに，この調査結果に基づいて，国内におけるアルコール依存症罹患者数を推定すると，その数は80万人であった。しかし，実際にアルコール依存症の治療のために医療機関を受診している患者の数は約43,000人（5.4％）であり，未治療のアルコール依存症罹患者の裾野はあまりにも大きいのが現状である。

　最近のアルコール問題の動向としては，女性の飲酒率の顕著な上昇があげられる。前述の調査では，週3日以上飲酒する者の割合は男性53.5％，女性15.6％であったことも明らかにされているが，この割合を，1999（平成11）年に実施された国民栄養調査の結果（週3日以上の飲酒者率：男性51％，女性8％）[2]と比較すると，わずか4年間のうちに女性の飲酒者率が倍増していることがわかる。

＊1　尾崎米厚，松下幸生，白坂智信，他：わが国の成人飲酒行動およびアルコール症に関する全国調査．日本アルコール・薬物医学会雑誌，40（5）：455-470，2005．
＊2　尾崎米厚，松下幸生，白坂智信，他：国民栄養調査を用いたわが国の成人飲酒者割合，多量飲酒者割合の推計．厚生の指標，51（8）：22-26，2004．

B • アルコール依存症の疾病概念

1 アルコールは依存性薬物である

アルコールは，成人であれば世界中のほとんどの国で摂取することが認められている**精神作用物質**（中枢神経系に作用し，その結果として気分に影響を与える物質）である。繰り返し摂取しているうちにアルコールに慣れていき，「強くなる」。これは，**耐性獲得**と呼ばれる現象である。さらに耐性獲得が進んでいけば，中枢神経系はアルコール（神経系の興奮を抑制する薬理作用をもつ）の作用下で本来の均衡を保つように新たな適応状態をつくり出す。したがって，もしもアルコールの作用が突然なくなった場合には，中枢神経系は過剰な興奮状態を呈することとなり，それが**離脱症状**として現れる。アルコールの離脱症状としては，不眠，不安，焦燥，嘔気，血圧上昇，発汗が多くみられるが，重篤な場合には，手指の振戦（震え），痙攣発作，幻覚といった症状を呈することもある。これらの事実は，精神作用物質としてのアルコールが医学的には覚醒剤や大麻，麻薬類と同じ依存性薬物であることを示している。

あえて薬物との違いをあげるとすれば，アルコールは世界最古の精神作用物質であることから，共同体のさまざまな伝統行事や生活習慣に深く入り込んでおり，法律で規制されることなく社会的に容認されている，という点であろう。実際，世界中の多くの人が，社交や気晴らしのために，あるいは，伝統的儀式（冠婚葬祭）や祝祭の場でアルコールを摂取している。適量のアルコール摂取はその日の仕事の疲れを癒やし，飲むことで翌日も仕事が頑張れるという人は少なくないし，酒席での意気投合から新しい意義ある人間関係が発展していくこともある。しかしこのような社会では，逆にアルコールを飲まない人は，社交の場で疎外感を味わったり，「付き合いが悪い」と非難されたりすることがある，という問題がある。

2 アルコール依存症は病気である

とはいえ，アルコールは適量を超えればさまざまな弊害をきたす。例えば，前夜に飲み過ぎてしまい，朝起きられずに仕事を休んでしまう，あるいは，仕事には出たが酒臭がひどく接客の際に顧客からクレームがつく。酩酊状態で気が大きくなり，上司に暴言を吐いてしまったり，つい感情の抑えが利かなくなって粗暴な行動をとってしまったりする。あるいは，身体的健康を損ない，医者から注意されることもある。

度を超したアルコール摂取によってさまざまな弊害を体験することで，人は自分の飲酒パターンを反省し，自分なりのペースや節度を学習していくが，なかには，何度反省しても同じ失敗を繰り返す者がいる。「ほどほどでやめたい」と自ら誓い，また周囲とも何度も約束するのだが，飲み始めるとコントロールがつかず飲み過ぎて泥酔状態となり，同じ失敗を繰り返す。それどころか，飲んではいけない状況（仕事中や

自動車を運転する際など）でも，自分を律しきれずに飲んでしまう者がいる。

　かつて社会は，度を超した酩酊を繰り返しては，健康を損ない，自らの社会的責任を放棄し，さまざまなトラブルを起こして周囲に迷惑をかけている者を，「不道徳」「意志薄弱」，あるいは「反省が足りない」などと非難し，叱責や処罰の対象とした。しかしアルコールで問題を起こしている本人自身とて，「これが最後の一杯」と何度も自ら強く誓い，あるいは，「今度こそ度を超さないように注意しよう」と固く決意しながらも，失敗を繰り返しているのである。最初の一杯に手をつけなければ，ずっと素面でいられるのだが，一杯を飲むとアルコール使用を制御できなくなり，酔いつぶれるまで止まらなくなってしまうのである。それどころか，酔いつぶれてしばしの眠りから覚醒すると，激しい嘔気や焦燥感といった不快感（実はアルコールの離脱症状である）に襲われ，再びアルコールを摂取しないではいられなくなる。このことは，この人たちがもはや自分の意志や根性ではアルコール使用をコントロールできない状態にあること，れっきとした「病気」に罹患した状態にあることを意味している。

　今日，前述のようなアルコール使用がコントロールできなくなった状態は，道徳的問題ではなく医学的問題とみなされ，**アルコール依存症**という病名で呼ばれるようになった。そして，アルコール依存症には，次に述べるような特徴があることも明らかにされている。

③ アルコール依存症の特徴

■ 原発性の病気

　このアルコール依存症の原因は，性格の問題でもなければ意志が弱いから，あるいは，親の育て方が悪かったからではない。性格や意志，あるいは，生育歴に問題があっても，アルコールを飲んだことのない者はアルコール依存症にならない。あくまでもアルコールを飲んできたことが原因なのである。その意味で，アルコール依存症は「原発性の病気」である。実際，日本人男性であれば，毎日日本酒換算で3～4合のアルコールを10年間摂取し続ければ，多くの人はアルコール依存症の状態を呈するといわれている。

■ 慢性・進行性の病気

　アルコール依存症は治癒しない病気でもある。ひとたびアルコール依存症の状態を呈した者は，たとえその後10年間完全に断酒し続けたとしても，10年後に最初の一杯に手を出してしまえば，10年前，最後に飲んだときの飲酒パターンから飲酒が再開され，さらに病気はより重篤な状態に向かって進行していく。つまり，断酒したからといって，体質がアルコール依存症に罹患する前の状態に戻るわけではないのである。したがって，今後の人生にわたって，「最初の一杯に手をつけない（＝断酒）」という

生活習慣を維持しなければならない。このことは，裏を返せば，「最初の一杯」に手をつけない生活を続ければ，アルコールで失ったもの（仕事や健康，信頼）を取り戻すことができるという意味である。つまり，アルコール依存症は「治癒はしないが，回復できる病気」なのである。

3 死に至る病気

未治療のアルコール依存症罹患者の平均寿命は52歳といわれている。また，アルコール依存症専門病院で入院治療を受けた患者は，退院5年後には約3割が，10年後には約半数が死亡しており，その死亡事例の大半が飲酒を再開しているといわれている。アルコール依存症に罹患した者は，断酒しないかぎり死亡する者が少なくない。したがって，アルコール依存症は「死に至る病」である。

4 否認される病気

アルコール依存症はなかなか自覚しにくい病気である。そもそもわが国ではいまだこの病気に関する啓発は十分とはいえず，また，周囲から「意志が弱い」「根性が足りない」と繰り返し叱責されているうちに，問題を抱えている本人自身もそう考えるようになっている。自分の飲酒行動をコントロールしようとすればするほど，ますます自分のほうがアルコールにコントロールされてしまうが，その事態を受け入れられず，かえって意固地になって「意志」や「根性」に執着する。

こうした努力のなかで，いわば空威張りのような具合で，「その気になればいつでも酒はやめられる」「俺は依存症ではない」といった事態を過小評価する態度が強まっていく。たとえ自分が依存症であることを認めた場合でさえも，「しかしそれでも軽症の依存症だ」とうそぶく。これが依存症者の特徴である「否認」であり，アルコール依存症は「否認される病気」である。

依存症からの回復には，治療過程のどこかで，自らの「否認」を克服し，自分の見たくない現実と向き合うことが必要となってくる。

4 診　断

アルコール依存症の診断は，行動面・精神面・身体面という3つの次元からなる以下の症状を根拠にしてなされる[*1]。

①行動面の変化：飲酒量の増加，社会的許容範囲を超えた逸脱的な飲酒パターン，飲酒行動の単一化（平日と休日で飲酒様態の違いがなくなってしまうこと）が認められる。

[*1] Edwards, G. : The alcohol dependence syndrome : usefulness of an idea. Edwards, G., Grant, M.（eds.）, Alcoholism : new knowledge and new response, Croom Helm, London, 1977, pp.136-156.

②精神面の変化：飲酒コントロールの障害，衝動的な飲酒欲求（渇望），飲酒中心の思考（いつも酒のことばかり考えている）が認められる。

③身体面の変化：離脱症状，離脱症状を緩和するための飲酒，耐性が認められる。

　なお，世界保健機関（WHO）の精神障害の診断ガイドラインであるICD-10では，アルコール依存症は，アルコールによる「**依存症候群**」という名称で分類されている。また，アルコールによる依存症候群の基準は満たさないが，将来において健康被害の危険の高い飲酒パターンに対しては，アルコールの「**有害な使用**」という診断カテゴリーがある。

C • アルコールによる他の精神障害

1 離脱期の精神症状

■ アルコール離脱てんかん

　断酒後24時間でみられる意識消失を伴う全身痙攣であり，アルコールの離脱症状の一つである。真性のてんかんや頭部外傷後のてんかんなどとの鑑別が必要である。

■ アルコール幻覚症

　断酒後12〜24時間，もしくは，飲酒間欠期において血中アルコール濃度が低下した状態で出現する精神症状であり，意識清明下で幻聴を呈する病態である。「壁の向こうで自分の悪口を言っている」といった**域外幻覚**や，「家の周囲をヤクザに包囲されている」といった，**包囲攻撃妄想**を伴うこともある。

■ 振戦せん妄

　断酒後24〜72時間でみられる**離脱症状**であり，「昆虫」や「小動物」を主題とする幻視を伴う，独特の意識障害，ならびに手指の粗大な振戦と著明な発汗，精神運動興奮を呈する。通常は，1週間以内に消失し，患者はこの間のことに健忘を残すことが多い。

2 その他の精神症状

　アルコール依存症の男性では妻に対する**嫉妬妄想**を抱く者がおり，アルコール多飲によるインポテンツという性的能力の低下がそうした妄想形成の心理的要因となっているという指摘がある[*1]。

　低栄養状態でのアルコール多飲を続けると，**ウェルニッケ‐コルサコフ症候群**を呈

---

*1　斎藤　学：アルコール依存症と性障害．アディクションと家族，16（2）：139-144，1999．

することがある。まず，眼球運動障害，歩行失調，意識障害からなる**ウェルニッケ脳症**という急性期病像を呈し，その後，記銘力障害，失見当識，作話を3主徴とする**コルサコフ症候群**という慢性病像へと移行するのが典型的である。なお，一部では，ウェルニッケ脳症を呈することなく，コルサコフ症候群を発症する者もいる。

D • アルコールによる身体疾患

　アルコールによる臓器障害は，肝臓，膵臓，脳，神経，心臓，筋肉，骨など全身の臓器に及ぶ。また，臓器障害のほかにも，高尿酸血症，糖尿病，脂質異常症，免疫異常などさまざまな代謝障害もきたす。こうしたアルコール性の内科疾患は，アルコール使用をやめたり，摂取量を抑制したりすることにより比較的速やかに改善するという特徴があり，その治療方針としては，大量飲酒者は節酒することが，依存症水準に達している者は断酒することが原則となる。

1 アルコール性肝障害

　アルコール依存症患者の約8割の人に肝障害がみられ，大量にアルコールを摂取し続ければほとんどすべての人が**脂肪肝**に罹患する。しかしその後，**アルコール性肝炎**を経て，肝臓疾患の終着点である**肝硬変**になるのは全体の2〜3割程度であり，その点では個人差がある。

　肝臓は「沈黙の臓器」といわれ，慢性肝炎から肝硬変へと進展しても症状が少なく，黄疸や腹水，脳症などで肝硬変としてかなり進行した状態にならないと，症状が自覚できない。そのため，大量の飲酒者では自覚症状の変化に頼るだけではなく，定期的な肝機能検査が必要である。なお，肝障害は飲酒量と飲酒期間をかけた積算飲酒量に応じて肝障害の率は高くなると考えられているが，実際には，50歳以上の多量飲酒者の場合には，それよりも若い年代に比べて，肝障害を呈する者はむしろ少なくなっている。その理由は，肝障害を呈する多量飲酒者は50歳前後で死亡してしまうことが多いからである。しかしその一方で，次に述べるように，50歳以上の多量飲酒者の場合には，脳の萎縮を呈する者の割合が増加する傾向がある。

2 脳の障害

　未成年から飲酒習慣をもっている者の場合には，**脳萎縮**は20代でも出現する。また，脳萎縮が明らかとなる以前から知能低下が認められることがあり，年齢とともに低下の割合が強くなる傾向がある。

　アルコール使用による脳の萎縮は前頭葉に現れることが多い。前頭葉は人格をつかさどっている部位であるために，萎縮によって性格変化が認められる場合がある。例えば，頑固でなかなか誤りを認めようとしない，白黒がはっきりしている，ほれ込み

やすく恨みがましいなどといった性格変化は，飲酒による影響が強いことが少なくない。アルコール使用による脳萎縮が初期段階であれば，年余にわたる断酒により脳萎縮が改善することはまれではなく，その過程で性格変化も回復する傾向がある。

　しかし，大量飲酒がさらに続けば，脳萎縮は非可逆的な状態となり，アルツハイマー型認知症と同様の脳組織の変化を呈するようになる。その結果，物忘れがひどくなり，さらに進行すると，いつも当惑しているような状態や意欲の減退を呈し，日常生活に支障を生じるようになる。

　なお，60歳以上のアルコール依存症患者の5人に1人に認知症が認められる。

3 消化器疾患

　アルコール依存症患者にみられるがんは，口腔，喉頭，食道など，体内に摂取されたアルコールに最初に曝露される身体部位・臓器に発生しやすい。

　なかでも**食道癌**の発生は，飲酒も喫煙もしない人の発生率を1とすると，毎日飲酒と喫煙をしている人では発生率が6.7倍に高まるといわれている。食道癌はウイスキーや焼酎のような蒸留酒をストレートで飲むなど強い酒を飲む人，あるいは，1日30本以上のたばこを30年以上吸っている人に多い。とくに少量の飲酒でも必ず顔が赤くなるようなタイプ（ALDH2欠損者）では，食道癌の罹患リスクが12倍も高くなる。

　また，**大腸癌**もアルコールとの関連が証明されている。

4 膵　炎

　急性膵炎の原因の35％はアルコールの過飲である。膵炎は，消化液の出口がアルコールによって損傷されたり，膵液の性状が変化するために膵管内に石ができやすくなり，その膵石が膵管を塞ぐ結果，消化液が膵臓自身を消化してしまうために起こる。背中に抜けるような強い痛みが特徴的な症状であり，内科に入院し，集中的な治療が必要となる病態である。

　このような炎症を長期にわたって繰り返すなかで膵臓に結石や囊胞ができ，**慢性膵炎**へと移行することがある。わが国の慢性膵炎の原因の60％は飲酒である。当初は腹痛が主症状であるが，長期にわたって飲酒を続けているとむしろ痛みはしだいに感じなくなる。しかし，膵臓障害は進行しており，膵液の内・外分泌機能が悪化し，インスリン分泌の低下から糖尿病が発症したり，消化不良や慢性の下痢をきたしたりする。

5 糖尿病

　アルコール依存症患者の入院時には35％に高血糖がみられる。断酒2週後にはそのうちの6割程度の患者は正常範囲内の血糖値に回復する。2週間の断酒にもかかわら

ず，高血糖が持続している患者については，糖尿病としての治療が必要となる。

　アルコール依存症患者の糖尿病の多くは，膵臓機能の著明な低下により治療導入時よりインスリン療法が必要となる場合が多い。とはいえ，インスリン注射をしている患者が大量飲酒を続けていると，低血糖発作を起こしやすく，しばしば突然死の原因となる。その意味では，インスリン療法はある程度の断酒実績を積んだ患者に限定して実施することが望ましい。なお，断酒していないアルコール依存症患者に合併する糖尿病では，5年生存率は20％程度と，その転帰はきわめて不良である。

6 感染症

　アルコールにはリンパ球に直接作用して免疫力を抑える作用がある。したがって，多量飲酒者では，結核に罹患しやすく，結核の既往がある者では再発しやすい。また，真菌症などにも罹患しやすい。

　アルコール酩酊下での性的交渉は，ともすれば衝動的で，自身の安全を守る行動をとらないものとなりやすく，さまざまな性感染症に罹患する危険性が高い。

7 突然死

　アルコール依存症患者では死亡状況に突然死も多く，低血糖や不整脈などが原因になっているものと考えられている。

8 外傷

　多量飲酒者では，飲酒時の転倒・転落による外傷を負うことも多い。頭蓋部の打撲により死に至ってしまったり，骨折などで生活機能に障害を残したりすることがある。

9 胎児性アルコール症候群（FAS）

　母親が妊娠中に飲酒することによって，新生児が知能障害，発達障害，顔面の奇形（小眼症，低い鼻，人中の欠損，薄い上唇）を呈することがある。このような新生児の一連の特徴を胎児性アルコール症候群（fetal alcohol syndrome；FAS）という。FAS の唯一の予防法は妊娠が判明したら，女性は直ちに飲酒をやめることである。

E • アルコール依存症の治療

　アルコール依存症の治療は，前提として身体疾患や精神症状に対する医学的治療は必要であるが，そのもっとも本質的な部分は，これら疾患の基礎にある依存症からの回復を進めるための心理教育的治療である。心理教育的な治療プログラムは，依存症

に関する心理教育プログラム，グループミーティング，再飲酒防止のための認知行動療法，動機づけ面接，自助グループのメッセージなどから構成されることが多い。かつては，こうした治療プログラムは，久里浜方式と呼ばれる開放病棟での入院治療のなかで提供されたが，近年では，こうした治療プログラムを外来治療として提供している依存症専門の精神科診療所も増え，依存症の治療は入院から外来主体へとシフトしつつある。

　専門施設で治療を行うことのメリットとしては次の3つがあげられる。第1に，長い間，問題飲酒によって家族からも社会からも孤立している依存症者が，同じ問題を抱えている仲間と出会うことで，孤独感から解放され，自分の人生に対して前向きになれる，ということである。第2に，同じ問題をもつ仲間との交流により，自分の問題への気づきが高まり，否認を克服しやすくなる，ということである。そして最後に，人前で話すこと，あるいは，他人の話に謙虚に耳を傾ける練習となり，自助グループ参加に対する心理的抵抗感を減じることができる。

　医療機関における依存症治療の役割の一つとして，自助グループへのつなぎの機能がある。断酒会やアルコホーリクス・アノニマス（Alcoholics Anonymous；AA）といった自助グループは，医療機関のような費用はいらず，夜間や休日にも例会やミーティングを開催していることから，社会復帰後に就労しながらでも，セルフケアの資源として継続して利用ができる。実際，自助グループに継続して参加している患者は，そうでない患者に比べて明らかに治療予後がよい。

　ただし，統合失調症をはじめとする他の精神障害を併存している，いわゆる重複障害の依存症患者の場合には，こうした自助グループに参加すること自体が心的ストレスとなることがあり，重複障害を抱えていない依存症者のなかにも，自助グループになじめない者がいる。自助グループは，それになじめる者には重要な支援資源となるが，参加を拒む者には柔軟に個別的対応をする工夫も必要である。

　依存症専門医療機関では，前述した心理教育的治療に併行して，薬物療法も行っている。アルコール依存症の薬物療法には，飲酒行動を抑止する方法と渇望を抑止する方法とがある。前者としては，抗酒剤があげられる。この薬剤を服用した状態で飲酒すると，まったくアルコールを受けつけない体質の者と同様に，嘔気，動悸，顔面紅潮といった苦痛を伴う身体症状が出現し，こうした嫌悪反応を通じて飲酒行動を抑止する効果を発揮する。もっとも，抗酒剤の服用は患者本人の断酒の意志が前提であり，患者自身が主体的に服用するものである。したがって，抗酒剤単独での治療効果はほとんどなく，援助者との信頼関係のなかで服用されて初めて治療効果を発揮する薬剤である。

　なお，渇望を抑止するための薬物療法は，海外ではさまざまな薬剤が実用されているものの，わが国ではまだ実用段階には至っていないのが現状である。

F ・ アルコール依存症者の家族支援

1 家族は孤立し，恥の感覚を抱いている

　アルコール依存症者の家族は，地域の中でも親族の中でも孤立している。というのも，家族のアルコール問題は，近隣はもちろん，親族にもなかなか相談できない。仮に相談したところで，「あなたが妻としていたらないから」とか，「だからあの人と一緒になるのは反対だったのよ」といった説教をされ，深く傷ついてしまうことも少なくない。

　家族のアルコール問題を誰かに相談するということは，たとえ相手が専門職の援助者であったとしても恥の感覚を伴う行動である。「今日こそは保健所に相談しよう」と決意しながらも，一日延ばしを重ねるうちに何年もの月日が流れていってしまう。そして，連日のように家庭内で繰り広げられる酩酊時の暴言や暴力に何年間も曝され続けるなかで，家族の判断力は低下し，ますます援助希求能力を失ってしまうのである。

2 家族を相談機関や自助グループにつなげる

　その一方で，多くの家族に**共依存**と呼ばれる病理が存在するのも事実である。例えば，本人のアルコール問題を隠蔽して世間体をとりつくろう態度や家族の否認，あるいは，「転ばぬ先の杖」を出すような世話焼き行動が，結果的に本人の飲酒行動を支えるだけでなく，本人の否認をますます強固なものにしてしまう。本人の回復のためには，まずは病的な家族システムを変化させることが必要である。

　このような家族に対し，援助者のなかには「夫を突き放しなさい」「家を出なさい」などと助言する援助者もいるが，たとえそれが正しい場合でも，「突き放し」一点ばりの助言は好ましくない。家族の側にもさまざまな事情や躊躇があり，往々にしてその助言どおりに変化させようとするのは現実的ではない。むしろ経済的不安や世間体，子どもの教育などに関する心配に拘泥しているうちに，いたずらに時間が経過してしまったり，家族が相談をやめてしまったりする。

　大切なのは，直ちに共依存を解消することではない。むしろ，悩みながらその家族なりの対応のあり方を一緒に考えてくれる場所を確保することが重要である。そのような場所として，精神保健福祉センターで開催されている**家族教室**，あるいは，アルコール依存症者家族の自助グループ，**アラノン**（Al-Anon），**断酒会家族会**がある。

　家族教室や自助グループには継続して参加することが重要であり，1～2回の参加で何らかの変化を期待することには無理がある。1年以上，継続的に参加しているうちに，患者に対する過干渉や尻ぬぐい行動といった**イネイブリング**（enabling）が徐々に減じ，それに伴って，間接的に本人の行動にも好ましい変化（本人自身の治療

導入や治療継続）がみられるのが通常である。

G • WHOによる「アルコールの有害な使用を低減するための世界戦略」

2010年5月21日に開かれたWHO総会において，「**アルコールの有害な使用を低減するための世界戦略**」の決議がなされた[*1]。この会議においてWHOは，①アルコールの有害使用は個人の発達と社会の発展を脅かすものであり，②早期死亡の第3位の原因であり，③多くの心身の疾患や交通事故，暴力，自殺，外傷と関係が深く，そうした問題の深刻さにもかかわらず，④アルコール有害使用の低減対策はきわめて不十分な現状にある，という認識を明らかにした。WHOは，この決議においてアルコールの有害使用は世界的な健康問題であり，包括的な取り組みが必要なことを指摘したうえで，加盟各国に対して3年後のWHO総会においてアルコールの有害使用低減に向けた世界戦略の推進状況の報告をするよう求めた。

ここでいう，「アルコールの有害使用」という概念には2つの意味がある。1つは，健康を損なう危険性を高める飲酒パターンという意味であり，もう1つは，飲酒者ならびに飲酒者の周囲にいる人，さらには社会全体に悪影響を及ぼす飲酒パターンという意味である。このことは，アルコール関連問題は，単にそれを摂取する者の心身の弊害だけにとどまらず，社会全体に影響を及ぼす問題であることを示している。

H • アルコールによる疾病負荷量

WHOの推計によると，世界における早期死亡に関連する主要な19の危険因子のうち，アルコールは8番目の危険因子と位置づけられている（2004年の年間寄与死亡数230万人）。しかし，死亡以外の疾病や障害への罹患なども加味した指標である **DALY**（disability-adjusted life year，**障害調整生命年**）に換算すると，アルコールは3番目に大きな健康被害の危険因子となり（2004年の年間推計DALYは，6,900万），なかでも，中等度収入国に限れば，第1位の危険因子である[*2]。一般に，精神疾患のように，死亡に至らないにしても長期間の療養や障害を呈する疾患では，本人や社会にもたらす負荷は大きく，DALYに換算した場合には大きな**疾病負荷量**（健康被害の大きさを表す数量指標）を示す傾向があるが，アルコールによる健康被害もまた，それと同様の特徴がみられる。

わが国においてアルコールにより死亡したと推定される数は，1987（昭和62）年で

---

*1 WHO：Global strategy to reduce the harmful use of alcohol.
　 http://www.who.int/substance_abuse/activities/globalstrategy/en/
*2 World Health Organization：Global health risks：mortality and burden of disease attributable to selected major risks. World Health Organization. 2009.

は，男性21,015人，女性8,173人（合計29,188人）であったが，2008（平成20）年には，男性23,583人，女性11,405人（合計34,988人）へと確実に増加している。また，アルコールによる有病患者数は，外来患者では，男性約47,000人，女性約64,000人（合計約11万1,000人）であり，入院患者では，男性約21,000人，女性約7,000人（合計約28,000人）であった[*1]。また，わが国においてアルコール使用を原因とする疾患が全疾病負荷量（DALY）に占める割合は，男性6.7%，女性1.3%と推計されており，アルコールの寄与割合の高い疾患としては，肝硬変，外傷，がん，精神神経障害などがあげられている[*1]。

　以上の知見からわかるのは，アルコールを使用した本人にもたらされる心身に対する健康被害の深刻さである。さらに，後述する社会的影響も含めて考えると，その影響はいっそう大きなものとなる。

Ⅰ● アルコール関連問題による社会的損失

　アルコールには，人間関係の潤滑油やストレス解消手段としての側面もある。しかしその一方で，長期飲用による依存症やさまざまな精神疾患，あるいは身体疾患，医療費の上昇，生産性の低下，家族をはじめとする周囲の者への精神的苦痛，酩酊による交通事故や暴力犯罪などの社会安全の問題といった負の側面があり，その社会的損失の大きさは無視できない。このようなアルコール使用がもたらす，医学的，心理的，ならびに社会的問題すべてを総称して，**アルコール関連問題**と呼ぶ。

　中村恵子らは，わが国の1987年におけるアルコール関連問題による**社会的費用**を推計した（**表3-7**）[*2]。アルコール関連問題による医療費は約1兆957億円と推定され，国民医療費の6.9%に相当した。また，アルコールに関連した死亡者数は年間男性21,015人，女性8,173人であり，これら死亡による間接費用の損失は約9,230億円と推定された。さらに，アルコール関連問題による疾病による損失は4兆4,156億円と推定された。以上を総合すると，アルコール関連問題による社会的費用の合計は6兆6,375億円と推定されることとなり，これは当時の国内総生産（GDP）の約1.9%にあたるものである[*2]。2008年度のGDPが約494兆1,987億円であることを踏まえると，その1.9%とは9兆3,898億円に相当する。

　同様の傾向は，海外でも認められ，海外におけるアルコール関連問題による社会的

---

*1 尾崎米厚，樋口　進：アルコールの社会的コストの推計. 厚生労働科学研究費補助金　わが国における飲酒の実態ならびに飲酒に関連する生活習慣病. 公衆衛生上の諸問題とその対策に関する総合的研究班平成21年度研究報告書（研究代表者　石井裕正）.
*2 Nakamura, K., Tanaka, A., Tanaka, T.：The social cost of alcohol abuse in Japan. J Stud Alcohol, 54（5）：618-625, 1993.

表3-7 ▶ 日本におけるアルコール乱用による社会的費用　　　　　(億円)

主費用	66,014
直接費用	12,627
治療	11,741
医療費	10,956
その他の治療費用	785
支援	885
間接費用	53,386
死亡	9,230
有病	44,155
生産性の低下	42,572
労働不能による損失	1,583
関連費用	360
直接費用	360
自動車事故（物損）	34
犯罪	1
社会福祉プログラム	234
その他	89
合　　　計	66,374

資料　Nakamura, K., Tanaka, A., Tanaka, T.：The social cost of alcohol abuse in Japan. J Stud Alcohol, 54（5）：618-625, 1993（一部改変）.

費用は GDP の0.5〜2.7%にあたると推定されている[1]。

J ・ 未成年者のアルコール問題

　未成年者がアルコールを摂取することには，いくつかの理由から問題がある。まず，アルコールに対する耐性獲得が速やかに形成され，早期に依存症を呈しやすい。実際，未成年者では習慣飲酒が始まってからアルコール依存症になるまでの期間は，数カ月から2年程度ときわめて短い。次いで，成長過程の未成年者が早くから飲酒習慣をもっていると，成人以上にアルコール使用による脳萎縮やそれに伴う知的能力の低下が著しい。また，成長の盛んな生殖器にアルコールが作用することで，男子においてはインポテンツが，そして女子においては月経不順や無月経が現れやすい。

[1] World Health Organization：International Guide for Monitoring Alcohol Consumption and Related Harm. World Health Organization, 2000, pp. 3-17.

加えて，成人後の違法薬物乱用のリスクを高めるとともに，薬物乱用以外のさまざまな反社会的行動のリスクも高める。事実，20代の若年アルコール依存症患者の半数余りに，有機溶剤，大麻，覚醒剤などの違法薬物の乱用経験が認められ，アルコール酩酊時に暴力事件を起こしたり，飲酒運転を繰り返したりする者が少なくない。

　最後に強調しておくべき点として，若年のアルコール依存症患者の治療困難性がある。すなわち，若年アルコール依存症患者は治療中断率が高く，入院治療を受けた後の断酒率は低く，死亡例も少なくない。若年者向けの治療プログラムの開発が必要なのはもちろんであるが，その治療困難性を考えれば，まずは予防が重要である。

K • アルコールと自殺

　海外では，かねてよりアルコール依存症は，うつ病と並んで，自殺に関連する重要な精神疾患としてみなされてきた。事実，アルコール依存症への罹患は将来における自殺のリスクを60〜120倍に高め[1]，自殺既遂者の2〜4割にアルコール依存症への罹患が推測されている[2-5]。

　ところが，わが国では，1998（平成10）年に中高年男性を中心に自殺が急増し，以後，10年以上にわたって高止まりのまま推移している状況にあったが，その対策はあまりにうつ病の早期発見，早期治療だけに偏ったものであった。しかし，最近になってわが国でも，仕事をもつ中高年男性の自殺予防には，アルコールという視点からの対策が不可欠であることが指摘されるようになった[6]。そのようななかで，2008年10月に閣議決定された，「自殺総合対策大綱」の一部改正「自殺対策加速化プラン」[7]では，自殺のリスクを高める精神疾患としてアルコール依存症対策の強化が明記されるに至った。

　アルコール依存症は，それが存在することでもともとあるうつ病の悪化をもたらし，また，アルコール関連問題に由来する失職や離婚によって人を社会的に孤立させてしまう。しかし，ここで重要なのは，自殺に関連するのは必ずしも依存症水準の飲

＊1　Murphy, G. E., Wetzel, R. D.：The lifetime risk of suicide in alcoholism. Arch Gen Psychiatry, 47（4）：383-392, 1990.

＊2　Barraclough, B., Bunch, J., Nelson, B., et al.：A hundred cases of suicide：clinical aspects. Br J Psychiatry, 125（0）：355-373, 1974.

＊3　Chynoweth, R., Tonge, J. I., Armstrong, J.：Suicide in Brisbane：a retrospective psychosocial study. Aust N Z J Psychiatry, 14（1）：37-45, 1980.

＊4　Robins, E., Murphy, G. E., Wilkinson, R. H., et al.：Some clinical considerations in the prevention of suicide based on a study of 134 successful suicides. Am J Public Health, 49（7）：888-899, 1959.

＊5　Lönnqvist, J. K., Henriksson, M. M., Isometsä, E. T., et al.：Mental disorders and suicide prevention. Psychiatry Clin Neurosci, 49：Suppl 1：S111-116, 1995.

＊6　赤澤正人，松本俊彦，勝又陽太郎，他：死亡1年前にアルコール関連問題を呈した自殺既遂者の心理社会的特徴─心理学的剖検による検討. 精神医学, 52（6）：561-572, 2010.

＊7　内閣府：平成20年版自殺対策白書. 内閣府, 2008.

酒行動だけではない，ということである。「アルコールを使用すること（＝飲むこと）」自体も自殺と関連している。事実，フィンランドでは個人の年間アルコール消費量が1L増えると，その年の男性の自殺死亡率が16％増加するといわれている[*1]。ほかにも多くの国で国内アルコール消費量と男性の自殺死亡率とは正の相関関係にあることが報告されている[*2-5]。アルコール酩酊は衝動性を亢進させ，心理的視野狭窄（「問題解決には死ぬしかない」という思い込み）を悪化させるのである。その意味では，「飲み過ぎないこと」，そして「悩みを抱えたとき，追い詰められたときに，飲みながらものを考えないこと」を啓発していくことは，自殺予防の観点からきわめて重要である。

Ｌ・飲酒運転

　2002（平成14）年から道路交通法の改正により飲酒運転は減少に至ったが，その効果は限定的なものと言わざるを得ない。というのも，その対策の中にアルコール依存症に係る予防・治療的介入が欠けているからである。アメリカでは飲酒運転で検挙された者の60％前後がアルコール依存症であるといわれており，わが国でも，飲酒運転検挙経験者の男性47.2％，女性38.9％にアルコール依存症が強く疑われるという報告がある[*6]。さらに長徹二らの調査によれば，アルコール依存症者は飲酒運転のリスクが高く，アルコール依存症者では，飲酒運転に対する厳罰化による飲酒運転の減少効果は限定的なものであったという[*7]。

　飲酒運転を減らすには，アルコール依存症の予防と治療的介入を含んだ対策が必要である。すでにアメリカでは，行政・司法・医療が連携した飲酒運転対策制度を整備しており，裁判所が中心となって飲酒運転をした被告人に対して，アルコール依存症の評価と治療を実施している。そうした対策の導入後，飲酒運転は約8～9％減少し

＊1 Makela, P.：Alcohol consumption and suicide mortality by age among Finnish men, 1950-1991. Addiction, 91（1）：101-112，1996.
＊2 Birckmayer, J., Hemenway, D.：Minimum-age drinking laws and youth suicide, 1970-1990. Am J Public Health, 89（9）：1365-1368，1999.
＊3 Skog, O. J.：Alcohol and suicide in Denmark 1911-24：experiences from a 'natural experiment.' Addiction, 88（9）：1189-1193，1993.
＊4 Skog, O. J., Teixeira, Z., Barrias, J., et al.：Alcohol and suicide：the Portuguese experience. Addiction, 90（8）：1053-1061，1995.
＊5 Wasserman, D., Värnik, A., Eklund, G.：Male suicides and alcohol consumption in the former USSR. Acta Psychiatr Scand, 89（5）：306-313，1994.
＊6 中山寿一，樋口　進，神奈川県警察本部交通部交通総務課，独立行政法人国立病院機構久里浜アルコール症センター：飲酒と運転に関する調査結果報告書，2008.
　　http://www.police.pref.kanagawa.jp/ps/69ps/69pic/69pic028_001.pdf
＊7 長　徹二，林　竜也，猪野亜朗，他：飲酒運転実態調査. 精神医学，48（8）：859-867，2006.

ており*1，再犯率が約30％減少したと報告されている*2。このシステムは，受診率の低いアルコール依存症者を治療につなげる制度としても効果を発揮している。

わが国でも，行政・司法・医療が連携して飲酒運転の対策制度を樹立していくことが求められている。それには，「アルコール依存症は病気であり，治療・回復が可能な病気である」ため，アルコール依存症者は治療が成功すれば断酒が続くことになり，もっとも飲酒運転をしない者となる，という理解を広く啓発していくべきであろう。

Ⓜ • 児童虐待と DV

アルコール問題が家族に与える影響は大きいが，そのなかでももっとも深刻なのは，アルコール問題と関連する家庭内での暴力行動や養育放棄である。代表的なものとしては，**ドメスティックバイオレンス**（domestic violence；**DV**）と呼ばれる配偶者に対する暴力，あるいは子どもに対する暴力として**児童虐待**があり，いずれもその背景にアルコール問題が認められることが多い。こうした行動は単に身体的な暴力だけにとどまらず，性的虐待，心理的虐待，ネグレクト（neglect，養育放棄），さらには，自分が直接暴力を受けなくとも，家庭内における暴力場面に子どもが繰り返し曝露される体験も含まれる。

アルコール問題と家庭内のさまざまな暴力が同時に認められやすいのには，いくつかの理由がある。まず，アルコール自体の薬理作用が直接的に暴力に影響を与える可能性がある。すなわち，酩酊による抑制力や判断力の低下，飲酒欲求で頭がいっぱいになるために周囲に対する配慮ができなくなってしまうこと，あるいは，アルコール離脱症状による激しい焦燥感などが暴力行動に影響を与える可能性がある。また，長期的なアルコールの影響として，アルコール乱用・依存の進行とともに，本人の自尊心が低下し，失職やさまざまな職業上の失敗から家族に対する劣等感や被害感が高まり，感情調節が困難となったり，家族の疲弊により本人に対して攻撃的，挑発的な態度をとりやすくなるといった，いわばアルコールの間接的な影響も無視できない。

もう1つ忘れてはならないのは，暴力被害者におけるアルコール問題である。DV被害者の女性のなかには，アルコール乱用・依存が生じている場合が珍しくない。暴力の被害者がその苦痛を緩和するためにアルコール酩酊を必要とするが，同時にそのことが，暴力加害者をいっそう刺激し，夫婦間の葛藤を強化，複雑化させてしまっていることも少なくない。

＊1 Wells-Parker, E., Bangert-Drowns, R., McMillen, R., et al.：Final results from a meta-analysis of remedial interventions with drink/drive offenders. Addiction, 90（7）：907-926, 1995.

＊2 DeYoung, D. J.：An evaluation of the effectiveness of alcohol treatment, driver license actions and jail terms in reducing drunk driving recidivism in California. Addiction, 92（8）：989-997, 1997.

いずれにしても，家族内のアルコール問題においてもっとも深刻なダメージを受けるのが，その家庭で育つ児童である。たとえ，児童に対する直接的な暴力がない場合でも，児童には深刻な心理的ダメージを残すといわれている[1,2]。アルコール問題を抱える家庭で育った子どもの心理的問題については，**ACOA**（adult children of alcoholics）という概念の下に多数の研究や家族介入の実践が行われてきた。その結果，アルコール問題を抱える家庭で育った子どもは，青年期や成人後に，今度は自らがアルコール問題を呈するリスクが高いだけでなく，気分（感情）障害やパーソナリティ障害，摂食障害などの精神障害，学校不適応，非行・犯罪，自傷・自殺，自尊心の低下など，きわめて広範な精神保健的問題を呈することが多い。さらに成人後に，今度は自らが児童虐待やDVの加害者となってしまうこともある。

　児童虐待やDVについては，かねてより世代間連鎖がみられるという指摘がなされているが，アルコール問題はそのような暴力の世代間連鎖の促進因子となっているといえるであろう。そのような深刻かつ悲劇的な悪循環を解決するためにも，アルコール問題の援助機関は，児童相談所，婦人相談所といった児童虐待やDVの対応機関と連携して援助や介入を行うことが必要である。

N ● アルコールと犯罪

　アルコールは，個人の脱抑制や攻撃性を増強し，各種犯罪，なかでも暴力犯罪のリスクを著しく高める危険因子である。例えば，イギリスでは対人暴力事件の加害者の約半数が，ロシアにおいては殺人事件の加害者の75%が，犯行当時アルコールに酩酊していたことが明らかにされている[3]。アメリカでも，傷害事件の20%，性犯罪の16%，暴力犯罪全体の19%が，いずれもアルコール酩酊下の犯行であったという報告がある[4]。

　アルコールはまた，暴力の被害のリスクとも密接な関連がある。海外では，暴力被害者の26〜36%が飲酒状態下で暴力被害を受けていたことが明らかにされている[1]。わが国でも，殺人被害者の55%で遺体からアルコールが検出されている[5]。

＊1 Kelly, S. J.：Child maltreatment in the context of substance abuse. Meyers, J. E. B., Berliner, L., Briere, J., *et al.*：The APSAC Handbook on Child Maltreatment, 2nd edition, Sage Publications, Thousand Oaks, CA, 2002, pp.105-117.
＊2 Christoffersen, M. N., Soothill, K.：The long-term consequences of parental alcohol abuse：a cohort study of children in Denmark. J Subst Abuse Treat, 25（2）：107-116, 2003.
＊3 WHO：Interpersonal Violence and Alcohol Policy Briefing, 2006.
http://www.who.int/violence_injury_prevention/violence/world_report/factsheets/pb_violencealcohol.pdf
＊4 U. S. Department of Justice：Criminal Victimization in the United States, 2005 Statistical Tables. 2006.
http://bjs.ojp.usdoj.gov/content/pub/pdf/cvus05.pdf
＊5 伊藤敦子，森　智代，横田千恵子，他：法医解剖例における血中アルコール濃度―死因および年齢との関係．日本法医学雑誌，37（1）：20-35, 1983.

アルコール対策は暴力犯罪抑止に有効な対策である。2010年5月におけるWHOの決議でも，犯罪抑止のために，アルコール飲料の値上げや販売規制，若年者のアルコール飲料へのアクセス制限，問題飲酒の**スクリーニング**と**ブリーフインターベンション**（brief intervention，簡易にできる治療的介入），アルコール依存症の治療といった提言が盛り込まれている。実は，こうした対策は，いずれも一般的なアルコール関連問題対策と共通したものである。このことは，アルコール消費量を抑制する施策とハイリスク集団への介入強化が，地域住民の健康増進のためだけでなく，社会安全の維持にも有効であることを示している。

O ● アルコール健康障害対策基本法

　WHOの「アルコールの有害な使用を低減するための世界戦略」で提唱された対策を実施するためには，国としての基本路線を定めた法律が必要である。しかし，それまでのわが国には，**未成年者飲酒禁止法**，**酒に酔つて公衆に迷惑をかける行為の防止等に関する法律**など，飲酒の規制や酩酊者の保護に関する法律こそあったものの，多岐にわたるアルコール関連問題に対する包括的な施策を定めた法律は存在しなかった。このような状況のなかで，専門家・当事者・家族・市民団体の働きかけを受けて超党派**アルコール問題議員連盟**が設立され，議員立法により，2013（平成25）年12月に**アルコール健康障害対策基本法**（以下，基本法）が成立し，2014（平成26）年6月に施行された。

　基本法の目的は，不適切な飲酒への対策を総合的かつ計画的に推進することで，障害の発生，進行および再発の防止を図り，併せて健康障害を有する者に対する支援の充実，ならびに，国民の健康を保護し，社会の安心の実現に寄与することにある。なお，この法律でいう「**アルコール健康障害**」とは，アルコール依存症や多量の飲酒だけでなく，未成年者や妊婦の飲酒など，さまざまな不適切な飲酒の影響による心身の健康障害を指す。

　基本法は，国に**アルコール健康障害対策推進基本計画**の策定を義務づけており，都道府県は，国の定めた基本計画に基づいて，当該都道府県の実情に即したアルコール健康障害対策の推進に関する計画を策定するよう，努力義務を課している。また，個別的な政策としては，国および地方自治体に対して，①毎年11月10～16日をアルコール関連問題啓発週間として，アルコール関連問題についての広報・教育に努めること，②アルコール依存症患者およびその家族に対しての相談・支援体制の充実を図ること，そして，③民間のアルコール依存症患者団体，自助グループを支援することも定めている。

Ⅳ 薬物乱用防止対策

A ● 深刻化する薬物乱用

わが国は，1996（平成 8 ）年，1997（平成 9 ）年と，覚醒剤事犯により補導された中学生・高校生の数が連続して史上最多記録を更新し，しかもその増加率は前年比の 2 倍以上という空前の事態に見舞われた。この1996年以来，わが国は第 3 次覚醒剤乱用期に突入したといわれており，この数年で，薬物乱用者は急激に若年化し，これまでまったく非行歴のない普通の若者までが薬物に手を染めるようになったことが指摘された[*1]。その後，取り締まりの強化，「ダメ。ゼッタイ。」キャンペーンなどにより，覚醒剤に関して情勢はひとまず横ばいで推移している。

しかし，このことは第 3 次覚醒剤乱用期が終焉したことを意味してはいない。厚生労働省の調べ[*2]によれば，2012（平成24）年における薬物事犯の検挙人員は13,881人であり，このうち覚醒剤事犯の検挙人員は11,842人と前年に比べてやや減少したものの，全薬物事犯における検挙人員の 8 割以上を占め，覚醒剤の押収量は466.6kgと前年に比べ増加した。また，検挙人員の過半数を暴力団構成員等が占めるとともに，再犯率も依然として50％を超えている。このような状況からもうかがわれるように，単に薬物の供給を絶つだけでは限界があり，薬物依存に対する治療による需要低減が必要となっている。

さらに忘れてはならないのが，乱用薬物の多様化という問題である。海外のドラッグ・カルチャーが次々に輸入され，**大麻**や**MDMA**（methylenedioxymethamphetamine，メチレンジオキシメタンフェタミン，合成麻薬の一種，通称**エクスタシー**）といった薬物に関連する検挙者が，2000（平成12）年ころから急速に増加し始めた。ここ数年は検挙人員・押収量とも減少傾向にあるが，大麻事犯については，全薬物事犯における検挙人員の割合が覚醒剤事犯に次ぎ高比率で推移しており，併せて，室内栽培を含む不正栽培事犯が広がりを見せつつあるという深刻な状況にある。また，有機溶剤乱用者減少とは逆に，**睡眠導入薬**や**抗不安薬**といった精神科治療薬の乱用者の急増も無視できない（**図3-6**）[*3]。精神保健的問題に対する地域への啓発が進み，精神科受診に対する心理的抵抗感が減弱するなかで，むしろ精神科治療薬の乱用者の増加

＊1 警察庁編：薬物犯罪の現状と対策．平成12年版警察白書，2000．
＊2 厚生労働省医薬食品局監視指導・麻薬対策課編：麻薬・覚醒剤行政の概況（2013）．2014．
＊3 尾崎　茂，和田　清，大槻直美：全国の精神科医療施設における薬物関連精神疾患の実態調査．平成20年度厚生労働科学研究費補助金（医薬品・医療機器等レギュラトリーサイエンス総合研究事業）「薬物乱用・依存等の実態把握と『回復』に向けての対応策に関する研究（研究代表者　和田　清）」研究報告書，2009，pp.87-134．

図3-6 ● 主たる使用薬物別にみた症例(%)の推移

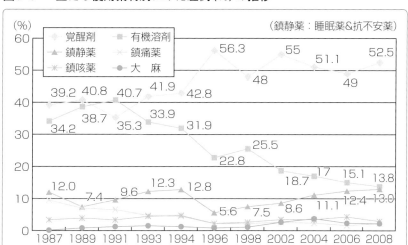

資料 尾崎 茂，和田 清，大槻直美：全国の精神科医療施設における薬物関連精神疾患の実態調査．平成
20年度厚生労働科学研究費補助金(医薬品・医療機器等レギュラトリーサイエンス総合研究事業)「薬物
乱用・依存等の実態把握と『回復』に向けての対応策に関する研究（研究代表者　和田　清）」研究報告
書，2009，pp.87-134.

が認められている。精神科治療薬の乱用・依存の場合には，法令によって規制されて
いる薬物でないだけに，治療という観点がいっそう重要になってくる。

　同様に，薬物乱用・乱用依存者の病態も多様化し，そのことは薬物依存治療の現場
にさまざまな困難をもたらしている。例えば，気分（感情）障害や統合失調症，パー
ソナリティ障害や発達障害といった，さまざまな精神障害を併存する乱用・依存者に
対しては，柔軟かつ個別的な対応も必要であり，従来の十把一絡げ（じっぱひとから）の治療プログラム
には限界があることも指摘されている。

B ● わが国の薬物乱用の歴史と海外の状況

　わが国は，先進国のなかでは奇跡的に深刻な薬物問題がない国であり，これはわが
国の薬物使用に対する厳しい法制度によるところが大きい（**表3-8**）。しかし，これ
はあくまでも欧米と比較しての話であり，戦後さまざまな薬物乱用が消長し，社会問
題となってきた。

　わが国の薬物乱用問題の皮切りは，覚醒剤である。第二次世界大戦後，軍需品で
あった**覚醒剤**（**ヒロポン**）が市中に放出され，多くの人がその危険性を知らずに乱用
し，**第1次覚醒剤乱用期**（1946［昭和21］～1957［昭和32］年）と呼ばれる事態を呈
した。この乱用期は，**覚せい剤取締法**が制定され，覚醒剤が違法化されることで徐々
に沈静化した。その後，**ヘロイン**の乱用（1957～1964［昭和39］年），市販の**睡眠薬**
や**鎮痛薬**の乱用（1960［昭和35］～1964年），シンナー，ボンドなどの**有機溶剤**の乱用

表3-8 ▶ わが国における依存性薬物に関する法制度の変遷

1948年（昭和23年）	旧麻薬取締法
	大麻取締法
1950年（昭和25年）	毒物及び劇物取締法
1951年（昭和26年）	覚せい剤取締法
1953年（昭和28年）	新麻薬取締法
1954年（昭和29年）	あへん法
1963年（昭和38年）	麻薬取締法改正
1972年（昭和47年）	毒物及び劇物取締法改正
1981年（昭和56年）	毒物及び劇物取締法改正
1990年（平成２年）	覚せい剤取締法改正
	麻薬及び向精神薬取締法（麻薬取締法を改題）
1992年（平成４年）	麻薬及び向精神薬取締法改正
1999年（平成11年）	麻薬及び向精神薬取締法改正
	大麻取締法改正
2000年（平成12年）	麻薬及び向精神薬取締法改正
2001年（平成13年）	毒物及び劇物取締法改正
2002年（平成14年）	麻薬及び向精神薬取締法改正
2003年（平成15年）	麻薬及び向精神薬取締法改正
2004年（平成16年）	麻薬及び向精神薬取締法改正
2005年（平成17年）	麻薬及び向精神薬取締法改正
2006年（平成18年）	麻薬及び向精神薬取締法改正
	覚せい剤取締法改正
2011年（平成23年）	毒物及び劇物取締法改正
2013年（平成25年）	あへん法改正
	麻薬及び向精神薬取締法改正
	医薬品，医療機器等の品質，有効性及び安全性の確保等に関する法律（薬事法改題）

（1964～1967［昭和42］年）などが次々と社会問題となった。有機溶剤に関しては，1972（昭和47）年の**毒物及び劇物取締法改正**によって乱用が規制されたが，それ以後もトルエンが乱用されるかたちで有機溶剤の乱用は現在まで続いている。

　違法化によっていったんは沈静化した覚醒剤乱用が再び社会問題となってきたのは，1970（昭和45）年ころである。違法薬物である覚醒剤は，暴力団の資金調達のために密売されるようになり，**第２次覚醒剤乱用期**を迎えた。この時期には，**覚醒剤精**

神病による殺人事件などが多数発生した。さらに，「バブル経済」の崩壊した1990年代半ばより，覚醒剤乱用は一般の青少年まで巻き込んで拡大し，**第3次覚醒剤乱用期**と呼ばれる事態を迎えるのである。また，同時期より，**大麻，コカイン，LSD**（lysergic acid diethylamide, リゼルギン酸ジエチルアミド），**MDMA** などが海外から輸入され，脱法ドラッグと呼ばれた**マジックマッシュルーム**（2001［平成13］年に**麻薬及び向精神薬取締法**によって規制）も加わって，わが国はかつてない多剤乱用時代を迎え，確実に欧米の状況に近づいている。

なお，欧米の状況は，わが国とは比較にならないほど深刻である。とくにヨーロッパでは，薬物乱用に対する厳罰主義の限界から，**ハームリダクション**（Harm Reduction，薬物の弊害を少なくする）政策をとる国もある。その政策には，大麻などのソフトドラッグを黙認することによるヘロイン汚染抑止の試み，ヘロイン代替薬（メサドン）による置換維持療法，ヒト免疫不全ウイルス（human immunodeficiency virus；HIV）感染予防という観点から注射器の無料配布サービスなどがある。

欧米には，薬物依存からの回復プログラムも数多く存在し，違法薬物の自己使用犯は犯罪者としてではなく，薬物依存という精神疾患を抱えた者として処遇される傾向がある。例えばアメリカでは，違法薬物の自己使用事犯者に対して，刑務所で服役する代わりに，裁判所の監督下で治療施設に通所させる，**ドラッグコート**（Drug Court）[*1]という地域内治療的処遇システムが存在する。このドラッグコートによる地域内処遇は，刑務所に収監するよりもはるかに経費が削減でき，しかも再犯率が低いことが証明されている。こうした実践から，欧米においては，違法薬物事犯者の再犯率低減には司法的対応よりも治療的対応のほうが有効である，といったことが広く認識されている。

C ● 依存性薬物の特性と種類

有機溶剤，覚醒剤，大麻，睡眠薬，ヘロイン，コカインなどの薬物は，依存性薬物と総称される。アルコールも広い意味では依存性薬物に含まれる。

依存性薬物の特性をあげると，以下のようになる。

①脳に作用して気分を変える。中枢神経に対する作用は，薬物によって抑制作用と興奮作用に分類される。

②神経系に精神依存，耐性，身体依存などの薬理学的変化を起こす。

③依存の進行とともに，よい効果は減弱するようになり（**耐性**），不快な症状は出や

---

*1 小沼杏坪監訳，小森　榮，妹尾栄一訳：ドラッグ・コート―アメリカ刑事司法の再編，丸善プラネット，2006（Nolan, J. L. Jr.：Reinventing Justice：The American Drug Court Movement. Prinston University Press, 2001).

すくなる（逆耐性）。

④幻覚や妄想などの精神病症状を発現し，事件や事故の原因となり得る。

⑤いったん形成された依存の体質は一生消えない。長期間，薬物乱用をやめていても，再使用するとすぐに依存状態に戻り，激しい症状が出現してしまう。

　主な依存性薬物の特性を**表3-9**に示した。

D ● 有機溶剤乱用

　わが国でもっとも多く乱用されている代表的な有機溶剤は**トルエン**であるが，ほかにもラッカー，シンナーなどがある。わが国では，多くの薬物乱用者が14歳ころよりトルエンを経験することを皮切りに薬物乱用に至り，高等学校に進学しても中退してしまうことが多い。さらに，そのような生活の中でより依存性の強い薬物への依存に発展し，不安定な生活状況の中で他のさまざまな犯罪行為に関係する場合もある。その意味で，1980〜1990年代の薬物乱用防止対策において，中学生のトルエン乱用をいかに防ぐかという問題は，薬物乱用対策としては重要な課題であった。しかし近年，トルエンをはじめとする有機溶剤乱用者は年々減少傾向にある。薬物乱用をするサブカルチャー集団の中で，有機溶剤を使うことは「格好悪い」というイメージが広がったことが関係していると考えられる。

　有機溶剤乱用者の重症度を考える際には，使用形態から考えるとわかりやすい。多くのトルエン乱用者は，仲間と一緒にいるときだけトルエンを吸引するという**集団使用**から乱用を開始する。この段階では，「一緒に悪いことをして連帯感を高める」という反社会的な使用であり，司法的な対応が有効である。しかし，トルエンは依存性薬物であるので，吸引を繰り返すなかでしだいに依存が形成され，仲間と一緒にいないときにもトルエンを吸引するようになる。さらには仲間と一緒にいることよりもトルエン吸引のほうに価値を覚えるようになると，**単独使用**という非社会的な使用様態を呈する。この段階になると「依存症」として医療的な介入が必要である。

　トルエンの急性中毒では，さまざまな程度の意識障害や幻視を主体とした精神病症状が出現するが，乱用の初期においては，トルエンの摂取をやめれば数日のうちに消退する。一方，トルエンの長期使用はさまざまな精神・神経症状をもたらす。トルエンの摂取の有無にかかわらず持続する**慢性精神病症状**や**動因喪失症候群**がよく知られており，しばしば統合失調症との鑑別が困難である。また，神経症状としては，トルエンによる**小脳変性症**や**末梢神経障害**によって，構音障害や歩行障害が出現することもある。重篤な例では貧血や肝機能障害，腎機能障害を呈する場合がある。

表3-9 ▶ 精神作用物質の心身に及ぼす影響

中枢作用	薬物のタイプ	精神依存	身体依存	耐性	催幻覚	乱用時の主な症状	離脱時の主な症状	精神毒性	法律上の分類
抑制	アヘン類（ヘロイン, モルヒネ）	+++	+++	+++	－	鎮痛, 縮瞳, 便秘, 呼吸抑制, 血圧低下, 傾眠	瞳孔散大, 流涙, 鼻漏, 嘔吐, 腹痛, 下痢, 焦燥	－	麻薬
	バルビツール酸類	++	++	++	－	鎮静, 催眠, 麻酔, 運動失調, 尿失禁	不眠, 振戦, 痙攣発作, せん妄	－	向精神薬
	アルコール類	++	++	++	－	酩酊, 脱抑制, 運動失調, 尿失禁	発汗, 不眠, 抑うつ, 振戦, 嘔気, 嘔吐, 痙攣発作, せん妄	+	その他
	ベンゾジアゼピン類	+	+	+	－	鎮静, 催眠, 運動失調	不安, 不眠, 振戦, 痙攣発作, せん妄	－	向精神薬
	有機溶剤（トルエン, 接着剤, ブタンガス）	+	±	+	+	酩酊, 脱抑制, 運動失調	不安, 焦燥, 不眠, 振戦	++	毒物劇物
	大麻	+	±	+	++	眼球充血, 感覚変容, 情動の変化	不安, 焦燥, 不眠, 振戦	+	大麻
興奮	コカイン	+++	－	－	－	瞳孔散大, 血圧上昇, 興奮, 痙攣発作, 不眠, 食欲低下	脱力, 抑うつ, 焦燥, 過眠, 食欲亢進	++	麻薬
	アンフェタミン類（メタンフェタミン, MDMA）	+++	－	+	－	瞳孔散大, 血圧上昇, 興奮, 不眠, 食欲低下	脱力, 抑うつ, 焦燥, 過眠, 食欲亢進	+++	覚せい剤
	LSD	+	－	+	+++	瞳孔散大, 感覚変容	不詳	±	麻薬

資料　厚生労働省医薬食品局監視指導・麻薬対策課編：麻薬・覚せい剤行政の概況（2010）．厚生労働省, 2010（一部改変）．

E ● 覚醒剤乱用

　覚醒剤は，わが国の薬物問題の歴史においてはもっとも深刻な乱用薬物であり，第二次世界大戦後より一貫して精神医療現場でもっとも多く遭遇する乱用薬物である。

　わが国で使われている覚醒剤はメタンフェタミンと呼ばれる物質である。覚醒剤には強力な交感神経刺激作用があるために，使用によって頻脈，動悸，瞳孔散大などを起こす。離脱によって発汗や振戦を呈するような身体依存はないが，精神依存は強力であり，遊びのつもりで始めてやめられなくなる人が多い。

　覚醒剤の急性中毒による精神症状は，乱用者の使用量や使用期間によってさまざまであるが，誇大的な気分や過活動といった躁状態，機械の分解などにあくことなく没頭するといった常同行為，統合失調症様の幻覚・妄想状態，せん妄状態などさまざまである。なかでも特徴的な精神症状とされているものが2つある。1つは，警察などに「追跡されている」「包囲されている」という内容の妄想である。これは，違法薬物を使用しているという心理的罪悪感が妄想内容に影響を与えている。もう1つは，猜疑・詮索的な構えである。乱用者によってしばしば「勘ぐり」と呼ばれるこの構えは，覚醒剤使用直後の多幸的・誇大的な気分が消退すると，抑うつ気分とともに出現し，その後も慢性的に持続する。この構えは，長期間覚醒剤をやめている場合にも残ることがあり，心的ストレス，不眠，不安，飲酒を契機として「自分の悪口を言われているのではないか」などという被害関係妄想が発展して（フラッシュバック），傷害・殺人事件などにつながることもある。さらに，長期間の覚醒剤乱用によって，覚醒剤使用中止から数年を経ても，統合失調症と区別できない慢性持続性の精神病状態が遷延する症例もある。

　これまでわが国の覚醒剤乱用者の多くは，まず10代の中ごろでトルエンの乱用を経験し，10代の終わりころから20代のはじめころに暴走族や暴力団への接近を契機に覚醒剤乱用を経験するというパターンが多かった。しかし，第3次覚醒剤乱用期以後，わが国には非行歴をもたない覚醒剤乱用者が急増し，トルエン乱用を経ずに最初からいきなり覚醒剤を経験するケースも決してまれではなくなった。この背景には，加熱吸煙という新しい覚醒剤使用法の登場がある[*1]。

　加熱吸煙による覚醒剤使用は，HIVやC型肝炎ウイルスの感染リスクから注射による薬物使用が忌避される風潮のなかで，1980年代後半にハワイで発祥し，1990年代になってからわが国に拡大した方法である。具体的には，アルミ箔の上に置いた覚醒剤を下から火であぶり，気化した煙をストローなどで経気道的に吸入する。この方法は，従来の静脈注射に比べれば格段に心理的抵抗感が低いが，静脈注射で使用する場

＊1　松本俊彦：最近の覚せい剤乱用者の臨床的特徴について―加熱吸煙乱用者と静脈注射乱用者の比較検討.
　　　精神神経学雑誌，102（5）：498-513，2000.

合と同じ効果を得るためには2倍の量の覚醒剤が必要であるため，依存が進行してくると，経済的な事情から静脈注射に切り替える者が多い。

　加熱吸煙には，覚醒剤を女性にとっての身近な「痩せ薬」にした側面がある[*1]。女性の覚醒剤乱用者では摂食障害が多く，女性覚醒剤乱用者の37％に摂食障害の合併が認められる[*2]。覚醒剤には食欲を抑え，体重を減少させる作用がある。これが女性にとって覚醒剤を身近なものとしてしまう。しかし，依存が進行すると，覚醒剤の離脱期に食欲が激しく亢進して過食を呈するという現象が起こるようになる。そのため，ダイエット目的から覚醒剤を乱用していた者は離脱期の過食に直面して，肥満恐怖が高まる結果，自己誘発嘔吐を始めてしまい，**神経性過食（大食）症**へと発展してしまうことがある[*3]。こうなると，今度は，過食・嘔吐もコントロールできない状態に陥り，過食をやめるために覚醒剤を再使用することが繰り返されるようになり，覚醒剤がますますやめにくくなる。

　なお，覚醒剤乱用者に限らず，女性のアルコール・薬物依存者では，摂食障害を合併する者，とくに神経性過食（大食）症を合併する者が多いが，そのような症例は自傷行為や大量服薬などを呈しやすいなど，**境界性パーソナリティ障害**と共通した臨床的特徴をもっている。

F ● 大麻乱用

　わが国では，2000年以降徐々に大麻取締法事犯者が増加し，若者を中心に静かに乱用の広がりをみせており，かつて有機溶剤が担っていた「入門的薬物（gateway drug）」としての地位に取って代わりつつある。

　大麻は幻覚誘発剤に分類され，主に吸煙で使用される。日本では**大麻取締法**（1948［昭和23］年）によって規制されており，医師は大麻中毒者と診断した場合には麻薬中毒者と同様に都道府県知事に届け出る義務がある。

　大麻に含まれる**THC**（tetrahydrocannabinol，テトラヒドロカンナビノール）が幻覚作用を発現する。精神作用（急性中毒症状）は，状況によって変動が大きい。大脳辺縁系に作用し，陶酔感，幸福感，多弁，万能感，気分易変，攻撃性などの気分・情動の変化を示したり，錯視，幻視，聴覚過敏，幻聴，味覚の変化などの知覚障害，あるいは，思考散乱，支離滅裂などの思考障害を呈したりすることが多い。長期乱用によって慢性中毒状態を呈する段階では，意欲喪失，易疲労，無関心，無気力な

---

*1　松本俊彦，宮川朋大，矢花辰夫，他：女性覚せい剤乱用者における摂食障害の合併について（第1報）．精神医学，42（11）：1153-1160，2000.
*2　松本俊彦，山口亜希子，上條敦史，他：女性物質使用障害における摂食障害—乱用物質と摂食障害の関係について．精神医学，45（2）：119-127，2003.
*3　松本俊彦，宮川朋大，矢花辰夫，他：女性覚せい剤乱用者における摂食障害の合併について（第2報）．精神医学，43（1）：57-64，2001.

どを呈する場合があり，これは**無動機症候群（動因喪失症候群）**と呼ばれ，重篤な症例では荒廃した統合失調症との鑑別が困難であることもある。

大麻乱用者は，多剤乱用を呈する者が多い。アメリカでは，大麻が薬物乱用の入門薬物となっており，大麻使用の経験からさまざまな薬物に関心を抱き，よりハードな薬物の乱用へと発展していく。これはわが国におけるトルエンと同じ役割をもっている。

わが国の若者たちのなかには，「大麻は安全である」と信じている者がおり，その根拠としてしばしばヨーロッパの一部の国で大麻使用が黙認されていることをあげる。しかし，これは大麻の取り締まりにまで手が回らないほど，深刻なヘロイン乱用問題がある国での話である。なお近年では，THCの神経毒性に関する弊害が明らかにされており，大麻による無動機（動因喪失）症候群は，薬物療法に反応しにくい難治な後遺症である。

G ● その他の薬物乱用

1 麻　薬

モルヒネ，コデイン，ヘロインなどは**アヘンアルカロイド系麻薬**と総称される。**モルヒネ**と**コデイン**は天然アルカロイドで，モルヒネは緩和医療の現場で鎮痛薬として使用される。いずれも強力な精神依存，身体依存があり，離脱時には悪寒，全身の疼痛，下痢などの激しい身体症状が出現する。そのためモルヒネは医療関係者の乱用が多い。コデインは，鎮咳作用があるために，低濃度にして感冒薬として使用されている。なお，一時期，わが国で市販鎮咳薬乱用が流行した際には，内容成分に含まれていたコデインの依存性が問題視され，製薬会社が成分変更を余儀なくされた経緯がある。

ヘロインは半合成麻薬で，依存性はモルヒネよりもはるかに強く，早期に耐性は上昇し，身体依存性も著明である。ヘロインは麻薬の代表であり，世界中で乱用され，もっとも厳しく規制されている薬物である。覚醒剤とは違って幻覚・妄想はあまり認めないが，離脱症状と渇望が非常に激しく，ヘロインの購入資金欲しさの強盗など，さまざまな犯罪とも関係している。また，静脈注射によるヘロイン乱用者も多く，他の乱用者と注射器を共有することで，HIVやウイルス性肝炎（B型，C型）の感染が問題となる。

2 コカイン

コカインは中枢神経に対して興奮作用をもち，精神依存が非常に強く，覚醒剤と非常によく似た薬理学的性質をもっている。かつては局所麻酔薬として眼科・耳鼻咽喉

科の手術に使用された。現在，日本では，ヘロイン，コデインとともに麻薬に指定されている。乱用方法は，かつては静脈注射ないしは経鼻吸引（コカインの結晶を砕いて粉末化し，鼻から吸い込んで鼻粘膜からの吸収によって摂取する方法である）が中心であった。しかし，1980年代から，アメリカでは**クラック**（煙草で吸引できる状態にしたコカインの塊）を用いる経気道的摂取法が主流になったが，これは安価なうえに使用コントロールを失いやすく，強い依存性がある。精神症状は，最初は多幸感，高揚感，多弁などがみられるが，やがて覚醒剤と同様に幻聴や妄想がみられるようになる。とくにコカインでよく知られている病的体験としては，皮膚瘙痒感から「皮膚の下に虫が這っている」と思い込んでしまう**皮膚寄生虫妄想**がある。

③ 催幻覚剤

LSD は，**PCP**（phencyclidine，フェンサイクリジン）や通称「エクスタシー」で知られる**MDMA**と同様，催幻覚剤に分類される合成麻薬であり，わが国では1970年に**麻薬取締法**によって麻薬に指定された。急性中毒症状として，知覚変容，錯視，錯聴，幻視・幻聴が出現しやすく，バッドトリップ（嫌悪反応）によってパニック状態を呈することもまれではない。一部の乱用者は，乱用中止後にも長期にわたって慢性精神病状態を呈したり，フラッシュバック現象を呈したりすることもある。精神依存はあるが，身体依存はなく，離脱症状は現れない。

催幻覚薬のなかには，違法薬物の化学構造をごくわずか変化させることで，巧妙に法規制の網の目をくぐり抜けた薬物（通称，**危険ドラッグ**）もある。化学構造を変えたことで急性中毒症状が予測できなくなっており，その効果発現に個人差や商品による差があり，一部には，非常に強力な幻覚惹起作用をもつ薬剤もあることから，非常に危険である。最近では，トリプタミン誘導体である**5-Meo-DIPT**（通称，**フォクシー**）や**5-Meo-MIPT**（通称，**ミプティ**）が問題となり，急遽，麻薬及び向精神薬取締法による規制対象となっている。事実，2005（平成17）年に東京都内で，5-Meo-DIPT と5-Meo-MIPT による急性中毒に陥った男性が，その幻覚の影響下で交際相手の女性を刺殺するという事件が発生している。なお，これらの薬物のもつ依存性については，いまだ不明な点が多い。

また，天然の幻覚発現剤として**マジックマッシュルーム**と通称される幻覚キノコがある[*1]。東南アジア方面への海外渡航経験者を中心に乱用され，わが国では，法規制を受けない，いわば「脱法ドラッグ」として繁華街やインターネットで容易に入手できた。しかし，これは内容成分にはシロシビン（サイロシビン）という LSD 類似の物質が含有される幻覚発現剤であり，一時期，乱用者が幻覚の影響下で交通事故を起

---

*1 松本俊彦，宮川朋大，矢花辰夫，他：精神症状出現にマジックマッシュルーム摂取が関与したと考えられる２症例．精神医学，41（10）：1097-1099，1999.

こしたり，自殺行動に走ったりという事件が多発し，2001年に麻薬及び向精神薬取締法で麻薬に指定された。わが国独自の幻覚キノコとして，**ベニテングタケ**，**オオワライタケ**なども知られている。

4 ブタンガス

近年，「ガスパン遊び」，すなわち，ブタンガス乱用が問題になっている。**ブタンガス**は，ライター用ガスやカセットコンロ用ボンベに含まれる易燃性の気体であり，わが国ではコンビニエンスストアなどで簡単に入手できる。ブタンガス乱用者には中学生が多く，その大半が当初から単独で使用しているという特徴がある[*1]。短期間の乱用でも深刻な依存状態に陥ってしまう症例が多く，依存性もかなり強いと考えるべきである。基本的に有機溶剤の一種なので，急性中毒の精神症状としては，トルエンと同じように幻視が多い。

ブタンガス乱用には2つの問題がある。第1に，単独使用者が多く，無臭であることから，親や教師に気づかれにくく，なかなか事例化しない。第2に，法規制されていないために，司法的な対応がなされない。仮に司法的な対応があったとしてもコンビニエンスストアでガスボンベを万引きした際に警察が介入する程度であり，この場合もたいていは「窃盗」として扱われるだけで，依存性薬物の乱用者という視点での対応はなされない。このため，乱用者自身が事態を自覚しにくく，治療につながりにくいという問題がある。

5 睡眠導入薬，抗不安薬，その他の精神科治療薬

ベンゾジアゼピン系の**睡眠導入薬**，**抗不安薬**には依存性があり，医師の処方によらない売買は**麻薬及び向精神薬取締法**で規制されている。しかし，他の違法薬物とともに密売される場合もあるし，合法的な入手経路として複数の診療科の医師から処方を受ける場合もある。個人が乱用したり，自殺企図に利用したり，**レイプドラッグ**として犯罪などに悪用されたりすることがある。

これらの薬剤の乱用者のなかには，**ハルシオン**[®]（トリアゾラム）や**ロヒプノール**[®]（フルニトラゼパム），**デパス**[®]（エチゾラム）といったブランド化された薬剤を，密売ルートやインターネット上から購入している者もいるが，乱用・依存者全体からみると，そうした者の割合はさほど多くはない。実は，乱用者の多くが，うつ病などの精神障害の治療を受けているなかで，精神科主治医から処方されたこれらの薬剤を乱

---

*1 松本俊彦，宮川朋大，上條敦史，他：ライター用ブタンガス乱用者の臨床的特徴．精神医学，43（8）：875-883，2001.

用し，依存を呈するに至っていることが明らかにされている[*1]。

このことは，2つの問題を提起している。1つは，わが国の薬物療法に偏った精神医療のあり方を反省し，また，欧米に比べ，わが国ではベンゾジアゼピン系薬剤が長期処方されている現状を変えていく必要性である。もう1つは，睡眠導入薬や抗不安薬の乱用・依存者の多くが，他の精神障害を併せもつ重複障害患者であり，併存する精神障害の治療のために何らかの薬物療法が必要とされる，という問題である。したがって，治療のゴールは必ずしも「いっさいの精神科治療薬を使わない」といったことにはならず，従来の薬物依存治療とは異なる，柔軟かつ個別的な対応が必要とされる。

もう1つ無視できないのは，リタリン[®]（メチルフェニデート塩酸塩）の乱用問題である。この薬剤は，覚醒剤の一種であり，ナルコレプシー，重篤なうつ状態，注意欠如・多動性障害の治療薬として用いられることがあるが，近年，その乱用が大きな社会問題となったことは記憶に新しい。その背景には，患者の求めに応じて，「うつ病」という保険病名で処方箋を乱発する一部の悪質な精神科診療所の存在があった。そこで，2006（平成18）～2007（平成19）年にかけて厚生労働省は，保険適用の制限や処方・調剤・流通過程の厳格化などの規制に踏み切った。これらの対策により，2008（平成20）年以降，精神科医療機関に受診するリタリン[®]乱用患者数は減少傾向を示しているが，それでも，少数ながら一定の割合で存在している現実もあり，今後も予断を許さない状況である。

6 危険ドラッグ

近年わが国では，既存の違法薬物の化学構造式を一部変更することで法令による規制を回避しながら，違法薬物と同様の薬理作用をもつ薬物が社会問題となっている。当初，こうした薬物は「脱法ドラッグ」と通称されていたが，「この名称がかえって『脱法ドラッグ＝違法薬物よりも安全な薬物』という誤解を招きかねない」との政府の判断により，国民からの公募に基づいて，2014（平成26）年1月より「危険ドラッグ」という名称に統一された。

日本中毒情報センターの報告[*2]によれば，危険ドラッグに関連した有害事象の報告は2010（平成22）年以降激増しており，2011（平成23）年以降，危険ドラッグの影響下による危険運転や自動車事故，暴力，自殺行動の報道がマスメディアを賑わすよう

---

*1 松本俊彦，松下幸生，奥平謙一，他：物質使用障害患者における乱用物質による自殺リスクの比較—アルコール，アンフェタミン類，鎮静剤・催眠剤・抗不安薬使用障害患者の検討から．日本アルコール・薬物医学会雑誌，45（6）：530-542，2010.
*2 黒木由美子，飯田 薫，竹内明子，他：日本中毒情報センターで受診したいわゆる「合法ハーブ」による急性中毒に関する実態調査．中毒研究，24（4）：323-327，2011.

になった[*1]。こうした状況は，精神医療現場における危険ドラッグ関連障害患者の急増としても現れており[*2]，深刻な社会問題となっている。

このような事態に対して国は，危険ドラッグ含有物質の法規制や販売者の取り締まりといった規制強化を推進してきた。なかでも重要な対策は，「既存の規制薬物の化学構造式を一部変更」という方法で法令による規制を回避することができないように，「化学構造式の一部が異なっても主要骨格が共通していればダメ」という包括的な規制である。この対策は，まず2013（平成25）年3月にハーブ様形状の危険ドラッグに含有される合成カンナビノイド成分に対して，次いで2014年1月に粉末・液体状危険ドラッグに含有される覚醒剤類似の作用をもつカチノン誘導体に対して行われた。しかしこうした対策は，合成カンナビノイドともカチノン誘導体とも異なる，まったく未知の，そしてこれまで以上に深刻な健康被害を引き起こす成分を含有する危険ドラッグの登場を招いた印象がある。

最終的には，2014年11月に医薬品，医療機器等の品質，有効性及び安全性の確保等に関する法律（医薬品医療機器等法，旧薬事法）の施行により販売停止命令・自主検査命令の対象拡大がなされたことで，販売店舗が一掃され，市中に危険ドラッグが流通しなくなることで，一応の鎮静化をみた。しかしながら，依然として予断を許さない状況は続いている。というのも，インターネットによる販売ルートは残っており，また，規制の強化がかえって乱用者の「地下潜行」を許した面は否めない。その意味で，今後も慎重な監視が求められよう。

7 市販薬

1980年代以降，もっとも乱用された市販薬は鎮咳薬・感冒薬である。ブロン[®]という商品名（液体のものと錠剤のものがある）の市販鎮咳薬の乱用が有名である。この鎮咳薬の成分としてコデイン（弱い麻薬成分）とメチルエフェドリン（ごく弱い覚醒剤類似成分）が含有されているが，大量に摂取し続ければ，重篤な依存が形成され，さらには幻覚妄想のような精神病症状も出現し得る。製薬会社による成分変更によって鎮咳薬乱用は終焉しつつあるが，同様の成分はいまだいくつかの市販感冒薬に含有されており，実際にその薬理効果を期待している乱用者も存在する。

---

*1 和田　清，舩田正彦，富山健一，他：脱法ハーブを含む違法ドラッグ乱用の現状. 日本薬剤師会雑誌，65（1）：13-17，2013.
*2 松本俊彦，谷渕由布子，高野　歩，他：全国の精神科医療施設における薬物関連精神疾患の実態調査. 平成24年度厚生労働科学研究費補助金医薬品・医療機器等レギュラトリーサイエンス総合研究事業「薬物乱用・依存等の実態把握と薬物依存症者に関する制度的社会資源の現状と課題に関する研究」（研究代表者：和田　清）分担研究報告書，2013, pp.111-144.

H • 薬物依存の重症度評価

薬物依存がどの程度進んでいるかを評価して，その重症度に応じた対策治療を行わねばならない。**アメリカ精神医学会の薬物乱用の重症度分類**を以下に示す。

①第1段階：気分の変化を覚える段階

友人から勧められて依存性薬物を試す。集団で薬物を乱用する。家族は変化に気づいていないことが多い。

②第2段階：気分の変化を求める段階

週末などに薬物を乱用する。主に集団使用，時に単独使用。授業をサボるなどの問題が起きてくる。服装，身なりが変わる。

③第3段階：気分の変化に夢中になっている段階

頻回に単独で薬物を乱用する。家族とのいさかいが起きる。盗みなどで警察沙汰になる。学校を退学したり，仕事を辞めたりするようになる。

④第4段階：薬物が切れると正常と感じられない段階

連日薬物を乱用する。1日中薬物を乱用する。慢性の中毒状態。身体的に疲弊し，体重減少が起きる。記憶障害やフラッシュバックなどの精神症状が起きる。

さらに，ある研究者は，上述の4つの段階に加え，まだ薬物は使用していないが，興味をもっている段階として「第0段階」があり，この時期の予防がもっとも大切で有効であると述べている。

I • 初期乱用者への対応

初期乱用者とは，前述したアメリカ精神医学会における第1段階および第2段階の薬物乱用者が中心になり，気分の変化を求めて薬物を使用するようになってから，さほど時間が経っていない者が多い。わが国の場合には，多くが10代の有機溶剤乱用者であろう。

彼らの薬物乱用が事例化して大人たちの知るところとなるころには，すでに教師や警察に見つかり，司法的な対応になっている状況であることが多い。このときにきちんと社会的な責任をとらせ，周囲の親や教師が尻ぬぐいをしないことが重要である。大人としての自覚を求めることは薬物乱用の治療では大事である。と同時に，薬物乱用の事例化は，周囲の大人が，少年たちの学校や家庭における困難に気づき，彼らの話に耳を傾け，さまざまな介入を行う好機でもある。信頼できる大人との出会い，乱用仲間からの離脱，薬物乱用の弊害に関する正しい知識の獲得によって，比較的容易に薬物から離れる者もいる。

彼らのなかには，教師，警官，裁判所の勧めで医療機関に受診する者もいるが，たいてい，本人は必ずしも治療の必要性を自覚しておらず，仕方なしに受診している。

入院の圧力が時に有効なこともあるが，では，実際に入院してそれで事態がよい方向に向かうかといえば，必ずしもそうではない。むしろ入院や自助グループへの参加により，「自分は彼らほど重症ではない」と否認を強化してしまう場合もあるし，他の薬物に対する関心をいたずらに刺激するだけの場合もあろう。

このような初期乱用者に対し依存症専門病院を有効に利用する方法としては，短期間の通院による**教育的セッション**がある[*1]。具体的な例をあげれば，1〜3回の外来受診による介入である。薬物依存の程度を評価し，頭部コンピューター断層撮影（CT），脳波検査，血液検査を実施し，それら医学的検査の結果に基づいて，薬物乱用の弊害に関する啓蒙を行うのである。彼らの知識は，往々にして非行仲間の先輩から仕入れた不正確な知識であるので，このような教育はそれ自体が有意義である。このような介入を契機に本人が通院治療を継続する場合もあるし，家族が家族教室参加を継続する場合もある。初期の段階では，本人が治療関係を継続することはまれであるが，家族が精神保健福祉士との相談や家族教室参加を継続していることは重要であり，家族の変化により間接的に本人の行動を変えていくことは十分に可能であるし，薬物再使用の際の治療的介入の機会もとらえやすくなる。

J ● 長期乱用者の治療

第3段階，第4段階に進行した薬物乱用者では，薬物を自力で中断できなくなっていることが多く，入院による解毒が必要である。任意入院が原則であるが，**中毒性精神病**の症状が重篤で幻覚や妄想に影響された行動が著明であれば，医療保護入院もあり得る。

狭義の解毒は1週間程度あれば十分であり，精神病症状がある場合でも薬物療法により遅くとも2週間以内に消退する。しかし実際には，薬物の最終使用から約1カ月程度は強い薬物渇望が存在するので，解毒終了後に治療プログラムのある病棟で入院治療を継続することが望ましい。ただし，この治療は本人の治療意欲なしには成り立たない。本人が望まなければ入院治療はいったん終了とし，外来通院に切り替えることもある[*2]。

当然，退院したものの通院につながらず，薬物乱用が続いている場合もある。この場合には，家族だけでも来院し続けることに意味がある。また，幻覚・妄想，興奮などの精神症状から自傷他害のおそれがあれば，警察官通報により精神科緊急・救急のルートに乗せるべきである。そのような激しい精神症状はないが，家の中であからさ

＊1 村上　優，比江島誠人，杠　岳文，他：薬物依存に関する病院プログラムと入院患者の転帰調査．厚生科学研究補助金医薬安全総合研究事業「薬物依存・中毒者のアフターケアに関する研究（主任研究者　内村英幸）」総合研究報告書（平成10年度〜平成12年度），2001，pp.7-15.
＊2 松本俊彦：薬物乱用・依存と行動障害．こころの科学，111：39-43，2003.

まに薬物使用を続けていれば，司法的な対応も選択肢の一つである。

薬物乱用者の家族には司法的対応をためらう者が少なくない。「子どもを警察に売るような真似はできない」「こうなったのは自分のしつけに問題があったからである。自分たちで何とかしなければ」という親の言葉をよく耳にする。また，「鑑別所や少年院に入っても治療を受けるわけではないし，かえって悪いことを覚えてしまう」ことを危惧する親もいる。

しかし，違法行為に対する社会的責任を果たすことは治療上必要な場合もある。重篤な例では，薬物依存からの離脱のためには，本人が，「自分はまだ子どもだから」という態度で社会に甘えている状態から脱却し，自立することを意識することが重要なこともある。また，矯正施設への入所によって薬物を一定期間切り，素面の状態で今後の自分について考えることにも意味があり，それ自体が本人に「**底つき体験**」をもたらし，真摯な治療動機を準備する可能性もある。

K ● 当事者による支援活動

自助グループの歴史は，**アルコホーリクス・アノニマス（AA）**の目覚ましい成功に始まる。当初，薬物依存者も AA に参加していたが，1953年にカリフォルニアで薬物依存者の自助グループである**ナルコティクス・アノニマス**（Narcotics Anonymous；**NA**）が生まれた。ヘロイン依存者のグループが，AA の原則や12ステップおよび12の伝統を薬物依存にも適用したのである。以後，さまざまな紆余曲折を経ながら，NA は確実に成長しており，2005年には日本を含む116カ国に21,500以上のグループが存在している。

日本では，1980（昭和55）年に最初の NA グループが東京で生まれ，現在は主要な都市でミーティングが開かれている。また，1985（昭和60）年には薬物依存からの回復者である**近藤恒夫**を中心に民間リハビリテーション施設**ダルク**（Drug Addiction Rehabilitation Center；**DARC**）が創設され，現在，ダルクは日本各地59カ所に設立されて地域における薬物依存者のケアを実践している。

アルコール依存症と同様に，薬物依存症からの回復においても，当事者相互の支援が果たす役割は重要である。もちろん，自助グループや民間リハビリテーション施設につながることだけが回復のための唯一の方法とはいえない。しかし，薬物をやめる気持ちになかなかなれない薬物依存者の多くが，「どうせやめられない」と思い込んでおり，それゆえに薬物をやめるために積極的な行動を起こせないでいる。したがって，自助グループや民間リハビリテーション施設につなげることで，たくさんの「薬物をやめ続けている薬物依存者（薬物依存からの回復者）」と会うこと自体が治療意欲を引き出す場合があるのである。

その意味では，薬物依存者に対する援助者が，薬物依存者を自助グループや民間リ

ハビリテーション施設につなげ，薬物依存からの回復者と出会う機会をつくることは
きわめて重要な仕事である。

L ● 家庭の問題

　薬物乱用者は，過酷な生育状況，生活環境を背景にもつ者が少なくない。幼少時期
に養育者からの身体的虐待やネグレクトを経験した者，あるいは，幼少期に実親の離
別体験や親の飲酒問題をもつ，いわゆる**アダルトチルドレン**（adult children）と呼
ばれる者も多い。また，女性の乱用者のなかには，養育者からの性的虐待の被害者も
おり，それによる心的外傷後ストレス障害（post-traumatic stress disorder：
PTSD）の症状への対処行動として，薬物を乱用する者もいるといわれている。

　これらのことは薬物乱用者を理解するうえで重要である。一般に，虐待の被害者
は，幼少期から虚無感を抱いて生きており，大人に対して猜疑的であるが，その一方
で，仲間に執着して非行集団に帰属し，そこで家や学校では得られない**居場所**や「必
要とされている感覚」を得ようとする。その意味で，有機溶剤の集団使用には，仲間
との絆を確認する儀式として意義があるが，それによって虚無感や自己無価値感を紛
らわしているうちに，深刻な薬物依存症に陥ってしまう。

　いずれにしても，薬物乱用予防には家庭における日常生活が大切である。薬物を乱
用する中学生は，食事の時間を含めて，1日のうちで家族全員と共有する時間が少な
く，ゲームセンターやコンビニエンスストアにたむろしながら，「居場所がない」と
感じ，「自分は誰からも必要とされていない」と考えている者が多いという[*1]。薬物
の誘いを断るには，薬物の害について知識をもっているだけでは十分ではなく，自分
を大切にする気持ちを育める家庭や社会が必要である。

M ● 学校における薬物乱用防止教育

　文部科学省の指導により，現在，ほとんどの中学校や高等学校では，生徒を対象と
した薬物乱用防止教育が実施されており，すべての学校で，その基調的テーマである
「ダメ。ゼッタイ。」あるいは「NO！　ドラッグ」といった印象的な標語の入ったポ
スターが掲示されている。こうした教育は，最近における有機溶剤乱用者の減少をみ
るかぎり，一定の効果を上げていると考えられる。

　しかし，「ダメ。ゼッタイ。」に象徴されるような薬物乱用防止教育が，すべての子
どもに有効なわけではない。2009（平成21）年に内閣府が実施したインターネット調

---

*1 松本俊彦：前掲書，2003

査[*1]では，10代・20代の若者のほぼ1割程度が，「（薬物乱用防止教育に）影響を受けていない」と回答し，薬物乱用に対して「1回くらいであれば身体に害はなさそうなので，いいのではないか」もしくは「他人に迷惑をかけなければ個人の自由である」という肯定的・容認的な認識をもっていることが明らかにされている。しかも，この1割の若者は，「（薬物乱用防止教育に）影響を受けた」と回答した者に比べて，顕著に自尊心が低いことも明らかにされているのである。

同様の知見は筆者自身の調査でも確認されている。すなわち，中高生の約1割にリストカットなどの自傷経験があるが，そのような生徒は早くから飲酒や喫煙を経験し，身近に薬物とアクセスしやすい交友関係ももっているなど，薬物乱用ハイリスク群であるだけでなく，薬物乱用防止教育に対して否定的な態度をとる傾向が顕著だったのである[*2]。この結果は，自尊心が低く，自分を傷つけることに抵抗感のない子どもは，早くから薬物使用に高い親和性をもつだけでなく，従来の「ダメ。ゼッタイ。」的な薬物乱用防止教育が有効ではない可能性を示している。言い換えれば，従来の薬物乱用防止教育は，その教育のもっとも重要なターゲットであるはずの薬物乱用ハイリスク者に対して有効ではない可能性があるのである。

以上の知見は，今後，薬物乱用防止教育のあり方を見直す必要があることを示唆するものといえる。おそらく将来における薬物乱用防止教育は，「悩みを抱えたとき，つらい気持ちになったとき，誰にどう相談すべきか」といったテーマに焦点づけした，生徒と保護者，教師双方に対するものへと変化すべきかもしれない。実際，鈴木健二ら[*3]は，薬物乱用のリスクの高い子どもは，悩みを親や教師に相談しないという特徴があることを明らかにしている。その意味では，薬物乱用防止教育は，従来の「道徳教育」から，子どもたちの援助希求能力を高めるメンタルヘルス教育へと変化することが求められているといえるであろう。

N ● 地域での対応

現代の日本では，地域の共同体における連帯感が希薄化し，隣人同士のつながりが少年たちの非行や逸脱に対するブレーキとなることは難しくなっている。その意味で，薬物乱用防止のための啓蒙活動において，学校や各種公的相談機関に期待される役割は大きい。

予防活動として，学校における生徒に対する予防教育は必要であるが，それ以上に

---

*1 松本俊彦：求められる薬物乱用防止教育とは？―「ダメ，ゼッタイ」だけではダメ．内閣府：平成21年度インターネットによる「青少年の薬物乱用に関する調査」報告書，2010，pp.59-67．
*2 松本俊彦：自傷行為の理解と援助―「故意に自分の健康を害する」若者たち．日本評論社，2009．
*3 鈴木健二，村上　優，杠　岳文，他：高校生における違法性薬物乱用の調査研究．日本アルコール・薬物医学会雑誌，34（5）：465-474，1999．

重要なのは，子どもの保護者である大人への啓発である。薬物乱用者の家族の多くが，「まさかうちの子に限って」と驚くとともに，「自分の子どもの薬物問題をどこに相談すればよいのか，まったく知らなかった」と述懐するものである。大人に対する啓発活動には，①子どもとの関係を振り返る契機を与え，②薬物乱用問題は今や社会全体の問題であって，一部の家庭だけの特殊な問題ではないことを実感させ，さらに，③薬物乱用問題に遭遇したときの対応や相談機関の情報を提供し，早期介入の素地を用意するといった意義がある。

薬物乱用への介入においては，地域の各種公的相談機関の役割はいっそう重要である。薬物乱用者が自分から進んで医療機関に受診することはまれであり，家族の相談によって事例化したり，生活の困窮，**ドメスティックバイオレンス（DV）や児童虐待**への介入をきっかけに，薬物乱用問題が認知されたりする場合も多い。いかに本人を治療につなげるかという戦略を考えるうえで，保健所，精神保健福祉センター，福祉事務所，児童相談所，婦人相談所の精神保健福祉士の役割は非常に重要である。その主な役割は，家族，医療機関，司法機関と連携し，それらの関係を調整役として最終的に本人に介入していくことである。

O ● 地域の行政機関，保健機関での取り組み

1 精神保健的問題としての薬物乱用問題

精神保健分野の行政的施策の中で，薬物依存対策は文字どおり総合的かつ包括的な保健政策が求められる分野である。

現在わが国では，薬物問題は，法令に違反する行為，すなわち犯罪とみなされると同時に，精神保健的問題であるとも理解されている。前者の立場でいえば，国民が心身に有害な影響を与える物質に曝露されることがないように，法令によって流通を規制し，「薬物供給の低減」に努める必要がある。しかし，例えば覚せい剤取締法事犯者の再犯率は60％近くに達している状況を考えれば，「薬物供給の低減」に限定した行政的施策には限界があることは明らかである。むしろ高い再犯率の背景に存在する**薬物依存**という精神医学的疾患に対する治療・援助を提供し，「薬物需要の低減」がなされなければならない。

2 薬物依存が精神保健的問題と認識されるまで

しかし，精神保健医療関係者の間では，薬物乱用問題が精神保健的問題とみなされるようになったのは，比較的最近のことである。その最初の第一歩は，1996年6月，精神保健及び精神障害者福祉に関する法律（精神保健福祉法）の一部が改正され，覚醒剤慢性中毒者に関する準用規定（法第44条）が廃止されるとともに，薬物依存に罹

患する者が精神障害者に含まれることが明確化されたことに遡る（法第5条）。この改正によって，薬物依存者は，医療的・福祉的援助を必要とする「障害者」として明確に位置づけられた。

さらに，1998（平成10）年に内閣に設置された薬物乱用対策推進本部において「薬物乱用防止五か年戦略」（1998〜2002［平成14］年）が策定され，その中で，精神保健福祉分野の課題として，「薬物依存・中毒者の治療，社会復帰の支援によって再乱用を防止するとともに，薬物依存・中毒者の家族への支援を充実する」ことが明記された。その後，2003（平成15）年に「薬物乱用防止新五か年戦略」，2008年に「第三次薬物乱用防止五か年戦略」，2013年に「第四次薬物乱用防止五か年戦略」が策定されている。現在，これらの施策の一環として，全国の精神保健福祉センターではさまざまな薬物関連事業が行われている。

③ 精神保健福祉センターにおける薬物関連問題相談事業

薬物乱用防止対策実施要綱に基づき，1999（平成11）年度より各都道府県・政令指定都市はそれぞれの精神保健福祉センターにおいて，薬物関連問題に関する技術指導および技術援助，知識の普及，家族教室の開催などを行うこととなった。

このことは，わが国の精神保健行政のなかでは重要な進歩といえたが，いくつかの問題点があることも否めない。まず，精神保健福祉センターによって職員数や職種配置には大きな違いがあり，結果的に薬物関連問題への対応にも著しい格差が生じている。そのために，家族相談はもとより，技術指導や技術援助が十分に行える体制にない地域も少なくない。また，相談しようとする家族の側が一方的に「規制薬物のことを相談したら警察に通報されるのではないか」と思い込んでいる，という公的機関ならではの問題点もある。さらには，家族の相談に対応したところで，そもそも，紹介できる医療機関等の援助資源が乏しく，ともすれば当事者による民間リハビリテーション施設ダルクに丸投げするようなかたちとなり，ダルクスタッフの疲弊を招いている側面も否めない。

このようななかで，東京都多摩総合精神保健福祉センターでは，薬物依存を抱える当事者を対象とした，集団認知行動療法による再乱用防止プログラム TAMARPP（Tama Relapse Prevention Program，通称タマープ）[*1]を実施している。これは，米国において高い評価を得ている統合的外来覚醒剤依存治療プログラム Matrix Model（マトリックスモデル）[*2]を参考にした，神奈川県立精神医療センターせりがや病院での外来治療プログラム SMARPP（Serigaya Methamphetamine Relapse

---

＊1 松本俊彦，小林桜児：薬物依存者の社会復帰のために精神保健機関は何をすべきか？日本アルコール・薬物医学会雑誌，43（3）：172-187，2008.
＊2 Matrix Institute. http://www.matrixinstitute.org/index.html

Prevention Program，通称**スマープ**)[*1]を，非医療機関である精神保健福祉センターでも実施できる内容に改変したものである。これは，精神保健福祉センターにおける初めての依存者本人に対する援助プログラムとして評価できる実践である。同様の試みは，現在，すでに他のいくつかの精神保健福祉センターでも実施されている。

P・重複障害と自殺

1 重複障害

　薬物依存者には**重複障害**（dual diagnosis）をもつものが非常に多く，アルコール依存者と比べても多い。重複障害でもっとも多い精神障害は，**精神病性障害（慢性精神病），気分（感情）障害，不安障害，摂食障害**である。また，幼少時期に**注意欠如・多動性障害**の病歴があり，現在でもその症状が残遺している者では，衝動の制御が困難な者が多く，入院治療に際してもさまざまなトラブルが起こりやすい。なお，注意欠如・多動性障害の既往は，早期からアルコール・薬物乱用を開始する危険因子の一つであるといわれている[*2]。

　筆者らは，治療環境の選択という観点から，薬物依存者について，**物質使用障害単独型，精神病性障害型，衝動制御障害型**の3分類を提唱している[*1]。物質使用障害単独型では，精神病症状や不安障害・気分（感情）障害があっても薬物使用による症状であるため，物質使用障害すなわち薬物乱用・依存の治療を行えば，比較的速やかに症状は消退し，向精神薬の投与も不要である。しかし，他の2類型ではそうではない。精神病性障害型は，薬物を長期間やめているにもかかわらず，慢性精神病症状が遷延する一群であり，覚醒剤や有機溶剤といった違法薬物乱用・依存者で認められることが多く，集団精神療法などの治療プログラムに適応できず，薬物依存症としての対応に加え，統合失調症と同様の福祉的資源を利用する必要がある。

　一方，衝動制御障害型は，女性ならびに精神科治療薬乱用者に多く，摂食障害の合併が特徴的な一群であり，反復性の自傷・自殺行動が特徴的である。違法薬物の乱用者が，「好奇心から」「友人に誘われて」といった理由から，密売人や反社会的集団に所属する友人から入手した薬物を乱用するのに対し，この類型の場合には，「つらい気持ちや不安，不眠を解消するため」といった自己治療的な意図から，精神科医から入手した精神科治療薬を乱用する傾向がある。しばしば境界性パーソナリティ障害の併存診断が認められ，こうした病態に対応できる治療チームが必要となる。

＊1 小林桜児，松本俊彦，大槻正樹，他：覚せい剤依存患者に対する外来再発予防プログラムの開発―Serigaya Methamphetamine Relapse Prevention Program（SMARPP）．日本アルコール・薬物医学会雑誌，42（5）：507-521，2007．
＊2 松本俊彦：薬物依存の理解と援助―「故意に自分の健康を害する」症候群．金剛出版，2005．

なお，重複障害をもつ薬物依存者の治療では，病態を正しく評価したうえで，適切な治療環境を選択する必要があるが，正確な精神医学的評価を行うためには，薬物の解毒が優先され，少なくとも1カ月の断薬期間が必要である。

２ 自殺問題

　1998年にわが国の年間自殺者数は一挙に30,000人を超え，以後，2011年までの14年間高止まりのまま推移してきた。こうした状況のなかで，2006年に**自殺対策基本法**が制定され，翌2007年には「**自殺総合対策大綱**」が閣議決定され，自殺対策は国をあげて向き合うべき重要課題となった。しかし，わが国では自殺予防の観点からの精神保健的対策はうつ病対策に限定されており，海外ではうつ病と並ぶ自殺の危険因子であるアルコール・薬物依存が無視されていることが問題であった。こうしたなかで，2008年10月に閣議決定された「自殺総合対策大綱」の一部改訂「**自殺対策加速化プラン**」[*1]の中で，アルコール依存とともに薬物依存に罹患する者も自殺ハイリスク者として認められ，その対策強化が明文化されたのである。

　実際，全国に展開しているダルクにおいては，利用者やスタッフの自殺予防が喫緊の問題となっている[*2]。医療機関の薬物依存患者に対する忌避的感情から，深刻な重複障害を抱える薬物依存者がダルクに集積し，その対応でスタッフも消耗，疲弊している現実がある。また，「薬物依存からの回復には『**底つき体験**』が必要」という認識から家族だけでなく，援助者までもが薬物依存者の「突き放し」を徹底するなかで，支援を失った薬物依存者が自殺してしまう事例，あるいは，幼少期の外傷体験に関連するフラッシュバックに対する自己治療として薬物を使っていた依存者が，薬物をやめることでかえって自殺リスクを高めてしまった事例もある。

　薬物依存者の自殺問題と向き合うことは，われわれ援助者に，薬物依存からの回復者に対するアフターケアの必要性，さらには，「薬物をやめる／やめない」「薬物を使った／使わない」といったことばかりに拘泥しない，総合的かつ包括的な支援の必要性を痛感させる，きわめて重要な問題提起を含んでいるように思われる。

Q ● 刑の一部執行猶予制度

　さまざまな犯罪のなかでも，覚せい剤取締法違反は再犯率の高い犯罪である。しかも，同一の者が繰り返し服役するために，覚せい剤取締法事犯者は刑務所被収容者のなかでかなりの割合を占めており，かねてよりわが国における刑務所の過剰収容の原因の一つとして指摘されていた。また，アメリカにおけるドラッグコートの成功など

＊1　内閣府：自殺対策加速化プラン．内閣府 自殺総合対策会議決定，平成20年10月31日．
＊2　森田展彰，岡坂昌子：薬物使用障害者の自殺．精神科治療学，25（2）：213-221，2010．

からもわかるように，国際的には違法薬物自己使用という犯罪に対しては，刑務所収容ではなく，地域内での処遇が主流となっており，わが国の薬物依存症者支援の現場でも，刑務所出所直後の薬物再使用の多さが問題となっていた。

　このような機運のなかで，懲役刑や禁錮刑を一定期間受刑させたのち，残りの刑期の執行を猶予する，**薬物使用等の罪を犯した者に対する刑の一部の執行猶予に関する法律**（平成25年法律第50号）が，2013年6月に制定され，2016（平成28）年6月に施行された。この制度の導入により，一定期間施設内処遇（刑務所内での執行）を実施したのち，相応の期間を執行猶予として，保護観察所などで実施する**薬物再乱用防止プログラム**に参加させることが可能となった。

　しかし現状では，この制度には2つの問題点がある。1つは，猶予される実刑部分（刑務所内での執行）の期間に比べて，保護観察期間の延長があまりにも長いことである。このため，一部の専門家・識者からは，自由が制限される期間そのものは以前よりも長くなり，「むしろ厳罰化なのではないか」という批判もある。もう1つは，早くに刑務所から出所してくる者の受け皿となる治療プログラムや居住施設が少なく，地域の受け入れ体制が整っているとは言い難いことである。

　現在のところ，本制度が始まってからまだ日が浅く，制度の可否を議論できる状況にはないが，今後もこの制度の意義を慎重にモニタリングしていく必要があろう。

思春期・青年期精神保健対策

　さまざまなメンタルヘルスの問題は，生活空間の中で「事例」として表面化する。思春期・青年期精神保健対策を考えるにあたっては，この年代の青少年がほとんどの時間を費やす場所である，家庭と学校という生活空間が重要な要素になる。家庭と学校において，不登校，ひきこもり，自殺等が事例化したり，統合失調症や不安障害等の狭義の精神疾患が発症したりする。思春期・青年期精神保健の諸問題は，第4章Ⅰ節「家庭における精神保健」，同章Ⅱ節「学校における精神保健」で述べることとし，本章では思春期・青年期精神保健対策として，「ひきこもり」を取り上げる。また，「大学生の精神保健」についてもふれたい。

A ・ ひきこもり

1 ひきこもりの定義

「ひきこもりの評価・支援に関するガイドライン」[*1]によると，ひきこもりの定義は，「様々な要因の結果として社会的参加（義務教育を含む就学，非常勤職を含む就労，家庭外での交遊など）を回避し，原則的には６ヵ月以上にわたって概ね家庭にとどまり続けている状態（他者と交わらない形での外出をしていてもよい）を示す現象概念」とし，「ひきこもりは原則として統合失調症の陽性あるいは陰性症状に基づくひきこもり状態とは一線を画した非精神病性の現象とするが，実際には確定診断がなされる前の統合失調症が含まれている可能性は低くないことに留意すべき」としている。

現在ひきこもり状態にいる子どものいる世帯は，厚生労働科学研究「こころの健康についての疫学調査に関する研究」[*2]によると，全国で約26万世帯と推計されている。内閣府関係調査[*3]によると，広義のひきこもり状態にある者69.6万人，狭義のひきこもり状態にある者23.6万人と推計されている。

ニート（not in education, employment or training；NEET）とは，15〜34歳までの，「就学，就業，職業訓練いずれも受けていない人」を意味するが，日本では，「若年無業者」と呼称している。15〜34歳人口に占める若年無業者の割合は2015（平成27）年は2.1％である。

不登校もひきこもりとみなす。

2 ひきこもりと思春期・青年期心性および社会文化的要素[*4]

思春期・青年期の発達課題は，親からの分離・自立（independent）と，「自分は何者か，自分の存在する意味は何か」などの自我同一性（identity）の確立といわれる。

親からの分離・自立は，とりわけ母親との一体感からの脱出が課題となり，友人関係の重要度が増し，仲間からの承認を求めるようになる。家族のあり方，学校のあり方が大きく影響する。

---

*1 厚生労働省：ひきこもりの評価・支援に関するガイドライン. 2010.
　　http://www.zmhwc.jp/pdf/report/guidebook.pdf
*2 川上憲人（主任研究者）：こころの健康についての疫学調査に関する研究. 平成18年度厚生労働科学研究費補助金（こころの健康科学研究事業）こころの健康についての疫学調査に関する研究総括研究報告書, 2007.
　　http://www.ncnp.go.jp/nimh/keikaku/epi/Reports/H18WMHJR/H18WMHJR01.pdf
*3 内閣府：若者の意識に関する調査（ひきこもりに関する実態調査）. 2010.
　　http://www8.cao.go.jp/youth/kenkyu/hikikomori/pdf_index.html
*4 内田千代子：ひきこもりカルテ―精神科医が語る回復のためのヒント. 法研, 2001.

自尊心の傷つきはひきこもりに大きな関係がある。仲間関係での確執や学業成績や受験での挫折などの，「失敗」「負け」を恐れ，少しでもつまずくと容易に傷つき，さらに傷つくのを恐れてひきこもる。つまり，ひきこもることによってさらなる失敗を避け，傷つくのも避ける。そして，失敗を伴う経験自体から逃げることで，ありのままの自分を認める機会を避けてしまい，失敗しない工夫を学ぶこともできなくなってしまう。

　親に全面的に受け入れられていると感じることが，自分自身を愛する自尊心と，基本的な信頼感を育み，健康な自己愛となるといわれる。少子化により親の子どもへの期待は強くなり，子どもは万能感を伴う自己愛を抱きやすい。親の子どもからの分離も難しくなっている状態といえる。

　家族のあり方として，母子関係と世代間境界のバランスがとくに影響する。日本は欧米に比べて夫婦の結びつきよりも母子関係が強く，母子密着になりやすいといわれる。ワークライフバランスの問題で父親不在になりやすいこともそれを促進する。

　産業構造の変化に伴う都市化とそれに伴う地域社会の疎遠化により，家族は孤立しやすく支援を得にくい状態である。親が子どものひきこもりを抱え込みやすい。また，学校でのいじめや受験勉強，排他性なども関係する。

　さらに，情報化社会といわれる現代のICT（information and communication technology，通信情報技術）の普及がひきこもりに及ぼす影響も大きい。さまざまな理由で外に出られずひきこもる人にとって，外出せずに，人と会わずにインターネットにより外部の世界とつながりをもてることは大変役に立つ。学校に行かなくても勉強ができることは確かに便利である。ソーシャルネットワーキングサービス（social networking service；SNS）も盛んである。しかし，それは現実の付き合いではなく仮想世界での付き合いで，相手の表情も見えず，ボディーランゲージのようなコミュニケーションに不可欠な非言語的要素の入り込むすきはない。間の取り方や，相手との緊張感も避けることができる。時と場合に応じて見せたい自分を演出することも可能である。相手の前で恥をかいたり傷ついたりすることも避けることができる。その意味でICTは，ひきこもりと親和性が高く，ひきこもりを助長する道具になり得ると考えられる。インターネットでのいじめが増えているが，加害者は，いじめ行為をしても，相手の反応を直接感知することができない。作用反作用の法則の反作用としての手ごたえがないため，ますますサディスティックにいじめがエスカレートしやすい。

３　ひきこもりの背景としての精神障害

　ひきこもりを評価するうえで，精神医学的診断は重要である。ひきこもりは，社会活動に参加できずに本人も苦しんでいる状態で，他の診断が当てはまらない場合でも，適応障害（ICD-10，DSM-5）の診断には該当することが多い。

統合失調症

　もっとも注意すべきである。被害妄想や幻聴のために外敵から身を守るために，雨戸を締め切って閉じこもることがある。また，不潔な部屋の中で無為自閉の状態でひきこもっていることもあり，早急に治療が必要である。

うつ病，双極性障害などの**気分（感情）障害**

　抑うつ気分，精神運動抑制症状の現れるうつ状態はひきこもりを呈しやすい。また，ひきこもりによる2次障害からうつ状態を呈することはたびたび認められる。

不安障害（社会［社交］恐怖［症］，**パニック障害**，**全般性不安**など）

　社会［社交］恐怖［症］は人前での緊張感が強く，それを避けてひきこもる。突然，電車の中で死ぬほどの恐怖感に襲われるパニック発作の出現を恐れて外出できないパニック障害の患者も多い。

強迫性障害

　不潔恐怖で手を長時間洗い続け，入浴は2時間，しかも家の鍵やスイッチを何十回も確認しないと気がすまず通常生活ができなくなり，母親にも確認を強要して家にひきこもる。

発達障害（自閉症スペクトラム障害，注意欠如・多動性障害など）

　空気が読めないKYと学校で排除されいじめられたことを苦にして，2次的にうつ状態となり不登校を生じ，ひきこもる。

パーソナリティ障害

　シゾイド，回避性，依存性，強迫性，自己愛性，境界性パーソナリティ障害などが深く関係する。

4 精神障害の診断と支援方針

　「**ひきこもりの評価・支援に関するガイドライン**」[1]によると，「ひきこもりの三分類と支援のストラテジー」として，下記のように分類している。どの群にも，**薬物療法**，**精神療法的アプローチ**，**心理－社会的支援**を要するが，有効性の優先順位が異なる。

①第一群：統合失調症，気分（感情）障害，不安障害などを主診断とするひきこもりで，薬物療法などの生物学的治療が不可欠ないしはその有効性が期待されるもので，精神療法的アプローチや福祉的な生活・就労支援などの心理－社会的支援も同時に実施される。

②第二群：発達障害や知的障害などを主診断とするひきこもりで，発達特性に応じた精神療法的アプローチや生活・就労支援が中心となるもので，薬物療法は発達障害自体を対象とする場合と，2次障害を対象として行われる場合がある。

---

*1　厚生労働省：前掲書.

③第三群：パーソナリティ障害（ないしその傾向）や身体表現性障害，同一性の問題などを主診断とするひきこもりで，精神療法的アプローチや生活・就労支援が中心となるもので，薬物療法は付加的に行われる場合がある。

　さて，長期化したひきこもりに，親（多くは母親）への暴力が伴うことはまれでない。親は，「逃げる」とか「しかるべき機関に連絡する」といった具体的な行動と直面しなければならなくなる。本人の精神障害としては，パーソナリティ障害，統合失調症，発達障害などのほか，てんかんを含んだ脳波異常などが認められることもある。このような場合，診断・治療が重要な支援となるが，強制入院や警察による緊急の保護が必要となることもある。

5　ひきこもり支援の多次元モデル

　「ひきこもりの評価・支援に関するガイドライン」[*1]によると，以下の3つの次元が示されている。
　①第一の次元：背景にある精神障害に特異的な支援
　②第二の次元：家族を含むストレスの強い環境の修正や支援機関の掘り起こしなど環境的条件の改善
　③第三の次元：ひきこもりが意味する思春期の自立過程（これを幼児期の"分離－個体化過程"の再現という意味で"第二の個体化"と呼ぶ人もいる）の挫折に対する支援

　ひきこもりの背景にある精神障害を治療する医療支援と，家族，学校などの環境改善は必須であるが，それだけではひきこもり当事者がひきこもりから脱皮するには十分でない。自立過程でのつまずきの問題を解決して，自立，自律へと向かえるように支援する必要がある。

6　ひきこもり（およびニート）支援機関

　地域連携ネットワークによる支援機関としては学校・教育センター・教育相談所などの教育機関，保健所・精神保健福祉センターなどの保健機関，児童相談所・福祉事務所などの福祉機関，医療機関，フリースペースのような居場所を提供するNPO，ハローワーク・地域若者サポートステーション・ジョブカフェ・ヤングハローワーク等の就労支援機関など，多岐にわたる。

　当事者が自ら単独で相談に来ることはまれである。家族だけが相談に来る例が多い。訪問支援，アウトリーチ型支援が必要となる。

　厚生労働省は，ひきこもり専門相談窓口ひきこもり地域支援センターの設置と，ひきこもりサポーターの養成および派遣する事業を進めている。ひきこもりサポーター

＊1　厚生労働省：前掲書.

は，地域に潜在するひきこもりを早期に発見し，家族や本人に対するきめ細かな支援が可能となるよう，継続的な訪問支援などを行う。アウトリーチ型の支援体制である。

B • 大学生の精神保健

1 大学生の精神保健の特徴

わが国では戦後，アメリカの指導の下，社会が大きく変化し，教育制度も大規模に改革された。大学生は社会のエリートであり自由平等な社会を構築するという意識は強かった。1960年代は，高度経済成長に伴い，個人，企業，社会の一体化が進んだ。世界的なベトナム戦争反対運動や紅衛兵運動などの影響を受け，学生運動も活発になるなど学生も行動していた。一方で，**スチューデントアパシー**といわれる無気力状態の学生も出現した。その後，18歳人口は低下，大学進学率は上昇していく。「しらけ世代」「新人類」という言葉に代表される，熱中しない大学生が話題となった。1995（平成7）年前後の，オウム事件では，多くの大学生がカルト集団に所属して殺人事件を起こした。大学進学率は上昇し続け，2009（平成21）年には50％を超えた。大学の大衆化，学力低下が問題になっている。

大学生の年代，青年期後期は，アイデンティティ確立の課題を達成する時期であり，勉学，就職，恋愛の悩みなどストレス要因は多い。大学大衆化，科学技術の進歩によって修行期間・モラトリアム期間を長くしたことにより，昔と比べて「大人」になるのが遅れた大学生が多いといわれる。

この年代は統合失調症の発症が頻発する時期である。また，うつ病等の気分（感情）障害も認められる。軽度のうつ状態が多く，前記のスチューデントアパシーといわれる無気力状態で留年休学を続けてひきこもる大学生も含まれる。摂食障害，リストカットなどの自殺関連行動も頻発する。とくに自殺は深刻な問題である。1996（平成8）年より自殺が死因の第1位を占め，とくに2006（平成18）年ころより上昇傾向にある[*1]。また，欧米では大学生の薬物乱用が多く，キャンパスメンタルヘルスにおける大きな問題であるが，日本においても危険ドラッグ使用が徐々に問題になっている。急性アルコール中毒による死亡事件も後を絶たない。

生活環境としては，一人暮らしやアルバイトにより生活リズムが崩れやすい状況となる。夜中のアルバイトで生活リズムを崩して，うつ病に発展することもある。試験，卒論，就職活動などのストレスが高まる時期に変調をきたしやすい。

---

*1 内田千代子：大学における休・退学，留年学生に関する調査 第34報．第35回メンタルヘルス研究会報告書，2014，pp.36-51.

1960代より全国立大学および多くの公私立大学に保健管理センターや学生相談施設が設置され，医師，看護師，心理士等が職務にあたってきた。2000（平成12）年ころからは，ハラスメント相談，就職支援，学習支援相談などのさまざまな問題に対応する相談部門が設置されるようになった。2004（平成16）年の発達障害者支援法制定以降は，発達障害学生への支援機関も強化され，さらに2016（平成28）年4月には障害を理由とする差別の解消の推進に関する法律（障害者差別解消法）の**合理的配慮**規定等が施行され，精神障害，肢体不自由も含めた障害学生への支援が強化されている。

2 スチューデントアパシー，自殺，現代型のうつ病など

スチューデントアパシー（学生の無気力）とは，1961年にアメリカの**ワルターズ**（Walters, P.）が無気力学生について表現した用語である。長期留年学生を観察した笠原 嘉[*1]によって日本に紹介された。強迫的，回避的性格，優勝劣敗への過敏，学業という本業からの選択的退却，無気力，自我同一性への拡散などを特徴とする。DSM-5による診断では，適応障害がもっとも当てはまるが，抑うつ症候群では気分変調性障害レベルから大うつ病性障害まで，さらに非定型うつ病，双極Ⅱ型障害，不安障害，パーソナリティ障害，発達障害に該当する例もあると考えられる。

スチューデントアパシーは，留年，休学，退学という就学上の問題として現れやすい。大学生のひきこもりともいえる。筆者の調査[*2]では，この群の自殺率が高い。男子に多くメンタルヘルス支援が必要であるが，自ら相談に訪れることが少ないので，支援の手を差し伸べるのが難しい。ひきこもりが長引くと，考えが閉塞化，狭窄化して自殺行動に走りやすくなる。履修届の未提出者，取得単位の少ない学生，長期欠席者などを事務レベルで検出し，本人および保護者に連絡する必要がある。自殺の危険や精神疾患についての教職員や学生への教育も重要である。自分や友人の危険に気づいて援助希求行動を起こしピアサポーティブなかかわりのできる学生が増えることが大学の自殺予防につながる。

ところで，「**現代型のうつ病**」が話題になっている。従来のうつ病は，秩序を重んじ，几帳面で他者配慮性と自責傾向の強い人が頑張り過ぎて破綻して発症するのが典型とされた。それに対して，若い人に多い「現代型のうつ病」は，秩序に否定的で，自分自身への愛着が強く，自己愛的で他罰傾向が強く，本業はできないが副業や好きな趣味はできる。現実問題との直面化を回避している状態でスチューデントアパシーと共通点が多いとされる。授業に出席せず試験も受けずに単位を落とし，本業の学業からは退却しているが，アルバイトや部活には熱中することもある。部分的退却ともいえる状態が認められる点でも「現代型のうつ病」との類似性が確かに考えられる。

---

*1 笠原 嘉：退却神経症—無気力・無関心・無快楽の克服．講談社，1988.
*2 内田千代子：21年間の調査からみた大学生の自殺の特徴と危険因子—予防への手がかりを探る．精神神経学雑誌，112（6）：543-560，2010.

③ 大学メンタルヘルス支援の要

　環境を変えること，ストレス状況から距離をとり，休学して親元に帰るなどは大きな効果を示すが，ストレス状況である学業の場から自ら退いている場合は，単に「休ませる」ことが治療にならないのは言うまでもない。少なくとも，カウンセリングには通うことを第一目標にして，本業に戻れるようにしなければならない。

　生活指導は必須だが，とくに日課表の記録，睡眠リズム，インターネットやゲームの記録は，不規則な生活を振り返って，今後の指針を得るのに役立つ。

　精神療法では，悩みを受容するだけでなく，認知行動療法的アプローチにより，小さな目標，大きな目標を定めて，どんな小さな成果でもよい点をほめて自己価値を上げるように導く。思考記録表を作成して，本人の考え方の癖や**自動思考**に気づいて，より適応的な考え方・行動ができるような練習を，治療者と共に行うことが有効である。会社での不適応患者の治療やリハビリテーションに職場の上司や人事との連携が重要であるのと同様に，大学においては教職員との連携による環境調整が必須である。

Ⅵ 地域精神保健対策─地域における「心の健康づくり」の動向

A ● 地域精神保健活動の動向と「心の健康づくり」

① 地域精神保健活動の2つの潮流とその統合

　わが国の地域精神保健活動には，「精神障害者の地域生活支援」と「地域住民の心の健康づくり」という2つの潮流がある。このうち前者は，1965（昭和40）年の精神衛生法改正によって，県保健所を拠点に，精神病者を対象とする「医療モデル」による地域生活支援（支持的精神保健活動）が開始された。

　一方，後者については，1970年代以降，新たな地域住民の心の健康にかかる課題が出現してきた。そして，これに対しては，1987（昭和62）年制定の**精神保健法**の「法の目的」に国民の精神保健の保持・増進を図ることが示され，**「心の健康づくり」**という「公衆衛生モデル」による地域支援活動（積極的精神保健活動）のあり方が模索されることとなった。

　さて，この2つの潮流のうち，前者については本章Ⅰ節で取り扱われるので，本節では後者，すなわち「心の健康づくり」活動の変遷を中心に，その歩み・現状と課題，「心の病・不調・健康」にかかる今日的理解，心の健康づくりと心のケアサポー

ト体制の整備の動向，今日的精神保健課題への対応法などを概観する。

　なお，今日では，「精神」に代えて，「心」「こころ」などの表記が用いられること
が多くなってきたが，本節では，事業名を除き，「心」を用いることとする[*1]。また，
現代における代表的な「心の健康課題」への具体的な対応状況については，第4章Ⅳ
節「地域における精神保健」で詳述する。

② 地域における「心の健康づくり」の歩み，現状と課題

　わが国では，1960年代の高度経済成長のなか，核家族化，都市化・工業化などによ
る伝統社会の崩壊が始まり，1970年代以降の高齢化と少子化の進行と相まって，アル
コール依存症，老人性認知症疾患や介護家族の燃え尽きなど，新たな地域住民ニーズ
が出現してきた。

　国は，こうした新たな課題に対し，精神衛生センターを中心とした酒害相談事業
（1979［昭和54］年），老人精神衛生相談事業（1982［昭和57］年），心の健康づくり
推進事業（1985［昭和60］年）などによる対応を図った。そして，1987年に精神衛生
法が精神保健法に改正された際に，法の目的に国民の精神保健の保持・増進を図るこ
とが明示されて「心の健康づくり」という公衆衛生モデルによる積極的精神保健活動
のあり方が模索されるようになった。

　そして，20世紀末ころから，わが国では，急激に進むグローバリゼーションと少子
高齢化の進展を背景とした急激な社会情勢の変動や長引く経済不況のなかで，雇用の
不安定化，格差の拡大，新たな貧困問題や，政治的・経済的・社会的「排除」などの
社会問題が深刻化した。そして，先行きが見えない不安や日常生活上の慢性的ストレ
スが増大して，心の病と不調が増えるなか，1998（平成10）年に働き盛りの中高年男
性を中心に年間自殺者数が急増して30,000人を超え，その後2011（平成23）年までの
14年間連続で30,000人台のまま推移し，その対応は国家的な課題となった。

　WHOは，こうした動向は地球規模のものとし，2001年のワールドヘルスレポー
トのテーマを「メンタルヘルス」とした[*2]。そして，適切な精神保健医療福祉サービ
スの提供が不十分なために被る社会経済的損失がきわめて大きいため，各国は国策と
しての精神保健施策の推進に取り組む必要があるとし，今後の対策推進にかかる10項
目の国際的ベンチマーク（benchmark，指標）を提示した（表3-10）。

---

*1 「心」は，「脳」が身体や社会との関係のなかで脳が紡ぎ出す働きであり，その働きには「意識的な働き」
　　と「無意識的な働き」とがある．後者は，情動，本能行動，自律神経機能など，生命の保持に直結する機
　　能で，身体と表裏一体の関係にあって，環境の変化に対応しつつ変動している．一方，「意識的な働き」
　　としての「精神」は，「自我機能」や「社会適応機能」によって，身体と社会の適応状況を判断し，健康
　　の保持・増進や価値の創造をつかさどる働きを担う．以上を踏まえ，ここでは，「精神」ではなく「心」
　　という表記を用いる．
*2 世界保健機関（WHO）編，中野善達監訳：世界の精神保健─精神障害，行動障害への新しい理解．明石
　　書 店，2004（World Health Organization：The World Health Report 2001 ─ Mental Health：New
　　Understanding，New Hope. World Health Organization, Geneva, 2001）．

表3-10 ▶ 精神保健推進にかかる10の包括的勧告（WHO, 2001）

10の勧告	低資源レベル シナリオA	中資源レベル シナリオB	高資源レベル シナリオC
1 プライマリケアにおける精神医療の提供	・メンタルヘルスをプライマリヘルスケアの要素として認める ・すべての健康担当者の研修カリキュラムによくみられる精神疾患の診断と治療を含める ・プライマリケア医師に再任研修を提供する（少なくとも5年間で50％をカバーする）	・地域ごとの重要な研修項目を開発する ・プライマリケア医師に再任研修を提供する（少なくとも5年間で100％をカバーする）	・プライマリヘルスケアにおける精神疾患のマネジメントの効率を改善する ・紹介方法の改善
2 向精神薬の使用が可能であること	・すべてのヘルスケアで5つの基本的な薬剤が使用できるようにする	・すべてのヘルスケアですべての基本的な薬剤が使用できるようにする	・公的・私的な治療計画に際して新しい向精神薬がより容易に使用できるようにする
3 地域でのケア	・収容施設から精神障害者を出す ・精神科病院の規模を小さくして，病院内ケアを改善する ・総合病院に精神科を設置する ・地域ケアに関する施設の整備（少なくとも20％をカバーする）	・伝統的な精神科病院を縮小する ・精神科治療を一般治療の中へと統合するためのパイロット研究を開始する ・地域ケアに関する施設の整備（少なくとも50％をカバーする）	・残りの伝統的精神科病院を廃止する ・病院の代わりとなる住宅施設を開発する ・地域ケアに関する施設の整備（少なくとも100％をカバーする） ・重篤な精神障害者の地域ケア
4 市民への啓発	・偏見と差別をなくす社会キャンペーンを推進する ・公教育における非政府組織を支援する	・マスメディアを使って，メンタルヘルスの促進，積極的姿勢，疾患の予防を図る	・よくある精神疾患の認知と治療に関する社会キャンペーンを開始する
5 地域，家族，ユーザーの意見の反映	・自助グループの形成を支援する ・非政府組織によるメンタルヘルス推進のための基金創出計画	・サービスおよび政策立案に地域住民，家族，当事者の代表を入れる	・権利擁護の推進を支援する
6 国家施策，企画と法制化	・現代的知見と人権に配慮した法改正 ・精神保健プログラムと政策の形成 ・精神保健関連予算の増加	・国または地方自治体レベルでの薬物・アルコール政策の立案 ・精神保健関連予算の増加	・保険も含めヘルスケアの財政の公平性を確保する
7 人的資源の確保	・精神科医と看護師の育成	・精神科医，精神科看護師，臨床心理士，精神科ソーシャルワーカーの国立研修センターの創立	・高度な治療技法の研修
8 他部門との連携	・学校，職場での精神保健研修の開始 ・非政府組織活動の活性化	・学校，職場での精神保健研修の強化	・精神障害者のために，教育，就労施設を提供する ・他のセクションとの共同で科学的根拠に基づく精神保健増進プログラムの開始
9 地域精神保健のモニタリング	・基本的な健康情報システムの中に精神疾患を位置づける ・危険度の高い集団の研究	・地域における特殊な疾患（例；うつ病）に関する制度化されたサーベイランス体制	・精密な精神保健モニタリングシステムの開発 ・予防プログラムの効果のモニタリング
10 研究の推進	・地域における精神疾患の発生率，経過，転帰と影響をプライマリヘルスケアという状況下で研究する	・プライマリヘルスケアでよくみられる精神疾患のマネジメントに関する効率性，対費用効果に関する体制化された研究	・精神疾患の原因に関する広汎な研究 ・サービス提供に関する研究の実施 ・精神疾患の予防に関する科学的証拠を調べる

注）網かけ部分は，筆者の判断によるわが国の現状の資源レベル（2016年現在）

資料　World Health Organization：The World Health Report 2001—Mental Health：New Understanding, New Hope. World Health Organaization, Geneva, 2001.

そうしたなか，わが国では，2002（平成14）年，社会保障審議会障害者部会精神障害分会報告書「今後の精神保健医療福祉施策について」で国策としての精神保健医療福祉施策の方向性が示され，2004（平成16）年，「今後の障害保健福祉施策について（改革のグランドデザイン案）」と「精神保健医療福祉の改革ビジョン」に基づく10年計画での精神保健医療福祉改革（以下，改革）が開始された。

　そして2007（平成19）年，わが国は65歳以上の高齢者が人口の21％を超えて「超高齢社会」入りしたが，その後「ゴミアパート・ゴミマンション」「孤独死」「無縁死」「老人漂流」「老々介護による介護者の燃え尽き」などが新たな社会問題となって，高齢者の心の健康問題が喫緊の課題とされるようになった。一方，少子化問題への対策が滞るなか，2008（平成20）年ころより，「児童虐待」「子どもの自殺」などとも関連した「子どもの貧困」問題が新たな社会問題として取り上げられるようになった。

　また，2011年3月の東日本大震災では，連日のマスコミ報道などを通じて「心の病・不調対策と心の健康づくり」がきわめて身近で切実な課題であるとの理解が広く地域住民の間に浸透した。そして，自殺対策，大規模災害時の心のケアサポート体制の整備，認知症対策などが全国規模で展開されるなか，2012（平成24）年には精神疾患は5大国民病の一つに位置づけられて，医療法に基づく都道府県医療計画に「心の病・不調対策」が盛り込まれることとなり，地域医療の一環としての精神医療体制の計画的整備が目指されることとなった。

　そして，改革の最終年となる2013（平成25）年には，障害者制度改革推進会議の下での一連の障害者関連国内法の改定を経ての国連障害者権利条約の国内承認と精神保健福祉法の大幅改正がなされた。この改正法に基づいて翌年には，今後の国の精神保健医療福祉体制整備の目標を定めた「良質かつ適切な精神障害者に対する医療の提供を確保するための指針」が策定され，新たな目標の実現に向けた取り組みが開始された。さらに地域における医療及び介護の総合的な確保を促進するための関係法律の整備等に関する法律（医療介護総合確保推進法）の制定により，市町村を基盤とする高齢者の健康増進・介護予防対策や高齢精神障害者の地域生活支援体制の整備に向けて，地域構想ビジョンの策定や「社会モデル」での認知症対策計画（認知症施策推進総合戦略～認知症高齢者等にやさしい地域づくりに向けて～［新オレンジプラン］）が策定され，保健医療・福祉介護はもとより教育，労働，司法その他の多領域横断的な連携による取り組みが求められるようになった。

　こうして，今日では，障害者をも含むすべての地域住民を対象に，他領域との連携を視野に入れた「life（生命，生活，人生）の視点」での「心の健康づくり」と心のケアサポート体制の整備（包括的精神保健活動）が求められるようになったが，この間の地域精神保健活動の変遷をまとめると**図3-7**のようになる。

図3-7 ● わが国における地域精神保健活動の変遷

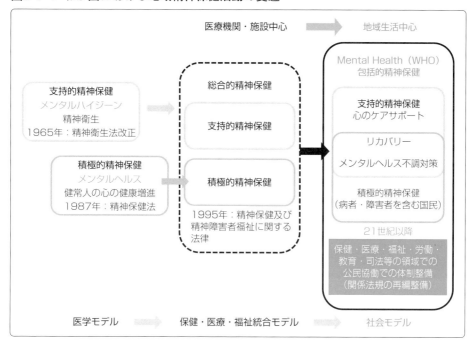

B ● 「心の病〜不調〜健康」にかかる今日的理解

　20世紀後半には，脳・行動科学や精神医学，看護学，心理学，健康学，障害学等の進歩を背景に，「心の病・障害，不調，心の健康について」の理解と，その対応方法は著しく進歩した。そして，地域生活支援体制の整備などによって，病から回復し，あるいはまた，障害とともに地域で自分らしく生き抜くためのノウハウが多数開発・蓄積されつつある。そして，国際化・情報化が進展するなかで，心の病に関する情報は飛躍的に増大し，今日「精神病はわからない，治らない，怖い」といった神話は崩壊した。以下，心の病，精神障害，心を病むことの適正な理解，心の健康と不調への対応などについて述べる。

1 心の病（精神疾患）についての今日的理解

　欧米先進諸国は1970年代以降，「心の病」の構造的理解を深めるためシステム論的視点を導入し，精神医療関係者相互のコミュニケーションの促進に向けて，構造化面接や操作的診断基準を取り入れた，新たな精神障害の診断分類体系の整備に取り組むようになった。そして1980年には，アメリカで，多軸診断システム（①精神症状，②知的障害とパーソナリティ障害，③身体疾患，④心理社会的ストレス，⑤総合的社会機能水準の5つの次元で問題点を把握）と操作的診断基準とを導入した「**精神疾患の**

図3-8 ● 心の病の立体的・層構造的理解（生物・心理・社会・倫理的視点）

			DSM-Ⅲ（1980）*1		ICD-10（1992）*2
病　院	疾患：医学		第Ⅰ軸　臨床症状		臨床症状
	医療的対応		第Ⅱ軸　パーソナリティ・	第Ⅰ軸	パーソナリティ・
			知的障害		知的障害
			第Ⅲ軸　身体疾患		身体疾患
	障害：リハビリテーション学				
	福祉的対応				
	ICIDH（1980）*3				セルフケア
	機能・形態障害	生物学的問題			生活能力
	能力障害	生活上の問題		第Ⅱ軸	職業的機能
	社会的不利	社会的問題			家族内での機能
					社会的行動
					全体評価
地　域	事例：保健学		第Ⅳ軸　心理社会的	第Ⅲ軸	心理社会的
	保健・医療・福祉・教育・		ストレス		ストレス
	心理社会学的対応				
			第Ⅴ軸　全般的機能評価		

＊1　Diagnostic and Statistical Manual of Mental Disorders, 3rd edition.
＊2　International Classification of Disease, 10th edition.
＊3　International Classification of Impairments, Disabilities and Handicaps.

診断・統計マニュアル　第3版」（Diagnostic and Statistical Manual of Mental Disorders, 3rd edition；DSM-Ⅲ）が発表された。その記述診断的かつ立体的・層構造的な診断分類システムは，わが国の精神医療従事者にもきわめて大きな影響を与えることとなった。

　こうした流れのなかで，精神医療従事者のまなざしは，戦後60余年の間に「病人ではなく，病気をみる」というものから，「病気ではなく，病人をみること，そしてさらに社会的環境や倫理的側面についても留意する」という見方（生物・心理・社会・倫理的視点）へと変化した。そして「病む」ことを，さまざまな要因を考慮しつつ全人的・包括的にとらえようとする方法は，1992年の「国際疾病分類　第10版」（ICD-10）へと継承された。

　すなわち，ICD-10では，多軸記載様式と操作的診断基準とが採用され，診断は，第Ⅰ軸の精神・パーソナリティ・身体障害を含む臨床症状，第Ⅱ軸の機能障害診断，第Ⅲ軸のストレス要因という3つの次元でなされることになった。そこには，精神疾患と精神障害とを複眼的視点の下に立体的・層構造的に理解しようというまなざしの変化が象徴的に示されている（図3-8）。

② 精神障害についての今日的理解

　WHOは1980年に，障害を，機能障害・能力障害・社会的不利といった3つの次元で立体的・層構造的にとらえた「国際障害分類」（International Classification of

Impairments, Disabilities and Handicaps；ICIDH）を公表した。

　この分類は，1946年の WHO 憲章における「健康とは，病気ではないとか，弱っていないということではなく，肉体的にも精神的にも，そして社会的にも，良い状態（ウェルビーイング）にあることをいう」という健康の定義と表裏一体の関係にある。すなわち，障害者の回復には，医療と医学的リハビリテーションのみならず，心理社会的リハビリテーションや地域生活を支援する環境整備，福祉的支援をも含む包括的な対応策の工夫・展開が必要であることを示している。

　この分類をわが国に広く紹介したリハビリテーション医の上田敏[*1]は，機能障害，能力障害，社会的不利を包含した「体験としての障害」の概念を提唱し，障害者とは障害をもった「能力者」であり，障害のほかに，正常な機能やさまざまな能力，独特な個性をもったユニークな人であることを指摘した。そして，障害に対する具体的な対応法を工夫し，障害というマイナス面を減らすと同時に，障害者の隠れた能力（健康な部分）を引き出し，それを発展させることがリハビリテーションの技法で，その最終的な目標は障害者の社会的復権を果たすことにあるとした。

　1981（昭和56）年に，蜂矢英彦[*2]は『精神障害試論』を著し，その中で精神障害は病と共存するタイプの障害であること，精神障害者であるということが即，廃疾固定状態を意味するのではないこと，リハビリテーションによる再発予防と社会復帰支援の過程そのものが治療の一環にほかならないことなどを主張した。この試論は，地域精神保健医療の実践家たちにより精神科リハビリテーション学と精神障害福祉論へと発展させられ，1993（平成5）年には，障害者基本法によって「精神障害者」は「障害者」であるとの法的規定がなされるに至った。なお，こうした同語反復的な表現がなされるのは，法的に定められた「精神障害」という言葉に，「疾患」と「障害」という2つの異なる概念が含まれているためである。すなわち精神保健福祉法では，精神障害者を，国際疾病分類上の精神疾患を有する者（mentally disordered）という医学的概念に準拠した保健医療施策的なとらえ方で定義しているが，障害者基本法では精神障害者を，障害があるため，長期にわたり日常生活または社会生活に相当な制限を受ける者（mentally disabled）と定義し，福祉施策の対象者としてとらえている。

　一方，国際障害分類は，2001年，中立的ないし肯定的な用語を導入し，より総合的・包括的な評価を目指す「国際生活機能分類」（International Classification of Functioning, Disability and Health；ICF）へと大きく改定された。すなわち，新分類では，病者，障害者の健康な側面に注目し，その健全な部分を育て維持するという「エンパワメント」（empowerment）の理念を踏まえ，「機能障害」に対して「心

＊1　上田　敏：リハビリテーションを考える―障害者の全人間的復権．青木書店，1983.
＊2　蜂矢英彦：精神障害試論―精神科リハビリテーションの現場からの提言．臨床精神医学，10：1653-1661，1981.

身機能・身体構造」、「能力障害」に対して「活動」、「社会的不利」に対して「参加」といった，従来の否定的側面に対し肯定的側面を表す概念が新たに導入され，健康状態に関するさまざまな要因が分類対象として含まれることになった。さらに，障害の発生には個人の心身の特徴といった因子のみならず，環境の影響が大きいとの認識を踏まえて環境因子の分類も付け加えられたが，これら諸要因の相関関係は**図3-9**に示すとおりである。そしてこれらの各要因にかかる「レジリエンス」を見出して，それを活性化するという視点が重要である。

3 心を病むということへの正しい理解に向けて

　わが国では，1975（昭和50）年ころから，統合失調症患者やその家族が，家族会や当事者グループ活動を通じて着実に力をつけ，1985年以降，テレビ，新聞，ビデオ，手記などを通じて自分の体験や思いを「語る」ようになった。そして，その動きは，今日では多様多彩なピア活動へと発展しており，そうした活動を通じ，「心を病む」ということをより現実に即して総合的に理解できるようになった[*1]。

　実際に，診察室で語られる内容や行動は，働く場，家庭，あるいは仲間と一緒のくつろいだ状況下での「語り」や行動とは大きな違いがある。また，保健所の相談室等で取り上げられる心の病・危機，健康に関する個別的な課題と，生活の場を訪問することによって家族全体の課題として直接的に把握し得る問題は，大いに異なっていることも少なくない。したがって，生活の場でのかかわりを通じて得られる情報に基づき，多様な側面をもった課題を包括的に把握し，そのうえで個別具体的な課題の解決を図ることが大切である。

　また，継続的かつ一貫性のある地域生活支援活動の積み重ねのなかで，支持的支援活動の対象である当事者は，自分自身の「生きる力」により個別・具体的な課題を解決していく力を有しており，精神障害者であることが，即，一方的かつ全面的支援の対象となることではないことや，また，誰が，どのような場面で，どう支援するかによって当事者の回復過程は変わってくることなどが確認されるようになった。そして，地域生活を通じて，当事者が自己肯定感を回復し，病とともに自分らしく生きていくことを目指すようになること（**リカバリー**[recovery，**回復**][*2]）は，精神疾患患者や精神障害者にとっての「心の健康づくり」にほかならないといえよう。

---

*1 医学，障害学，健康学などの学問領域では，近年，最良の根拠（エビデンス）に基づく研究方法（evidence based approach）の重要性に加え，それを補完するものとして，当事者の体験に基づく「物語り（ナラティブ）」による方法（narrative based approach）の重要性が主張されるようになった．

*2 リカバリー（recovery，回復）では，精神疾患の症状や障害の有無にかかわらず，自分で病気や障害を管理しながら新たな人生の目標を見出し，納得できる人生を歩むことが目標とされ，欧米先進諸国を中心に1980年代後半以降，精神障害者自身の手記や語りなどを通じて注目されるようになった．わが国でも1990（平成2）年末ころから精神科リハビリテーション領域においてさまざまなリカバリー志向プログラムが試行されるようになりつつある．

図3-9 ● ICF の構成要素間の相互作用

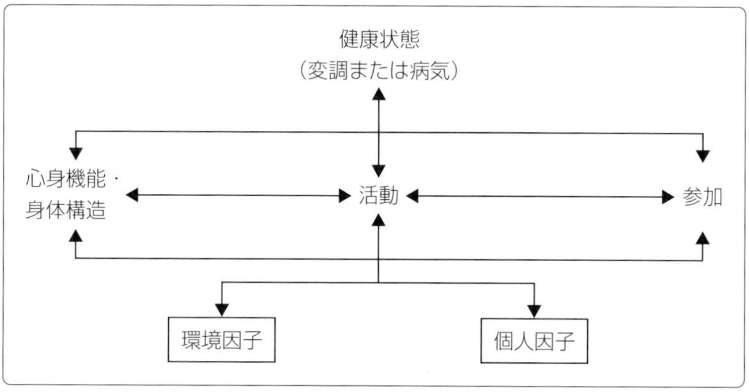

この図式では，ある特定の領域における個人の生活機能は健康状態と背景因子（すなわち環境因子
と個人因子）との間の，相互作用あるいは複合的な関係とみなされる．これらの各要素間にはダイ
ナミックな相関関係が存在するため，1つの要素に介入するとその他の1つまたは複数の要素を変
化させる可能性がある．（中略）相互作用は双方向性である．すなわち障害の結果により，健康状
態それ自体が変化することすらある．
資料　厚生労働省ホームページ. 国際生活機能分類─国際障害分類改訂版（日本語版）. 2002.

4 「心の健康・不調」にかかる今日的理解

1 心の健康にかかる今日的理解

　心の健康度[*1]は，1日（さらには，週・月・年）単位で一定の揺らぎの幅をもって
変動し，変動しながらの安定を保っている。そして，マイナスの変動は「ストレッ
サー」によって，プラスの変動は「レジリエンス」によって生じると考えられる。

　すなわち，ストレスは元来，「外力による歪み」を意味する物理学的概念であった
が，今日では，過労・睡眠不足などの身体的要因，性格や心理的葛藤などの心理的要
因，対人関係，生活，社会経済，自然環境などの変化など，さまざまな負荷（スト
レッサー）により「健康度が低下した状態」を意味する概念として用いられるように
なった。

　一方レジリエンスは，「外力による歪み」を押し戻す力（反発力・復元力）を意味
する物理学的概念であったが，今日では，心身の回復力およびソーシャルキャピタル
（社会関係資本）やさまざまな地域資源を活用した環境調整力などによって「健康度
を回復させる力」の総称，「逆境を跳ね返して生きる力」「逆境力」などの意味として
用いられるようになった。すなわち，身体的レジリエンスとしては「ホメオスタシス
（恒常性）」「ストレス反応」「自然治癒力」「疾病抵抗力」などが，また心理的レジリ
エンスとしては「認知行動理論やポジティブ心理学などを活用した課題解決力」「精
神的抵抗力」「精神的回復力」「内発的発展力」などが，環境調整にかかるレジリエン

---

*1 人には，「健康な部分」と「病的な部分」とが共存している．このうち健康な部分の占める割合を健康度
　　とする.

スとしてはさまざまな複雑系を包括的・動的なシステムとしてとらえ，その調整を試みる「システム思考」などがある。

こうして「心」は，自分の体験を通じて，健康度の反映としての，精神的，身体的，行動上の変化を総合的に判断し，「身体」「精神」「社会」「スピリチュアリティ」などの各次元におけるレジリエンスを活用して，心の病・不調からの「回復（リカバリー）」を実現し，心身の健康の保持・増進を図る機能をもつ。

2 心の不調と健康度の回復

近年，家庭，学校，職場，地域など，さまざまな生活の場で，「心の病」とはいえないまでも，心の健康度の常態的な低下による「心の不調」が増加しつつある。

職域保健では，「心の不調」の意味での「メンタルヘルス不調」を，「精神および行動の障害に分類される精神障害や自殺のみならず，ストレスや強い悩み，不安など，労働者の心身の健康，社会生活および生活の質に影響を与える可能性のある精神的および行動上の問題を幅広く含むものをいう」と定義し，その対応には，セルフケア，ラインによるケア，事業場内産業保健スタッフ等によるケア，事業場外資源によるケアからなる「4つのケア」が継続的かつ計画的に行われることが重要であるとしている[1,2]。

このうち，セルフケア（自助）では，自分の身体との対話を通じて，心の健康度を適正に判断することが基本となる。すなわち，さまざまなストレスの総和が個々人の対処能力を超えて，心身の健康度が通常の揺らぎの範囲幅を超えて下がると，そのことを示すサインが精神的，身体的，行動上の変化として出現する。例えば，精神的サインとしては，うつ気分，不安，焦り，集中力低下，つまらない，怒りっぽい，忘れっぽいなどの変化がある。また，身体的サインとしては，不眠，食欲不振，動悸，息切れ，頭痛などの変化が，行動上の変化では，ミスや事故，能率の低下，遅刻，落ち着きのなさ，対人関係のトラブルなどが出現するようになる。そして，この健康度の低下が，長期化しつつ深刻化すると，さまざまな心身の病が出現，悪化することとなる。したがって，身体，精神，行動・対人関係上の不調のサイン（いつもの自分とは違うといった「違和感」）に気づいたときには，それを「気のせい」としてすませるのではなく，その変化を総合して心の健康度を判断し，その回復を図る必要がある。

心の健康度の回復には，まず，睡眠・休養，食事と適度な運動（健康の3要素）を確保し，規則正しい生活のリズムを保ち，身体的レジリエンスを高めることが基本となる。また，問題を一人で抱え込まず，信頼できる友人，家族からの支援を受けて課

＊1　厚生労働省：事業場における労働者の心の健康づくりのための指針について．平成12年8月9日付，基発第522号の2，2000.
＊2　厚生労働省：労働者の心の健康の保持増進のための指針．2006.

題を整理し，その課題解決を図るなどの心理的レジリエンスの活用も有用である。そして，こうした対処にもかかわらず，心の健康度を回復できず，不調が長引いたり，悪化したりするような場合は「心の病」に陥っている可能性を考え，職場の産業医，保健所相談窓口，地域の精神医療資源や多様な社会資源を活用して健康の回復を図る必要がある（環境調整に向けたシステム思考の活用）。

C ● 地域精神保健システムの構築と精神保健の方法の発展

1 保健医療福祉行政の場としての「地域」のシステム化の動向

わが国の精神保健活動は，1965年より保健所を拠点として進められてきたが，1980（昭和55）年，臨時行政調査委員会によって「地方分権の促進」という行政改革方針が立てられ，その後，医療法の改正（1985年）や，老人保健法および老人福祉法の改正（1990［平成2］年）等によって，**2次保健医療圏域**や**2次福祉圏域**が定められた。

そして，1994（平成6）年の地域保健法の制定により，市町村は住民に身近な高齢者および母子保健等の保健・福祉サービスを担当し，県保健所は，精神保健，難病，AIDS対策などの広域かつ専門的対人保健福祉サービスを行うといった役割分担が示された。

さらに，精神保健福祉行政にかかる**大都市特例**（1996［平成8］年），市町村を基盤にした**介護保険法**（2000［平成12］年），精神障害者への**福祉的相談業務**（2002年），社会福祉法による**支援費制度**（2003［平成15］年）を経て，**障害者自立支援法**（2006［平成18］年），**自殺対策基本法**（2006年）の施行導入によって，市町村を基盤とした，地域の障害者の日常生活支援と地域住民の心の健康づくりに関する総合的な対人サービス提供体制の整備が求められるようになった。

こうして，保健医療福祉行政の場としての「地域」は，地域住民ニーズの多様化と増大に呼応して，当初の県保健所という点から，保健所をつなぐ線，2次保健医療圏域を単位とする面を経て，21世紀以降は，市町村を基盤に，都道府県，国が協働で担う立体的・層構造的システムとしての「地域」へと大きく変化した。

2 心の健康づくりに果たす行政の役割

WHOは，健康を「病気でないとか，弱っていないということではなく，身体と心と社会的状態のすべてが良好な状態にあること」としているが，近年，「メンタルヘルス（心の健康）」を「単に精神障害がないというのではなく，個々人が自身の能力を発揮し，日常生活におけるストレスに対処し，生産的かつ実り豊かに働き，地域

社会に貢献できるような良い状態（ウェルビーイング）」と定めた[*1]。そして，幼少期の健全なスタートから，成人期，老年期の精神疾患の予防に至るまで，生涯を通じた心の健康の増進には，各種行政部門や民間ないし地域密着型組織をも含む多くのセクターにわたる実践が求められるとし，適正かつ包括的な精神保健サービスの組織図（図3-10）を提示した。なお，この組織の基盤はセルフケアであるが，このセルフケアはすべての階層に含まれており，多様な社会資源を知り活用することを必要としている。

そして，今日，地域精神保健福祉活動に求められるようになった，病者，障害者をも含むすべての地域住民を対象にした包括的精神保健サービス体制の構築・整備による「包括的精神保健」の推進は，このWHOの提言する「メンタルヘルスの推進」にほかならないといえる。

D ● 地域住民の「心の健康づくり」に向けた方法論とその活動

1 人生90年時代の健康概念

2012年に改定された「高齢社会対策大綱」では，「人生90年時代」を迎えて，高齢者がもつ意欲と能力を活用し，高齢者向け市場の活性化により，安心，安全の地域社会を全員参加体制で実現することが基本理念とされた。

一方，WHOは，地球規模で進む高齢化を踏まえ，従来の健康概念を見直す必要があるとし，2015年に「高齢化と健康に関するワールド・レポート」を提示した。そして，高齢者の健康に関する最新の知見として，①「典型的な」高齢者などはなく，加齢と機能低下には緩やかな関係性があるだけである，②「高齢化」がそのまま「依存」を意味するわけではない，③「高齢化」が直接，医療費を押し上げるわけではない，④適切な政策を企画・実行できれば，人口の高齢化は，個人および社会にとって，新たな可能性を示すものとなると指摘した[*2]。

そして，「高齢者の健康」の評価には，個々の疾病の有無や併存疾患の範囲などではなく，高齢者の身体機能や満足できる生活状態の包括的な評価に向け，個々人の身体的・精神的能力からなる「内在的能力」と，個人と環境の相互作用からなる「機能的能力」の双方を合わせた総合的評価が必要とした。そのうえで，「健康な高齢化」の実現には，「機能的能力の最大化」に向けて，①高齢者のニーズを踏まえた保健システムの開発，②介護システムの整備，③加齢に対して適合性のある環境の創出，④

＊1 WHO：Improving health systems and services for mental health. WHO library Cataloging-in-Publication Data，2009.
＊2 WHO健康開発総合研究センター訳：要旨「高齢化と健康に関するワールド・レポート」．2015.
http：//www.who.int/kobe_centre/mediacentre/world_report_on_ageing/ja/

図3-10 ● 最適・包括的なピラミッド型メンタルヘルスサービス組織図（WHO Service Organization Pyramid for an Optimal Mix of Services for Mental Health）

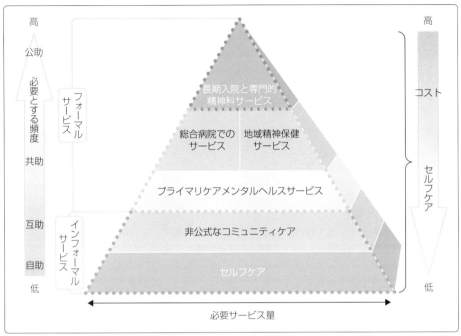

セルフケアはピラミッド組織の基盤となるが，すべての層に含まれ，各層でのケアとともに，回復とメンタルヘルスの推進を担っている．また，非公式なコミュニティケアとは，伝統的ヒーラー，教師，警察，非政府組織，当事者団体と家族会，一般人などによって提供されるサービスからなる．

資料　WHO：Improving health systems and services for Mental Health, WHO library Cataloging-in-Publication Data, 2009（一部改変）．

測定，モニタリング，理解の改善，が必要とした．

　また，「人口の高齢化」には，疾病に基づく「治療」ではなく，保健システムを「高齢者中心の総合的治療の提供」へと変革し，介護の包括的システムの開発や，国際生活機能分類の枠組みを踏まえた環境の創出に向け，「社会モデル」で対処する必要があるとし，適正な治療と支援によって心身の病とともに生きる高齢者の健康度は改善し得るとしている．

② 人生90年時代の「心の健康づくり」の方法

　高齢者では，スピリチュアルなニーズも含め「心の健康」の意義は高まり，また，身体，心，社会の各次元での健康度と渾然一体化してくる．したがって，健康の保持・増進の実現には，「life（生命，生活，人生）の視点」での地域支援体制の構築・整備と各種支援サービスの包括的・一体的な提供が求められるようになる．そして，この目標の実現には，自ら行うセルフケア（**自助**）を基盤に，当事者，家族，友人・知人・民間ボランティアなど身近で大切な人との相互支援（人生の支援：**互助**），地域の医療・介護などにかかる民間団体，非営利組織（non-profit organization：

表3-11 ▶ 地域住民の「心の健康づくり」のための方法

Ⅰ　地域精神保健福祉体制の整備：構造と過程にかかる基盤整備
　（1）活動圏域の設定（例：2次保健医療福祉圏域の設定）
　（2）地域の精神保健福祉施策にかかる計画の策定・実践・評価
　（3）施策のモニタリング指標の開発と評価システムの整備
Ⅱ　取り組みの次元別にみた方法
　（1）個人的取り組み：ストレスマネジメント等メンタルヘルスの技法，課題解決志向
　　　技法
　（2）集団的取り組み：家族，学校，職場，地域など生活の場での集団活動，ボラン
　　　ティア活動
　（3）組織的取り組み：各種異領域間の組織レベルでの連携と協働（トータルケア体制
　　　の整備等）
　　　ア　行政組織のネットワーキング
　　　イ　地域住民による各種生活支援ネットワーキング
　　　ウ　公民協同で行う新たな地域づくり：民間活力の活用，公民の役割分担
Ⅲ　手段としての方法
　（1）個人的手法：医療，保健，福祉資源と制度の利用
　（2）集団的手法：各種グループ活動（デイケア等），チームアプローチなど
　（3）組織的手法：ケースマネジメント，ネットワーキング
　（4）政策管理手法：ソーシャルプランニング，ソーシャルアドミニストレーション

NPO）による命の支援（**共助**）が不可欠となる。

　こうして，地域精神保健福祉活動では，行政の「公平性，継続性，責任性，一貫性」と，民間団体やボランティアなどの「個別性，機動性，柔軟性」という双方の強みを生かしつつ，企画・実施・評価・改善（plan-do-check-action）サイクル（PDCAサイクル）による，公民協働での包括的な地域生活支援システムの構築・整備が課題となった。

　最後に，これからの地域における「心の健康づくり」に携わる関係者が活用し得る方法を，体制整備，個人・集団・組織的取り組み等の次元別，手段などの視点から整理すると**表3-11**のようになる。そして，地域精神保健医療福祉を担う専門職には，個別，集団支援，ネットワーキングに向けた**ケアマネジメント**などの技法を駆使し，多職種チームによる対応や生活の場に赴いて支援する**アウトリーチサービス**，パートナーシップに基づき当事者に寄り添いながら，当事者の力量を引き出し伸ばす（**エンパワメント**）支援が求められる。また，今後は，地域生活者の視点を基盤に，多種多様な方法を柔軟に駆使し，保健，医療，福祉，その他生活にかかる各領域の行政支援施策を視野に入れながら，地域住民の「心の健康づくり」を目標管理型施策として展開するために，**ソーシャルプランニング**（social planning）[*1]や**ソーシャルアドミニ**

＊1　社会を構成する諸要素の変動によって多様化する社会福祉ニーズに対して，課題を明確にして将来展望を
　　有する計画を立て，その変動に対応しようとすることやその技術を指す.

図3-11 ● 地域精神保健行政関連の法律

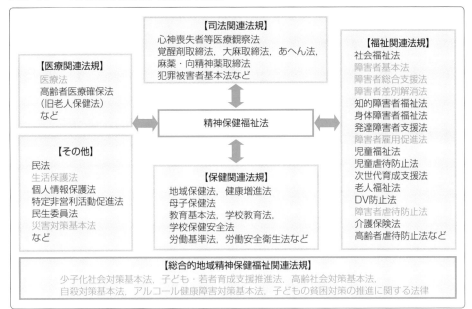

ストレーション（social administration）*1について学ぶことが求められることになろう。そして，今日的な精神保健福祉行政の展開には，**図3-11**に示すような関係法規の動向にも十分に留意する必要がある。

司法精神保健福祉対策

A ● わが国における司法精神保健福祉対策の概要

　現在，わが国における「司法精神保健福祉対策」の中核となっているのは，**心神喪失等の状態で重大な他害行為を行った者の医療及び観察等に関する法律（医療観察法）**と，厚生労働省と法務省が作成した関連の5つのガイドライン（「**入院処遇ガイドライン**」「**指定入院医療機関運営ガイドライン**」「**通院処遇ガイドライン**」「**指定通院医療機関運営ガイドライン**」以上，厚生労働省作成，「**地域社会における処遇のガイドライン**」法務省・厚生労働省作成）を柱とした**医療観察制度**である。

　わが国では近年まで，他害行為などの犯罪行為を行った精神障害者に対し，司法・

---

*1 社会における公と民の福祉およびその関連サービスに関する合理的かつ効率的な政策内容や政策過程の形成，管理，運営，組織化などを意味しており，政策の効果測定，関連機関・施設の運営，マンパワー養成施策およびその配分のシステム整備，社会的費用および社会資源の配分などが課題となる．

精神医療・保健・福祉分野の各関係機関が個々に対応し，それぞれが相互に連携する総合的な枠組みが整備されてこなかった。2003（平成15）年に医療観察法が成立したことにより，重大な他害行為を行った精神障害者に対しては，司法・精神医療・保健・福祉分野の各関係機関が有機的にかかわっていく仕組みがある程度，整備されることとなった。

B ● 医療観察法

1 医療観察法の概要

　医療観察法は，その条文の第1条で「心神喪失等の状態で重大な他害行為を行った者に対し，その適切な処遇を決定するための手続等を定めることにより，継続的かつ適切な医療並びにその確保のために必要な観察及び指導を行うことによって，その病状の改善及びこれに伴う同様の行為の再発の防止を図り，もってその社会復帰を促進することを目的とする」としており，この法律の最終的な目的を対象者の社会復帰と位置づけている。この法律における「重大な他害行為」とは，殺人，放火，強盗，傷害（軽度のものを除く），強姦，強制わいせつの6罪種をいう。

　医療観察法では，適切な処遇を決定するための司法手続きとして審判制度を新たに設けている。その審判決定に従って，医療観察法における対象者（以下，対象者）に，厚生労働省が指定する指定入院医療機関や指定通院医療機関による専門的な司法精神医療・リハビリテーション・社会復帰援助等が提供されることになっている。

　また，法務省では，全国の保護観察所に社会復帰調整官（精神保健福祉士などを中心に，精神保健福祉関連分野に豊富な経験をもつ者より任命）を配し，審判における対象者などの生活環境調査，入院中の対象者の入院生活と退院予定地域などの生活環境調整，そして，通院・地域処遇において対象者に継続した医療等を確保するための対象者の見守り，処遇全般の調整・援助など精神保健観察を行わせることとしている（図3-12）。

2 医療観察法の成立過程

　わが国において，重大な他害行為を行った精神障害者をどのように処遇していくかということは，1950年代ころから精神医療・法律・行政機関等，各分野の関係者の間で長く議論されてきた。とくに1980年代後半から1990年代初頭にかけて，処遇困難精神障害者の処遇について活発な議論が交わされ，1991（平成3）年の公衆衛生審議会精神保健福祉部会において，いわゆる処遇困難病棟の設置に関する具体的な方針等が中間報告として出されたこともあった。しかし，結局は保安処分へ至るとの危惧など，多くの問題が指摘されて実現には至らなかった。

図3-12 ● 医療観察制度における処遇の流れと携わるスタッフ等

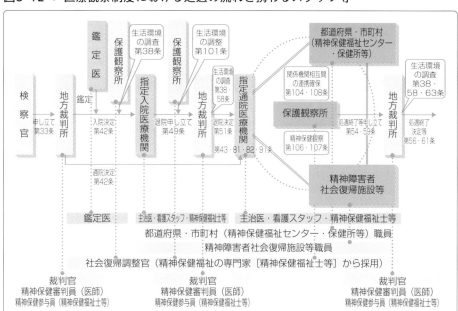

その後，1999（平成11）年の精神保健福祉法一部改正をめぐる審議過程において，「重大な犯罪を犯した精神障害者の処遇の在り方については，幅広い観点から検討を早急に進めること」との附帯決議がなされ，2001（平成13）年1月に法務省および厚生労働省による合同検討会が発足する。この合同検討会が継続していた2001年6月8日に，大阪教育大学附属池田小学校において児童等への無差別殺傷事件が起きたこと，加えて司法精神医療に関する特別な制度をもたないわが国が先進国のなかでもきわめて珍しいこと等がマスメディアなどにより大きく報道されたことにより，重大な犯罪を犯した精神障害者に対する法律の整備を求める世論が高まっていった。このような状況の下，国会において与党のプロジェクトチームが組織され，この与党のプロジェクトチームにより重大な犯罪を犯した精神障害者の処遇について，①新たな処遇手続きの創設（裁判所の関与），②対象者の処遇施設の整備（専門治療施設），③退院後の体制の確立（保護観察所による観察），④司法精神医療の充実などの提案がなされることになる。

これらの提案を受けて，法務省と厚生労働省により医療観察法案が作成され，閣議決定を経て2002（平成14）年3月18日，第154回国会に提出されるも継続審議となる。そして，第155回国会の衆参両院で修正が加えられ，翌2003年7月10日，第156回国会の衆議院において可決成立し，同年7月16日に公布された（平成15年法律第110号）。その後，この法律は，法制度等の整備や指定入院・通院医療機関，保護観察所などの準備・調整の期間を経て，2005（平成17）年7月15日に施行された。

1 医療観察法における鑑定入院

医療観察法では，重大な他害行為を行った者に対し，心神喪失や心神耗弱を理由に不起訴や裁判での執行猶予等の決定がなされると，検察官は医療観察法による申し立てを行うことになっている（以下，**図3-13**参照）。検察官からの申し立てが地方裁判所に受理されると，地方裁判所は厚生労働省が指定した鑑定医療機関に対象者を**鑑定入院**させ，在院を命じる決定を行う。鑑定入院命令により対象者は，審判決定がなされるまでの期間（標準で2カ月，延長した場合3カ月程度），鑑定医療機関に入院することになる。そして，地方裁判所から任命された鑑定医により，医療観察法による審判のための鑑定を受けることになっている。またこの期間内に，保護観察所の社会復帰調整官による生活環境調査のための面接が行われる。

医療観察法による鑑定入院では，対象者への鑑定とともに治療ができることになっており，この鑑定入院期間中には鑑定と並行して精神科治療も行われる。鑑定入院中の治療については精神保健福祉法に準拠することになっているが，行動制限，処遇改善などの入院患者の権利擁護に関する明確な規定がなく，対象者の入院処遇を行ううえで問題となっている。

2 医療観察法における審判

医療観察法では，対象者の処遇の要否および内容を決定するための新たな**審判制度**が創設された。すなわち医療観察法の審判においては，裁判官だけでなく精神医療の関係者にも審判の決定に直接関与させることとし，**精神保健審判員**と**精神保健参与員**という新たな資格を整備した。この精神保健審判員，精神保健参与員は，ともに地方裁判所の非常勤職員として，特別職の公務員という位置づけで業務を行うことになっている（**表3-12**）。

医療観察法の審判では，検察官から申し立てを受けた地方裁判所が，まず厚生労働大臣により作成された**精神保健判定医**（研修を受け資格を有する精神科医）の名簿の中から，精神保健審判員を任命する。精神保健審判員が任命されると裁判官と精神保健審判員による合議体がつくられ，当該処遇事件の審判を行うことになる。また，医療観察法は対象者の社会復帰を最終目的としていることから，処遇の要否およびその内容について，福祉の立場から専門的知識と経験に基づき精神障害者の社会復帰に関し意見を述べる精神保健参与員（研修を受け資格を有する精神保健福祉士等）を審判に関与させることができることとしている。

重大な他害行為を行った対象者に対し，検察官の申し立てにより地方裁判所で行われる審判は，**当初審判**と呼ばれる。当初審判では，対象者が鑑定入院中の2～3カ月程度の期間内に審判が行われ，①指定入院医療機関への入院決定や，②指定通院医療

図3-13 ● 医療観察法における対象者の処遇の流れ

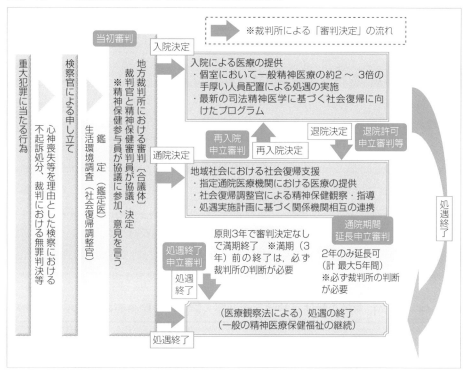

表3-12 ▶ 精神保健判定医, 精神保健参与員数

	2005年度	2007年度	2009年度	2012年度	2015年度
精神保健判定医 （累計人数）	449	796	905	1,026	1,198
精神保健参与員 （累計人数）	405	621	737	777	867

資料　厚生労働省医療観察法医療体制整備推進室資料より筆者作成

機関への通院決定，③医療観察法で処遇しない決定（不処遇決定）が下されることになっている。このほか医療観察法には，対象者，家族，付添人，または指定入院医療機関の管理者，保護観察所の長などから出される退院許可，入院継続，通院期間延長，処遇終了の申し立てによる審判などがある。

　医療観察法では，これらの審判過程において，審判期日以前に審判関係者が集まる**カンファレンス（事前協議）**（医療観察法による審判の手続等に関する規則第40条・審判の準備）を行うことができる。審判期日前に関係者が資料内容や事実関係をめぐって協議や質疑を行うことができるカンファレンスは，医療観察法の審判過程において非常に有意義なものである。しかし，このような「カンファレンス」の開催は義務ではなかったため，法施行の初期にはあまり開かれていなかった。ただ現在では，

ほとんどの当初審判で「カンファレンス」が開かれており，また，退院許可申立審判や処遇終了申立審判でもその重要性が認められ，それらの審判でも「カンファレンス」の開催が増えている。

3 医療観察法における審判関連統計資料

医療観察法施行から約10年間（2005年7月15日〜2015［平成26］年12月31日）で，全国における医療観察法の当初審判は総計3,462件となっており，ほぼ1日1ケース程度の申し立てが行われている。そのうち2,248件（64.9%）が指定入院医療機関への入院決定であり，医療観察法全体の対象者処遇の6割を超えている。また，審判決定後，入院処遇を経ずに通院決定となり，指定通院医療機関に直接通院となる対象者は，医療観察法施行前の観測では非常に少ないと予想されていたが，実際には495件（14.3%）と医療観察法対象者全体の1割5分ほどを占めている。また，対象者に責任能力がある，疾病性や治療反応性などで医療観察法の対象ではないとされ「不処遇」となったものも576件（16.6%）と，全体の2割弱程度を占めている（**表3-13**）。

4 イギリスにおける触法精神障害者関連入院医療機関の変遷と医療観察制度

日本の医療観察法における入院医療の施設や制度は，イギリスの司法精神医療・福祉の施設や制度に大きな影響を受けて誕生した経緯がある。イギリスにおける司法精神医療制度の歴史は古く，その始まりは，国王暗殺未遂事件（**ハットフィールド事件**）を契機とした1808年の**州精神収容施設法**まで遡ることができる。しかし，この法律により整備された施設の多くは，医療機関というよりも収容所としての性格が強いものであった。その後，イギリスにおいても幾度か制度改正が行われ，収容所ではなく医療機関としての**高度保安病院**（high security hospital）が整備されていった。

高度保安病院は，対象者の治療を目的として整備された施設である。しかしどの施設も，もっとも多い時期には1,000人以上の入院患者を収容していたきわめて大規模な入院施設であり，またイギリス国内に4カ所（現在は3カ所）しか整備されていないことから，きめ細かな医療を行いながら，地域の関係機関と連携して退院・社会復帰援助を進めていくことは難しかった。そのため1970年ころまでは，イギリスにおいても司法精神医療を受けている入院対象者の退院・社会復帰が少ない状況が続いていた。しかし，1970年に入ると，司法精神医療対象者の長期入院と，それに伴う弊害や不祥事がマスコミなどに取り上げられることが多くなっていく。そして，地域の精神医療・保健・福祉の関係者や当事者団体を中心に，司法精神医療の対象者の退院促進を国に求める世論が強くなっていった。

このような閉塞的な状況のなか，1975年に**精神病者等関連法規についての王立委員会**から出された「**バトラー報告書**」は，司法精神医療における高度保安病院の過剰収容改善と対象者の社会復帰促進のため，対象者の各居住地域における数十床という小

表3-13 ▶ 当初審判における決定内容と対象行為　　　　　　　　　　　　　　　　　　（人）

当初審判 決定内容	入院・通院等				却 下	却下（再掲）				合 計
	入 院	通 院	不処遇	小 計		対象行為 なし	心神喪失 者等では ない	取り下げ	不適法	
決定数	2,248	495	576	3,319	143	10	108	23	2	3,462
（%）	(64.9%)	(14.3%)	(16.6%)	(95.9%)	(4.1%)	(0.3%)	(3.1%)	(0.7%)	(0.06%)	(100.0%)

資料　厚生労働省医療観察法医療体制整備推進室資料（2005年7月15日［施行日］〜2014年12月31日）より筆者作成

　　（人）

当初審判 対象行為別[*1-3] （終局処理人員）	計	放 火	強姦等 （含強制わいせつ）	殺 人	傷 害	強 盗
2014年	355	79	16	117	125	18
2013年	384	74	16	126	153	15
2012年	344	87	12	100	127	18
2011年	402	119	15	104	137	27
2010年	358	96	23	108	114	17
総　数	1,843 (100.0%)	455 (24.7%)	82 (4.4%)	555 (30.1%)	656 (35.6%)	95 (5.2%)

＊1　2010年1月1日〜2014年12月31日.
＊2　複数の対象行為が認められた事件は，法定刑のもっとも重いものに，複数の対象行為の法定刑が同じ場合には対象行為の欄において上に掲げられているものに計上している.
＊3　決定内容の表は，当初審判申し立て（検察官申立人員）時期のものであり，対象行為別の表は，当初審判決定（終局処理人員）時期のものであるため，同年総件数にずれが生じている.
資料　法務省：検察官申立人員・地方裁判所の審判の終局処理人員（対象行為別）. 平成27年版犯罪白書, 2015. ／最高裁判所事務総局編：平成22-26年司法統計年報. 法曹会, 2011-2015. ／および法務省刑事局・最高裁判所事務総局の資料より筆者作成

規模病棟での治療を重視し，退院や社会復帰等の個別援助が行いやすい地域病棟の整備を提言した。そして，この提言を受け1983年に成立した**精神衛生法**（Mental Health Act）は，対象者の居住地等に近い地域での，小規模（30床から100床程度）の**地域保安病棟**（regional secure unit）の整備を謳っている。イギリス政府はその後，このような司法精神医療や退院援助等を行う地域保安病棟を，人口100万人対30床程度を目標としてイギリス全土に整備していった。

　また，これらの制度改革を契機に，イギリスの地域精神医療・保健・福祉の関係者や当事者団体が，国や高等保安病棟などの入院医療機関に司法精神医療の対象者の退院促進を強く求めていくことになる。当初，これらの求めに慎重な姿勢を崩さなかった国や入院医療機関側も，積極的な退院支援や社会復帰援助により地道に実績を積み上げていった地域精神医療・保健・福祉の各関係機関や当事者団体の活動を認め，しだいに連携体制を強めていく。このようにして1990年代に入ると，イギリスにおける司法精神医療の対象者の，入院から退院への各医療機関の連携体制は大きく改善し，入院期間が大幅に短縮されていくことになる。

5 医療観察法における入院処遇

1 指定医療機関における処遇の目標および理念

　指定入院および通院医療機関における対象者処遇の目標および理念については，「指定入院医療機関運営ガイドライン」「指定通院医療機関運営ガイドライン」において，「ノーマライゼーションの観点も踏まえた対象者の社会復帰の早期実現」「標準化された臨床データの蓄積に基づく多職種のチームによる医療提供」「プライバシー等の人権に配慮しつつ透明性の高い医療を提供」等があげられている。

　そして，このような指定入院および通院医療機関の目標および理念を実現するため，適正な医療の提供，情報管理，地域における連携，危機管理等の各面について，運営管理，人員配置，施設・設備等において必要な水準を確保する基準を定め，指定入院および通院医療機関の構造や人員配置，プログラムなどが整備された。

2 わが国における指定入院医療機関の整備状況

　わが国においては，前述したイギリスの司法精神医療の現状を踏まえ，まずは30床程度の比較的小規模な医療観察法病棟を人口500万人に１病棟程度の割合で，全国各地域に24カ所程度整備することを当面の目標とした。地域別では，北海道・東北地域に90床，関東甲信越地域に240〜270床，東海・北陸地域に90床，近畿地域に120〜150床，中国・四国地域に90床，九州地域に90床，全国で700床程度の指定入院医療機関の整備を予定していた。そして現在，指定入院医療機関の整備は進み，国立・公立（都道府県立等）の指定入院医療機関は34カ所850床（2022年［令和４］年４月１日現在）となり，病院数では当初の整備予定を達成している。ただ，依然，四国などには整備できておらず，その偏在が課題となっている（**図3-14，表3-14**）。

3 指定入院医療機関における多職種チームの人員配置

　医療観察法病棟には，医師，看護師以外に，作業療法士，臨床心理技術者，精神保健福祉士などがそれぞれ病棟専任で配置されている。指定入院医療機関における多職種チームとは，この医師，看護師，作業療法士，臨床心理技術者，精神保健福祉士の５職種からなる治療チームを指している。例えば30床プラス予備病床３床の標準的な病棟においては，医師3.75名，看護師43名（夜勤体制でも５〜６名），作業療法士・臨床心理技術者・精神保健福祉士各２〜３名程度で合計７名，事務職員は非常勤を含め２名の配置となっている。指定入院医療機関における治療・リハビリテーション・社会復帰援助はこれらの職種による**多職種チーム**（multidisciplinary team；MDT）によって行われることになっており，入院対象者ごとに組織される各多職種チームは，治療・リハビリテーション・社会復帰援助等に関し個別の治療計画を作成し，各職種が連携を図りながらサービスを提供することが求められている。

図3-14 ● 指定入院医療機関の整備状況（2016年9月1日現在）

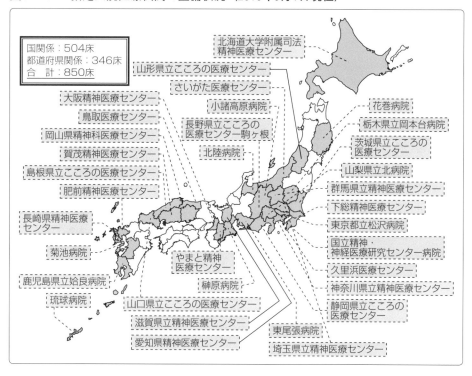

表3-14 ▶ 指定入院医療機関の数および病床数（2022年4月1日現在）

開設主体	国関係	都道府県関係	合　計
医療機関の数	16（47.1%）	18（52.9%）	34（100.0%）
病床の数	504（59.3%）	346（40.7%）	850（100.0%）

資料　厚生労働省：指定入院医療機関の整備状況. 2022.

　イギリスにおいても，司法精神医療を専門に行う高度保安病院や地域保安病棟では，必ず医師，看護師，作業療法士，臨床心理技術者，精神保健福祉士等からなる多職種チームが編成され，彼ら多職種チームによって治療・リハビリテーション・社会復帰援助等のサービスが提供されている。

４ 指定入院医療機関の病棟構造と対象者処遇

　イギリスでは前述のように，地域保安病棟を各地域に整備し，他害行為等を行った精神障害者の治療・リハビリテーション・社会復帰援助等を推進していった。とくに，1990年代ころより整備された地域保安病棟は，対象者が治療の進行に合わせて，急性期・回復期等にセキュリティ分けされた病棟内居住ユニット（セキュリティ区分）の区画を移動していくことで，各ユニットにおける治療目標と治療内容を明確にし，各種関連プログラムを有効に運用することができるように工夫されていた。そし

て現在では，各種の治療・リハビリテーション・社会復帰援助等のプログラムを病棟内で総合的に運用できるよう，病棟敷地内にセラピー室，作業療法室，屋内スポーツ場等の施設をもつところが増えてきている。

　わが国の指定入院医療機関の病棟においても，急性期・回復期・社会復帰期等の治療各期に対応する急性期・回復期・社会復帰期等の各ユニットをつくり，精神科リハビリテーションや治療プログラム，社会復帰関連の講座等を行える施設を病棟内に整備した。このような施設を病棟内にもつことで，個々の対象者に対し急性期の初期から疾病教育やリハビリテーション，福祉関連援助など，社会復帰のための治療や支援を提供していくことが可能になった。

　厚生労働省の標準的モデルでは，概ね18カ月以内の退院を目標とし，入院期間を急性期３カ月，回復期９カ月，社会復帰期６カ月に分けている。各期の治療目標は，急性期（１〜12週）では身体的回復と精神的安定，治療への動機づけの確認，対象者との信頼関係構築，回復期（13〜48週）においては病識と自己コントロール能力の獲得，日常生活能力の回復，社会復帰期（49〜72週）では障害の受容，社会生活能力（服薬管理，金銭管理等）の回復と社会参加の継続等となっている（**表3-15**）。

6 医療観察法における通院処遇

1 通院処遇の期間と概要

　医療観察制度による通院処遇は，裁判所において退院決定または通院決定を受けた日から原則３年間とされており，この場合，裁判所の審判を経ずに期間満了で自動的に終了となる。ただ，通院対象者の病状や状況等により短縮される場合，あるいは３年を経過する時点で，なお医療観察制度による処遇が必要と認められ，２年を超えない範囲で通院期間延長を行う場合には，いずれも裁判所の審判決定を必要とする。

　また，通院処遇の期間内においては，保護観察所が作成する処遇実施計画に基づき，対象者個々の病状や生活環境に応じて必要となる医療，精神保健観察，援助等が提供されることになる。具体的には，対象者は指定通院医療機関に通院し，訪問看護，デイケアなどを受けながら，保護観察所による精神保健観察や行政機関，精神障害者等福祉関係機関により提供される各種福祉サービスを受け，病状の改善と社会復帰に努めることになっている（**表3-16**）。

2 わが国における指定通院医療機関の整備状況

　厚生労働省では，指定通院医療機関として，地域の基幹病院を各都道府県に最低２カ所，人口100万人当たり２〜３カ所程度を指定する方針で，精神医療を専門に提供している都道府県立病院のほか，地域バランスを考慮しつつ，精神保健指定医が常時勤務するなど一定水準の医療が提供できる民間精神科医療機関も含め指定することになっている。

表3-15 ▶ 医療観察法による入院対象者の状況（2022年4月1日現在）

ステージ別，男女別内訳 （人）

ステージ	男　性	女　性	合　計
急性期	89	39	128（15.6%）
回復期	360	97	457（55.9%）
社会復帰期	178	55	233（28.5%）
合　計	627（76.7%）	191（23.3%）	818（100.0%）

疾病別（主），男女別内訳 （人）

疾病別（主）/ 男女		男　性	女　性	合　計
F0	症状性を含む器質性精神障害	12	3	15（1.8%）
F1	精神作用物質使用による精神および行動の障害	36	1	37（4.5%）
F2	統合失調症，統合失調型障害および妄想性障害	521	162	683（83.5%）
F3	気分（感情）障害	33	17	50（6.1%）
F4	神経症性障害，ストレス関連障害および身体表現性障害	0	2	2（0.2%）
F5	生理的障害および身体的要因に関連した行動症候群	0	0	0（0.0%）
F6	成人のパーソナリティおよび行動の障害	2	0	2（0.2%）
F7	精神遅滞［知的障害］	4	2	6（0.7%）
F8	心理的発達の障害	18	4	22（2.7%）
F9	詳細不明の精神障害	1	0	1（0.1%）
合　計		627（76.7%）	191（23.3%）	818（100.0%）

注1）疾病名は指定入院医療機関による診断（主病名）
注2）国際疾病分類 第10版（WHO作成）に基づいて分類
資料　厚生労働省：医療観察法の入院対象者の状況. 2022.

　2022年4月の時点で，全国では，病院597カ所，診療所92カ所，訪問看護ステーション643カ所，薬局2,640カ所が指定通院医療機関に指定されている（**表3-17**）。

3 指定通院医療機関における多職種チームの人員配置と施設基準

　厚生労働省のガイドラインでは，指定通院医療機関の指定の条件として，精神保健指定医が常勤しており，かつ臨床心理技術者，作業療法士，精神保健福祉士等のいずれかが配置（非常勤可）されていることとなっている。また，指定通院医療機関においても，通院対象者の緊急入院に対応するため，看護基準3：1を満たす精神病棟をもっているか，あるいはこの基準を満たしている精神病棟をもつ医療機関と連携する

表3-16 ▶ 通院対象者の現状と精神保健観察事件の開始および終結

1）医療観察制度における通院対象者の現状（2015年12月31日現在）

通院による医療を受けている者	667人
通院による医療を終了した者	1,405人

2）精神保健観察事件の開始および終結　　　　　　　　　　　　　　　　　　（人）

	前年からの繰越し	精神保健観察開始				精神保健観察終結						年末現在精神保健観察中
		通院決定	退院許可決定	その他（移送等）	計	期間満了	医療を終了する決定	（再）入院決定	通院決定等の取消し	その他（移送等）	計	
2005年*	0	19	0	0	19	0	0	0	0	0	0	19
2006年	19	80	28	11	119	0	2	1	0	13	16	122
2007年	122	75	73	7	155	0	17	1	0	12	30	247
2008年	247	61	114	3	178	8	39	2	2	10	61	364
2009年	364	51	166	6	223	56	50	5	0	11	122	465
2010年	465	62	151	3	216	80	59	5	0	13	157	524
2011年	524	40	140	2	182	99	51	12	0	14	176	530
2012年	530	38	188	9	235	137	53	6	0	19	215	550
2013年	550	38	165	10	213	133	51	8	0	15	207	556
2014年	556	31	203	8	242	123	66	6	1	12	208	590
2015年	590	33	254	3	290	136	63	6	0	8	213	667
計		528 (25.5%)	1,482 (71.5%)	62 (3.0%)	2,072 (100.0%)	772 (55.0%)	451 (32.1%)	52 (3.7%)	3 (0.2%)	127 (9.0%)	1,405 (100.0%)	

＊2005年は，7月15日から12月31日までの間の数値．　　　　　　　資料　総務省：平成27年保護統計年報．2016.

ことが求められている。

　さらに，適正な医療を提供するために，対象者への訪問看護や精神科デイケアの提供が謳われているが，いずれも訪問看護センターや他の精神科医療機関との連携による提供でもよいこととされており，指定通院医療機関における多職種チームの人員配置や施設基準にはいまだ課題も多い。

4 指定通院医療機関内の多職種チーム会議

　指定通院医療機関では，通院対象者に対し個別の治療計画を策定して定期的に評価を行うなど，各職種が連携を図りながら適正な医療を提供するため，1カ月に一度以上，当該対象者を担当する多職種チーム会議を開くことになっている。この多職種チーム会議には必要に応じて，当該医療機関以外の地域の医療・保健・福祉関係者および社会復帰調整官の参加を要請する。また，対象者に対し複数の指定通院医療機関から医療が提供される場合（訪問看護等を他機関との連携で行う場合）には，医療機関相互の連携を十分に保つため定期的な評価会議などを行うこととされている。

5 社会復帰調整官

　法務省では，全国の保護観察所に社会復帰調整官（精神保健福祉士などを中心に，

表3-17 ▶ 指定通院医療機関の指定状況（2022年4月1日現在）

指定通院医療機関種別	指定通院医療機関数				
	病　院	診療所	薬　局	政令1条（訪問看護）	計
合　計	597（15.0%）	92（2.3%）	2,640（66.5%）	643（16.2%）	3,972（100.0%）

資料　厚生労働省：指定通院医療機関の指定状況. 2022. より作成

精神保健福祉関連分野に豊富な経験をもつ者より任命）を配置し，当初審判における対象者の生活環境調査，入院対象者の入院生活と退院予定地域などの生活環境の調整，通院・地域処遇において継続した医療等を確保するための精神保健観察など，対象者の処遇全般の調整・援助を行わせるとしている（以下，**図3-15**参照）。

　社会復帰調整官の実際の業務は，審判関連の調査を行うとともに，裁判所に対して各種の申し立てを行う。指定入院医療機関，指定通院医療機関，都道府県の精神保健福祉センターや保健所，市区町村等の行政機関，精神障害者等福祉関係機関などと協議しつつ，個々の対象者について，地域社会における処遇の具体的内容を定める**処遇実施計画**を作成するほか，対象者や家族，地域での医療や援助に携わる関係職員による**ケア会議**を調整するなどして，必要な情報の共有化や処遇方針の統一を図ることである。また，社会復帰調整官は**精神保健観察**として，対象者本人と直接面談したり関係機関から報告を受けるなど，その生活状況等を見守り，地域において継続的な医療とケアを確保していくための指導・援助を行うことになっている。

　医療観察法における保護観察所の業務をまとめると以下のようになる。

①裁判所における審判時，対象者の生活環境の調査を行う（生活環境調査）。

②入院治療中，退院後の生活環境の調整を行う（生活環境調整）。

③通院治療にあたり，処遇実施計画を作成する。

④通院治療中，生活状況等の見守りを行う（精神保健観察）。

⑤ケア会議の実施など，関係機関との連携を図る。

⑥裁判所に対し処遇の終了，通院期間の延長，（再）入院の申し立てなどを行う。

6 保護観察所が開催する地域のケア会議

　指定通院医療機関は，保護観察所が開催する地域のケア会議に参加し，処遇実施計画の作成に協力するとともに，対象者に関する必要な情報を共有し，処遇方針の統一を図るほか，処遇実施計画の見直しや各種申し立ての必要性等を検討することになっている。

　また，保護観察所長は，指定通院医療機関の管理者や都道府県知事，市区町村長等と情報交換を行うなどして協力体制を整備するとともに，常に処遇の実施状況を把握

図3-15 ● 対象者への地域処遇の実施を支える仕組み

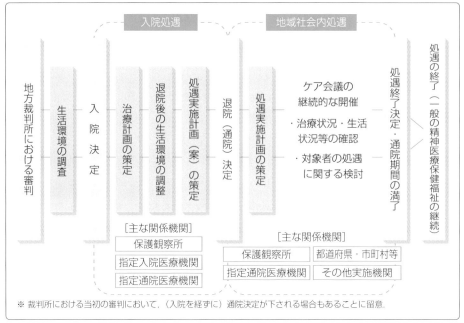

※ 裁判所における当初の審判において，（入院を経ずに）通院決定が下される場合もあることに留意.

し，当該実施計画に関する関係機関相互間の緊密な連携確保に努めることとしている（法第108条）。

なおケア会議の構成メンバー，開催単位等については，都道府県単位で保護観察所と他機関との合意により，各地域の実情に応じて決定される。

7 保護観察所における処遇実施計画と地域処遇

医療観察法では，保護観察所の長に，処遇実施計画の作成が義務づけられている（法第104条）。入院対象者の退院後の医療，精神保健観察および援助は，処遇実施計画に基づいて行われなければならないとされており（法第105条），この**処遇実施計画**は，審判後の指定通院医療機関への直接通院あるいは，指定入院医療機関退院後の指定通院医療機関への通院時における**地域処遇**の基礎となる重要なケア計画である。

指定入院医療機関の対象者が，回復期・社会復帰期へ移行し，外出・外泊が可能になる時期には，対象者の利用予定施設見学や体験利用等も行われる。また，このころになると，利用予定施設や関係機関等の職員が病棟内ケア会議に参加することも多くなり，対象者の利用予定施設における試験外泊等の状況が報告されるなど，関係機関等からの多元的な意見や評価がなされていく。そして，これら病棟内ケア会議の議論の内容が，退院後の地域ケア計画案に反映されることになる。また，このケア会議の中で，対象者の意向や家族，関係者の意見が開示され，退院後の指定通院医療機関や障害福祉サービス事業者等の選定・利用方法，緊急時の対応等が協議される。このよ

うにして，より具体的な退院後の地域ケア計画案が作成され，この計画案をもとに退院予定地保護観察所は，指定通院医療機関，都道府県・市区町村等と協議のうえ「処遇実施計画（案）」を作成することになる。

当初審判における直接通院の場合は，鑑定入院医療機関から対象者が退院するまでに7日から10日前後しか調整日数がない。そのため関係機関の調整に時間的余裕がなく，「処遇実施計画（案）」の作成が難しい場合も多いが，いずれにしろ保護観察所の社会復帰調整官を中心に，指定通院医療機関，行政機関，社会復帰関連機関等と連携しながら作成していくことになる。この処遇実施計画（案）作成においては，対象者に懇切・丁寧に説明したうえで同意を得るように努めなければならない。

処遇実施計画書には，病状や生活環境など対象者一人ひとりの状況に応じて，必要とされる医療や精神保健観察，援助の内容等が記載される。具体的には，医療については対象者の退院後の指定通院医療機関，治療方針，通院や訪問診療等の頻度，指示事項等が，また精神保健観察については接触の方法，すなわち訪問・出頭の頻度や指導・助言事項等が，援助については福祉制度等を利用した援助の内容や方法等の詳細が記載されることになる。また，病状急変時など緊急時の対応方針に加え，対象者の病状悪化の誘因，前駆症状，それに対する対象者本人や家族，多職種チームの対処法などの詳細が記載されるほか，関係機関担当者の連絡先やケア会議の開催予定なども明記されることになっている。そして，このような処遇実施計画を定めることにより，対象者の退院後の地域処遇を安定的に確保しようとしている。

Ⅷ 犯罪被害者の支援

A 犯罪被害とは

犯罪被害には，殺人，傷害致死，傷害をはじめ，性犯罪，ドメスティックバイオレンス（domestic violence；DV），ストーカー，虐待，財産犯などさまざまな被害があり，悪質な運転による交通事犯の被害も含まれる[*1]。『令和4年版犯罪白書』[*2]によれば，刑法犯の認知件数は，2002（平成14）年には285万3,739件にまで達したが，2003（平成15）年に減少に転じて以降，19年連続で減少し，2021（令和3）年は56万8,104件と戦後最少を更新した。こうした統計データとは別に，犯罪被害によって家族やその周りの多くの者も影響を受け，また犯罪統計とくに性犯罪やDVには暗数

---

*1 犯罪被害者等基本法第2条では，「犯罪等」とは犯罪およびこれに準ずる心身に有害な影響を及ぼす行為，「犯罪被害者等」とは犯罪等により害を被った者およびその家族または遺族としている．
*2 法務省法務総合研究所編：令和4年版犯罪白書．日経印刷，2023．

が多いことに留意する必要がある。

　いずれの被害においても身体的・物理的・経済的打撃はもとより精神的打撃は計りしれず，生活は一挙に激変する。**図3-16**は，被害者が事件後に物理的・精神的に置かれる状況を網羅したものである。自然災害や事故とは異なり，犯罪による被害は①原因者がいる，②不正義を経験しやすい，③自己コントロール感を失いやすい，そして④社会に対する安心感や信頼感を失う，そのため⑤社会から切り離され孤立感を抱きやすい。また，司法手続きや医療機関などの対応のなかで二次被害[*1]を受けやすく，権利が守られないといった経験をすることも多い。事件について被害当事者が自責感を抱きやすいことも犯罪被害の特徴といえる。精神医学的に見た場合，警察庁の調査によると，犯罪被害者・遺族は一般市民に比べ心的外傷後ストレス障害（post traumatic stress disorder；PTSD）を発症する率が高く，複雑性悲嘆[*2]のハイリスク者が占める割合も高いことが示されており[*3]，犯罪被害のインパクトの強さが指摘されている。

図3-16 ● 犯罪被害者が事件後に置かれる状況

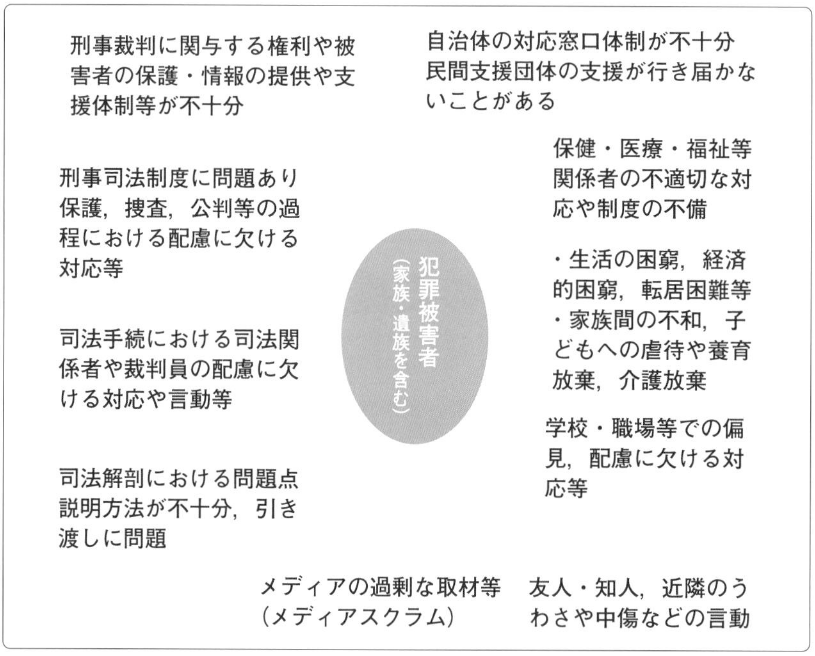

資料　大久保恵美子：犯罪被害者の現状と適切な対応等について．最高検察庁講義資料，2017．より一部改変．

[*1] 「secondary victimization」の日本語訳で二次的被害と表記されることもある．「ある被害を原因として新たに生じるさまざまな被害」を指す（諸澤英道：被害者学．成文堂，2016）．二次被害を与えるのは刑事司法関係者だけでなく，行政・医療・マスコミ関係者，職場・学校関係者，知人，親戚，近隣の人など広範囲である．
[*2] 悲嘆反応が長期にわたり，日常生活に支障をきたしている状態．
[*3] 上田　鼓：犯罪被害者のトラウマ．最新精神医学，21（4）：267-273，2016．

わが国で犯罪被害に遭った人々に対する，国による「補償制度」（犯罪被害給付制度）が制定されたのは1980（昭和55）年のことで，それ以前は何ら救済策が存在しなかった。1990年代に入り，警察を中心に被害者保護対策が進み，民間の被害者支援組織も始動してきた。2000（平成12）年には刑事手続きにおける被害者への配慮や保護を定めた法律が成立した。また1999（平成11）〜2001（平成13）年には児童買春・児童ポルノ，ストーカー行為，児童虐待，DV，危険運転など，従来の法律では被害者側に立った対応が困難だった場合の被害者保護の新法も制定されていった。

そして，2004（平成16）年12月には被害者の権利を初めて明文化した「犯罪被害者等基本法」（以下，基本法）が成立されるに至った。基本法は，被害者のための施策に関する基本理念を定め，国と地方公共団体，国民の責務を明らかにするとともに，被害者の権利利益の保護を図ることを目的としている。従来，「パッチワーク的に保護・支援策が組み立てられてきた」[*1]といわれるわが国で，ようやく被害者の権利を認めた総合的・計画的な施策を明記した法律ができたとされる。

基本法に基づき，2005（平成17）年には犯罪被害者等基本計画（以下，基本計画），2011（平成23）年には第2次基本計画，2016（平成28）年には第3次基本計画，2021年には第4次基本計画が策定されている。基本計画は，図3-17に示されるように4つの基本方針と5つの重点課題から成り，基本計画では関係府省庁による具体的な258施策が定められた。この基本方針と重点課題は，被害者や遺族がかねてから望んでいた課題がほぼすべて含まれており，第2次から第4次基本計画と引き継がれ被害者のための施策が推進されてきている。

第3次基本計画では，新たな施策としてカウンセリング費用の公費負担，被害者の兄弟姉妹への支援の充実，地方公共団体における専門職の活用と連携・協力の充実などが盛り込まれた。なかでも，中長期的な生活支援が強調され，社会福祉士，精神保健福祉士および臨床心理士等の専門職の活用が明記された。

現在施行されている第4次基本計画（2021年4月〜2026年3月）には計279施策が盛り込まれ，被害者のニーズにきめ細かく対応する内容となっている。具体的には，①地方公共団体における条例制定を含む被害者支援の推進，②性犯罪や児童虐待など被害が潜在化しやすい被害者への支援体制の強化，③加害者処遇における被害者への配慮の充実，④障害者や性的マイノリティなどさまざまな被害者に配慮した多様な支援の推進，などである。また，SNSを含むインターネット上の誹謗中傷に関する相談体制の充実と，そのための広報啓発活動の強化など，最近の社会情勢を踏まえた施策が新たに入った。

＊1　椎橋隆幸：犯罪被害者等基本計画が示す施行の全体像. 法律のひろば，59（4）：38-44, 2006.

図3-17 ● 犯罪被害者等基本計画の概要

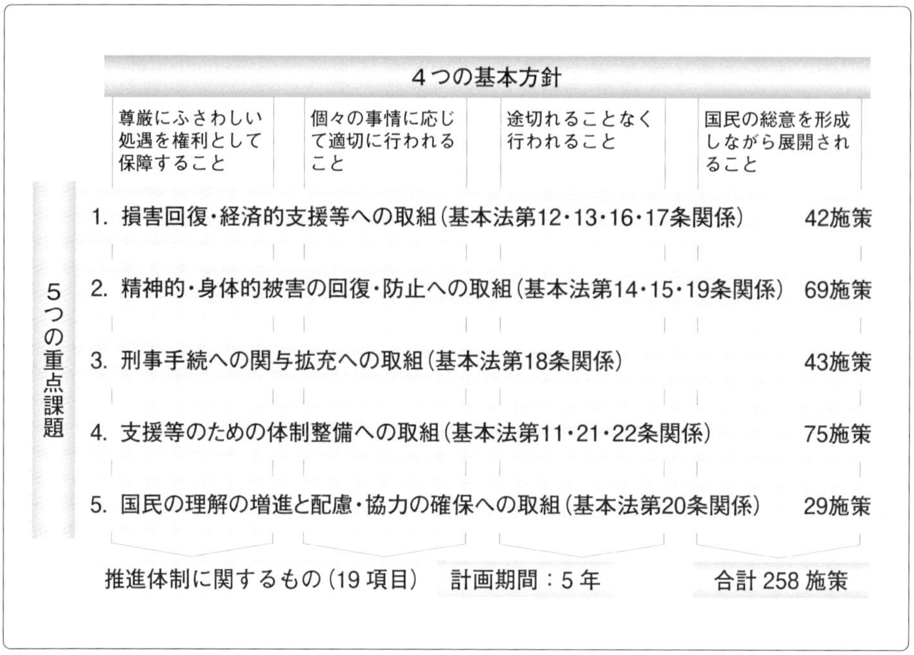

4つの基本方針				
	尊厳にふさわしい処遇を権利として保障すること	個々の事情に応じて適切に行われること	途切れることなく行われること	国民の総意を形成しながら展開されること

5つの重点課題		
1. 損害回復・経済的支援等への取組(基本法第12・13・16・17条関係)	42施策
2. 精神的・身体的被害の回復・防止への取組(基本法第14・15・19条関係)	69施策
3. 刑事手続への関与拡充への取組(基本法第18条関係)	43施策
4. 支援等のための体制整備への取組(基本法第11・21・22条関係)	75施策
5. 国民の理解の増進と配慮・協力の確保への取組(基本法第20条関係)	29施策

推進体制に関するもの(19項目)　計画期間：5年　合計258施策

資料　警察庁：平成18年版犯罪被害者白書. 2006.

　法制度の面から第1次基本計画以降の動きをみると，2008（平成20）年には刑事裁判における被害者参加制度と損害賠償命令制度が始まった。両制度は，長年被害者が求めてきた制度であり，公判で被害者が被害者参加人として被告人に質問や意見陳述ができるようになり，損害賠償請求に関しては刑事手続きの成果を利用できるようになった。2010（平成22）年には殺人など重大犯罪の公訴時効が廃止された。また，2017（平成29）年には性犯罪に関する刑法が110年ぶりに改正され，性犯罪は非親告罪化された。被害者の性別も問われず，強姦罪の罪名は強制性交等罪に改められ，監護者わいせつ罪および監護者性交等罪も新設された。この刑法改正では性暴力被害の当事者たちが声をあげたことが大きかったが，さらなる見直しに向けた活動が続いている。

C ● 被害者支援の現状―どのような支援・活動が行われているか

　被害者支援を担う団体・機関としては，警察，検察庁，弁護士会，日本司法支援センター（法テラス）といった司法機関のほか，地方公共団体，民間被害者支援団体，また性被害に特化したワンストップ支援センター，DV被害者を対象にした配偶者暴力相談支援センター，民間シェルターなどがある。また，被害当事者による自助グループも多数立ち上がっており，権利向上や支援の充実を求めて活動している。

1　地方公共団体における犯罪被害者支援総合的対応窓口

　現在，全国すべての市区町村で被害者等のための総合的対応窓口[*1]が設置されている。まだ市区町村によってばらつきがあるが，支援体制が整っている対応窓口では，情報提供や相談のほか，一時的に利用できる住居の提供，支援金・見舞金の支給，日常生活の支援，さまざまな手続きの支援の補助や付き添いなどを行っている。

　また，自治体における被害者支援の質を保証するため被害者条例を制定する動きも進み，2022（令和4）年4月時点で，39都道府県，11政令指定都市，453市区町村に条例を制定している。住民の生活に密着したサービスを担うのは市区町村の基礎自治体であり，被害者条例によって住民サービスを被害者支援に活用したり，新たにサービスを整備したりすることが可能になる[*2]。自治体の窓口を機能させていくには，相談援助の業務経験のある者や対人援助の有資格者を窓口担当とすること，自治体で地域住民の犯罪被害にかかわる相談を引き受ける意識をもつことが不可欠といえる。

2　民間被害者支援団体

　民間団体としては，被害者遺族の発言をきっかけに1992（平成4）年，東京医科歯科大学に「犯罪被害者相談室」が開設され，以後水戸，北海道，金沢，大阪など徐々に民間団体による支援活動が行われるようになった。1998（平成10）年，8団体によって全国被害者支援ネットワーク（以下，全国ネットワーク）が結成され，2010年には全都道府県に48団体（北海道は2団体）が設立されるに至り，全国ネットワークに加盟している。2015（平成27）年にはすべての団体が，公安委員会から「犯罪被害者等早期援助団体」[*3]の指定を受け，警察からの情報提供を受けられるようになった。主な支援対象は，殺人，強盗，暴行傷害，交通犯罪，性犯罪等の生命・身体犯罪による被害当事者や家族，遺族である。活動としては，情報提供，電話・面接相談，法廷などの付き添い，被害者の自助グループの支援，広報啓発などを行っている。

3　性犯罪・性暴力被害者のためのワンストップ支援センター

　性暴力の被害者が負担を感じたり二次被害を受けたりすることなく，1カ所で医療的，心理的，法的，生活支援を受けられるワンストップ支援センターは，現在全国に

[*1] 犯罪被害者等からの相談・問い合わせに対応して，関係部局や関係機関・団体に関する情報提供・橋渡しを行うなど，総合的な対応を行う窓口である（警察庁：犯罪被害者等施策. https://www.npa.go.jp/hanzaihigai/local/madoguchi_list.html）.
[*2] 諸澤英道監：すべてのまちに被害者条例を. 第3版, 被害者が創る条例研究会, 2019.
[*3] 「犯罪被害者等給付金の支給等による犯罪被害者等の支援に関する法律」第23条に規定され，被害者等を支援するための事業を適切かつ確実に行うことができると認められる非営利法人で，都道府県公安委員会が指定する. 事件を取り扱った警察が被害者等の同意を得て，その氏名および住所，犯罪の概要等に関する情報を同団体に提供することができる.

設置されている[*1]。その中核機能は，①支援のコーディネート・相談，②産婦人科医療（救急医療・継続的な医療・証拠採取等）の提供とされ，運営形態としては①病院拠点型，②相談センター拠点型，③相談センターが医療機関と連携する連携型がある。連携型が全体の過半数を占めているが，被害直後から対応できる24時間体制の病院拠点型が有効だとされている。

今後の課題としては，ワンストップ支援センターと精神科医療とのスムーズな連携，PTSDの予防と治療，中長期の回復ケアがあげられる。また性暴力被害のためのあらゆる支援ができる根拠法となる「性暴力被害者支援法」制定に向けての動きもある。

4 被害当事者団体

被害者のための制度・施策が進展してきたのは，被害当事者団体の活動によるところが大きい。とくに2000年に発足した「全国犯罪被害者の会（あすの会）」は，被害者の権利獲得に向けて重要な役割を果たしたことで知られる。基本法の制定をはじめ，刑事裁判における被害者参加制度や少年審判の傍聴制度の創設，犯罪被害者等給付制度の拡充など，被害者のための新たな制度・施策にかかわってきた[*2]。

そのほかに，「少年犯罪被害当事者の会」「TAV（Traffic Accident Victims Net）交通死被害者の会」「NPO法人犯罪被害当事者ネットワーク緒あしす」「被害者が創る条例研究会」など多数の団体があり，性被害者の自助グループも生まれ，全国の当事者団体や自助グループの連合体である「犯罪被害者団体ネットワーク（ハートバンド）」も結成されている。体験の分かち合いや情報の共有・提供のみならず，被害者支援の充実を目指して社会に働きかける活動を幅広く展開している。また，民間被害者支援団体においても，全団体の6割以上で自助グループ活動が行われている。

被害当事者団体・自助グループの活動は，被害者自身が孤立無援感などマイナス感情から脱してパワーをつけていく点でも意義が認められ，そうした活動を側面的に支援する専門職の果たす役割も求められる[*3]。

D ・ 支援者に求められること

被害者支援は，被害者個人の心のケアにとどまらず，被害者と刑事司法システムの間，関係諸機関の調整といったメゾ・レベル，そして社会の意識や制度・施策を変え

＊1　内閣府男女共同参画局：性犯罪・性暴力被害者のためのワンストップ支援センター一覧.
　　　http://www.gender.go.jp/policy/no_violence/seibouryoku/consult.html
＊2　あすの会は，2018年6月に一定の成果を上げたことなどを理由に解散したが，2022年3月に「新全国犯罪被害者の会」として活動を再開した．被害の回復と犯罪被害者庁の設立を求めている.
＊3　大岡由佳：被害者支援と「自助グループ」―よりよいサポートを目指して．被害者支援ニュース，26：3-5，2018.

ていくマクロ・レベルにまで及び，ソーシャルワーク実践と重なる[*1]。

　精神保健福祉士として被害者支援に携わるには，まず被害当事者の声を聴く[*2]ことから始めてほしい。犯罪被害に遭うとはどういうことか，どのような支援が役立つのか，その実態を知ることによって支援者としての心構えができる。知識としてはトラウマ，PTSD をはじめとする被害者特有の心身状態や刑事司法手続きに関する知識が求められる。また，危機介入などの支援技法，多機関連携や自助グループ支援の手法，社会資源開発の技法なども必要である。誰もが犯罪被害者になり得る社会の中で，被害者の権利を守るという価値観・倫理観をもち，専門職として被害者の立ち直りを支えていくことが望まれる。

参考文献

1) 世界保健機関（WHO），厚生労働省／障害者福祉研究会訳編：ICF 国際生活機能分類─国際障害分類改定版．中央法規出版，2002.
2) 日本公衆衛生協会：我が国の精神保健福祉（精神保健福祉ハンドブック）平成27年度版．日本公衆衛生協会，2008.
3) 岡田靖雄：日本精神科医療史．医学書院，2002.
4) 日本精神衛生会：図説 日本の精神保健運動の歩み─精神病者慈善救治会設立100年記念．日本精神衛生会，2002.
5) 精神保健福祉行政のあゆみ編集委員会編：精神保健福祉行政のあゆみ─精神衛生法施行五十周年（精神病者監護法施行百周年）記念．中央法規出版，2000.
6) 呉　秀三，樫田五郎：精神病者私宅監置ノ実況及ビ其統計的観察．精神医学神経学古典刊行会，1973（原著1918）.
7) 厚生労働統計協会：国民衛生の動向2016/2017．厚生の指標増刊，63（9），通巻第991号，2016.
8) 厚生労働統計協会：国民の福祉と介護の動向2016/2017．厚生の指標増刊，63（10），通巻第992号，2016.
9) 小阪憲司：認知症はここまで治る・防げる．主婦と生活社，2006.
10) 小阪憲司：認知症の防ぎ方と介護のコツ─家族と自分の不安を減らす本．角川マーケティング，2011.
11) 小阪憲司：若年性認知症とは．精神医学，51（10）：939-944，2009.
12) American Psychiatric Association 著，日本精神神経学会日本語版用語監修，髙橋三郎，大野　裕監訳，染矢俊幸，神庭重信，尾崎紀夫，他訳：DSM-5 精神疾患の分類と診断の手引．医学書院，2014.
13) 野中　猛：精神障害リハビリテーション論─リカバリーへの道．岩崎学術出版社，2006.
14) 佐々木雄司：生活の場での実践メンタルヘルス─精神衛生学体系化へのチャレンジ．保健同人社，2002.
15) 阿部志郎，土肥隆一，河　幹夫：新しい社会福祉と理念─社会福祉の基礎構造改革とは何か．中央法規出版，2001.
16) 吉川武彦，竹島　正編：精神保健福祉のモニタリング─変革期をとらえる．中央法規出版，2001.
17) T. グリーンハル，B. ハーウィッツ編，斎藤清二，山本和利，岸本寛史監訳：ナラティブ・ベイスト・メディスン─臨床における物語りと対話．金剛出版，2001.
18) 遊佐安一郎：家族療法入門─システムズ・アプローチの理論と実際．星和書店，1984.
19) 桑原　寛：精神医療をめぐるまなざしの変化─地域の現状と課題．神奈川県精神医学会誌，55：3-13，2005.
20) 内田千代子：ひきこもりカルテ─精神科医が語る回復のためのヒント．法研，2001.
21) 内田千代子：近年の動向と現状─疫学的見地．特集／大学生とメンタルヘルス─保健管理センターのチャレンジ，精神医学，56（5）：375-384，2014.
22) 内田千代子：大学生のうつ病．こころの科学，146：59-65，2009.

＊1 Corcoran, J. : Crime victims. In Gitterman, A. (ed.), Handbook of Social Work Practice with Vulnerable and Resilient Populations, 3rd ed, Columbia University Press, New York, 2014, 289-300.
＊2 犯罪被害者等基本法によって「犯罪被害者週間」（毎年11月25日〜12月1日）が定められ，全国各地で犯罪被害に関する広報啓発事業が実施されており，被害当事者による講演なども催されている．また民間被害者支援団体では被害者や遺族の声を集めた手記（公益社団法人被害者支援都民センター：もう一度会いたい（遺族の手記）．第19集，公益社団法人被害者支援都民センター，2019）を発行している．

23) 広瀬徹也：「逃避型抑うつ」について．宮本忠雄編，躁うつ病の精神病理２，弘文堂，1977.

24) 樽味　伸，神庭重信：うつ病の社会文化的試論―特に「ディスチミア親和型うつ病」について．日本社会精神医学会雑誌，13（3）：129-136．2005.

25) 樋口輝彦，市川宏伸，神庭重信，他編：今日の精神疾患治療指針．第2版，医学書院，2016.

26) 斎藤　環：社会的ひきこもり―終わらない思春期．PHP研究所，1998.

27) 齊藤万比古：不登校の児童・思春期精神医学．金剛出版，2006.

28) Hayashi, N., Igarashi, M., Imai, A., *et al.*：Post-hospitalization course and predictive signs of suicidal behavior of suicidal patients admitted to a psychiatric hospital：a 2-year prospective follow-up study. BMC Psychiatry, 12：186, 2012.

29) 厚生労働省：平成28年版 子供・若者白書．2016.

30) 八木剛平：「心と社会」のレジリエンス．心と社会，165：5-8，2016.

31) 大岡由佳監：犯罪被害者等相談支援マニュアル―はじめて担当になったあなたへ〈行政職員編（第一版）〉．犯罪被害者等暮らし・支援検討会，2016. http://kurashien.net/

32) 伊藤冨士江編著：司法福祉入門―非行・犯罪への対応と被害者支援．第2版増補，上智大学出版，2015.

33) 飛鳥井望監：PTSDとトラウマのすべてがわかる本．講談社，2007.

34) 小西聖子：犯罪被害者の心の傷．増補新版，白水社，2006.

35) 酒井　肇，酒井智恵，池埜　聡，他：犯罪被害者支援とは何か―附属池田小事件の遺族と支援者による共同発信，ミネルヴァ書房，2004.

第 **4** 章

家族に関連する
精神保健の課題と支援

この章で学ぶこと

Ⅰ 家庭の現状と問題点

Ⅱ ドメスティックバイオレンス

Ⅲ 児童虐待

Ⅳ 介護をめぐる精神保健

Ⅰ 家庭の現状と問題点

A ● 家庭のライフサイクル

　個人のライフサイクルと同様に家庭にもライフサイクルが存在し，それぞれの時期で課題達成が要求される。男女が営む家庭を想定した家庭ライフサイクルを，問題行動，事例発生との関連でみてみる（現代では，同性同士の結婚が認められている国や地域もあり，また単親家庭，事実婚家庭も存在する）。

①第1段階：夫婦のみの家庭では，**配偶者からの暴力**（domestic violence；**DV**）が始まる。原家族に依存し，独立できないことから生じる問題も析出する。

②第2段階：幼い子どものいる家庭では，**産褥期のうつ病**，**育児不安**，**注意欠如・多動性障害**（attention deficit hyperactivity disorder；**ADHD**）や**自閉症スペクトラム障害**などの**発達障害**，父親・母親役割の面での葛藤が関連する問題が生じる。また，**虐待**の事例化が始まる。

③第3段階：「思春期青年期の子どものいる家庭」は，学校との関連が強く，**不登校**，**ひきこもり**，**いじめ**，**自殺関連行動**，**摂食障害**，**学校での暴力**，**非行**，**物質依存**などが問題となり，発達障害も事例となる。また，**家庭内暴力**もこの時期に現れる。

④第4段階：子どもたちの独立。

⑤第5段階：老年期の家族には老親の介護が必要となる時期で，**介護疲労**からの**高齢者虐待**，自殺や殺人などの事例も多くなっている。

B ● 現代と家族

　家庭は時代とともに変遷し，メンタルヘルスにどのように影響しているのであろうか。高度産業社会，人口の都市集中現象に伴い，**少子化・核家族化**が進み，大家族から小家族となった。核家族化により，世代から世代へと伝統が引き継がれることは少なくなり，家族の外からの情報に頼る割合が増加した。それとともに，伝統的な役割によって安定していた家族の構造は崩れ，家族成員個人の問題が表面化しやすくなったといえる。地域とのつながりも薄れ，家族を取り巻くサポートシステムは弱体化した。さらに，女性の社会進出により，性別役割による分業規範は変化した。父親と母親は，相補性がより必要となるが，父親の子どもへの情緒的充足機能は十分とはいえない。離婚率は最近やや減少傾向にあるものの，10年単位では上昇しており，母子世帯・父子世帯も増加している。

Ⅱ ドメスティックバイオレンス

A ● ドメスティックバイオレンスとは

ドメスティックバイオレンスとは，domestic violence のことで，略して **DV** と呼ばれる。「配偶者や恋人など親密な関係にある，またはあった者から振るわれる暴力」という意味で使用されることが多い。時に親子間の暴力などまで含めた意味で使う場合もある。内閣府では，「配偶者からの暴力」という言葉を使っている。DV の被害者は，多くの場合女性で，女性の人権を著しく侵害する重大な問題である。「暴力」の形態はさまざまで，多くは何種類かの暴力が重なって起こっている。**図4-1，2**にみるように，DV の相談件数，警察における認知件数ともに上昇傾向にある。

DV には以下のようなものがある。

身体的：殴ったり蹴ったりするなど，直接何らかの力を行使するもの。刑法第204条の傷害や第208条の暴行に該当する違法な行為であり，たとえそれが配偶者間で行われたとしても処罰の対象になる。

精神的：心ない言動等により，相手の心を傷つけるもの。精神的な暴力についても，刑法上の傷害罪として処罰されることもある。心的外傷後ストレス障害（post-traumatic stress disorder；PTSD）[*1]などの精神障害に至った場合である。

性的：いやがっているのに性的行為を強要する，中絶を強要する，避妊に協力しないといったもの。夫婦間の性交であっても，刑法第177条の強姦罪にあたる場合がある。夫婦だからといって，暴行・脅迫を用いた性交が許されるわけではない。

B ● DV の心身への影響と加害者のタイプ

身体の障害としては，DV による外傷に加えて，頭痛，食欲不振と消化器症状，高血圧等が生じやすい。妊娠中の DV は，母体被害だけでなく，早産や低出生体重児などのリスクも高める。

精神の障害では，うつ病，PTSD がしばしば認められる。パニック障害などの不安障害や身体化障害，アルコール依存や薬物依存などの物質依存も生じやすい。自信

---

*1 非常に危険なストレス体験（自然災害，事故による人為災害，強姦，強盗などの被害等）の後に生じる特徴的な精神障害だが，DV 被害後にも発症することが少なくない．PTSD の症状として，①つらい出来事が繰り返し思い出され，そのときの苦痛がよみがえり，ありありとした現実感を伴うフラッシュバックといわれるような状態が起こる，②その体験に関係する状況や場面を避け続け，感情が鈍磨したように無反応になり，体験に関する重要なことを思い出せない，③物音や刺激に対して過敏に反応し，不眠やイライラが続く過覚醒状態になるなどが認められる．

図4-1 ◆ 配偶者暴力相談支援センターにおける相談件数

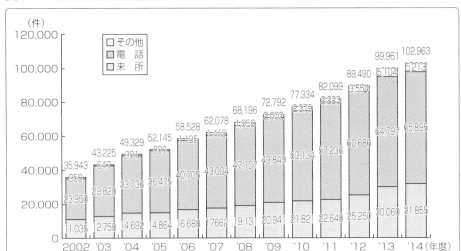

注）配偶者暴力防止法に基づき，都道府県の婦人相談所など適切な施設が，支援センターの機能を果たしている．市町村
が設置している支援センターもある．相談件数は，2014年4月1日〜2015年3月31日の間の，全国の支援センター247
カ所（うち市町村設置の支援センターは74カ所）における件数．　　　　　　　　　　　資料　内閣府調べ．

図4-2 ◆ 警察における配偶者からの暴力事案の認知件数

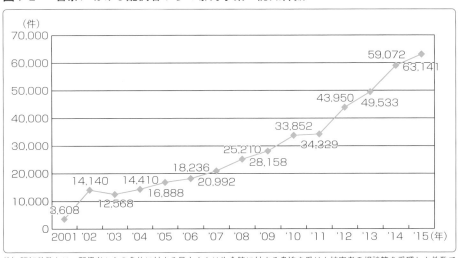

注）認知件数とは，配偶者からの身体に対する暴力または生命等に対する脅迫を受けた被害者の相談等を受理した件数で
ある．2014年1月3日以降，生活の本拠を共にする交際（婚姻関係における共同生活に類する共同生活を営んでいな
いものを除く．）をする相手方からの暴力事案についても計上している．
資料　警察庁調べ．

を喪失し，自責的になり，無力感を抱いていることが多い。

　このような精神状態のうえに，経済的問題，子どもの就学の問題等もあり，逃げる
こと，完全に離れることが難しい場合が少なくない。また，「反省して変わってくれ
るのではないか」という期待をもち続ける場合もある。

　子どもへの影響も大きい。子どもの目の前でDVが行われることは児童虐待にあ

たる。暴力を目撃した子どもには，さまざまな心身の症状が現れやすく，精神的ケアを要する。

　加害者は，外面がよく社会的信用もあるようなタイプから，誰にでも攻撃的暴力的なパーソナリティ障害が疑われるタイプまであり，また，アルコール依存や薬物依存などの物質依存や他の精神障害が関連している場合もある。

C ● DV 防止関連法令・制度，相談機関

　男女共同参画社会基本法（1999年制定）の基本理念の一つとして「男女の人権の尊重」が掲げられている。同法に基づき策定された**男女共同参画基本計画**（2000年［平成12年］12月閣議決定）では，男女共同参画基本計画が掲げる11の目標の一つとして「女性に対するあらゆる暴力の根絶」が掲げられている。

　2001（平成13）年に公布された**配偶者からの暴力の防止及び被害者の保護等に関する法律**（**配偶者暴力防止法**，通称 **DV 防止法**）は，配偶者からの暴力に係る通報，相談，保護，自立支援等の体制を整備し，配偶者からの暴力の防止および被害者の保護を図ることを目的とする法律である。2014年の法改正では，生活の本拠を共にする交際相手からの暴力も含むことが明記された。相談機関として，**配偶者暴力相談支援センター**，婦人相談所，婦人保護施設，母子生活支援施設，女性センター，福祉事務所，児童相談所，保健所，精神保健福祉センター，警察，法務省の人権擁護機関（女性の人権ホットラインなど），検察庁（被害者ホットライン），裁判所，犯罪被害者支援窓口，日本司法支援センター（法テラス）等があり，安全生活確保，法的手続きの支援，自立生活促進の支援等の援助を行っている。

Ⅲ 児童虐待

　2000年に**児童虐待の防止等に関する法律**（**児童虐待防止法**）が成立した。この立法により，第2条で「児童虐待の定義」が初めて定められ，以下にあげる身体的虐待，性的虐待，ネグレクト，心理的虐待の4種類とされた。

①児童の身体に外傷が生じ，または生じるおそれのある暴行を加えること［**身体的虐待**］。

②児童にわいせつな行為をすることまたは児童をしてわいせつな行為をさせること［**性的虐待**］

③児童の心身の正常な発達を妨げるような著しい減食または長時間の放置，その他の保護者としての監護を著しく怠ること［**ネグレクト**］

④児童に著しい心理的外傷を与える言動を行うこと［**心理的虐待**］

　また，父母や児童養護施設の施設長など「保護者」による虐待を定義することで，施設内暴力の抑止力とした。

　図4-3にみるように，児童相談所による児童虐待相談は増加し続けている。また**図4-4**より，心理的虐待がもっとも多く，次いで身体的虐待が多いことがわかる。2016（平成28）年9月の警察庁発表によると，子どもの前でのDVが増加している。また，加害者は実母が52.4%，実父が34.5%となっている。母子世帯や貧困世帯での身体的虐待とネグレクトが多いこと，また競争社会での孤独や，核家族化により育児経験者のサポートのない状況での子育てが社会的要因として議論されている。発達障害の子どもの虐待されるリスクについては注意が必要である。また，被虐待児はのちに，パーソナリティ障害，自殺企図，薬物乱用，アルコール乱用などの問題を呈する危険性が高く，虐待の防止，および危機介入等のサービスの充実が重要である。さらに，虐待する親は虐待された経験をもっていたり，精神疾患の問題（パーソナリティ障害，統合失調症，知的障害，うつ病・躁うつ病，アルコール・物質依存，発達障害等）を抱えていたりする場合が多く，親への精神保健支援も必須である。

　2004（平成16）年に第1回目の児童虐待防止法改正がなされた。改正では，児童虐待の定義の見直しが行われ，保護者以外の同居人による減食・放置等をネグレクトとして児童虐待に含まれるとすること，児童の目の前でDVが行われることなど，児童への被害が間接的なものについても児童虐待に含まれるものとすることとした。また，児童虐待の予防および早期発見から自立の支援まで，国および地方公共団体に責務があることを明記した。児童虐待を受けたと「思われる」児童を通告義務の対象とし，通告義務の範囲を拡大した。さらに，警察署長に対する援助要請等，保護者の面会・通信制限規定を整備し，児童虐待を受けた児童等に対する進学・就職の際の支援も明記した。併せて児童福祉法も一部改正され，市町村が子ども虐待の相談窓口となり，必要な調査や指導を行うとした。関係者間での情報交換や支援協議などを行う**要保護児童対策地域協議会**を置くことができるとした。また，乳児院に幼児を，児童養護施設に乳児を入所させることができるようになり，愛着対象や生活環境の断絶に配慮できることになった。

　2007（平成19）年に第2回目の児童虐待防止法改正が成立した。児童の安全確認等のための立入調査等の強化がなされ，保護者が出頭に応じない場合，裁判所の許可状を得たうえで，**解錠等を伴う立ち入り（臨検）調査**を可能とすること，保護者に対する面接・通信等の制限の強化，つきまといの禁止，指導に従わない場合の措置の明確化を行った。

　通常の支援の流れについて概観すると，虐待が疑われたときには，まず市町村の相談窓口または児童相談所に通告する。市町村では要保護児童対策地域協議会が調査と事例検討を行う。親の意に反しての調査（立ち入り調査）や，子どもの分離（一時保

図4-3 ● 児童相談所による児童虐待相談の対応件数

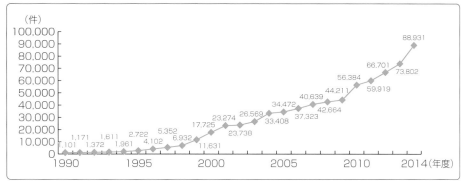

注）2010年度は，東日本大震災の影響により，福島県を除いて集計した数値.
資料　厚生労働省：児童虐待の現状. 2016.

図4-4 ● 児童虐待の相談種類別対応件数の年次推移

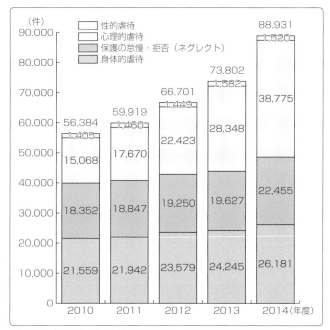

注）2010年度は，東日本大震災の影響により，福島県を除いて集計した数値.
資料　厚生労働省：平成26年福祉行政報告例の概況. 2015.

護）などの介入が必要なときには児童相談所に送致する。児童相談所は乳児院や児童養護施設への入所指示，里親委託も行う。親の同意が得られない場合は家庭裁判所の承認を得て施設入所の措置をとる。親に対しては，保健師・民生委員・児童委員などが家庭訪問を行って相談に応じる場合がある。

Ⅳ 介護をめぐる精神保健

　介護保険制度は，介護が必要となった高齢者とその家族を社会全体で支えていく仕組みとして2000（平成12）年にスタートした。高齢者の尊厳と自立を目的とし，給付と負担の関係が明確である「社会保険方式」により，利用者本位の介護サービス利用が可能な仕組みとして取り入れられた。認知症ケアにおいても，認知症グループホームなど認知症ケア専門の介護サービスがメニューとして位置づけられた。在宅，施設入所にかかわらず家族が抱える負担は多様で困難なことが多い。日本はその文化的背景と家族制度により養護の負担を家族に求めてきた歴史があり，介護保険開始後もそうした傾向は払拭できずにいる。その結果，家族による虐待や心中，家族自身の生活崩壊などさまざまな問題を呈している。介護保険は高齢者を対象としており，家族問題には踏み込んでいない。しかし，養護者である家族のメンタルヘルスへの課題は高齢者の支援には欠かせない視点である。家族介護者をはじめ，ケアラーへの支援は日本においては脆弱で，ケアラーに対する認識も希薄である。

　日本ケアラー連盟は「ケアラー」とは，「こころやからだに不調のある人の『介護』『看病』『療育』『世話』『気づかい』など，ケアの必要な家族や近親者・友人・知人などを無償でケアする人」[*1]と定義している。さらに家族規模が縮小し，家族のケアの力が弱まっている現代では，家族の中に病人や障害者などがいれば，子どもであってもケアを担わされるケースが増えてきた。日本ケアラー連盟は「家族にケアを要する人がいる場合に，大人が担うようなケア責任を引き受け，家事や家族の世話，介護，感情面のサポートなどを行っている，18歳未満の子ども」[*2]をヤングケアラーと定義している。令和2年度に，子ども本人（中学生・高校生）を対象としたヤングケアラーの全国調査が初めて行われた[*3]。世話をしている家族が「いる」と回答したのは，中学2年生5.7%，全日制高校2年生4.1%であるなどの実態が明らかとなった。厚生労働省はヤングケアラーの支援対策強化として，学校などで把握されたケアラーの情報を各自治体の一部門に集約する枠組みにより支援の全体に目配りすることで生活改善を図る取り組みを方針として示した。学校からスクールソーシャルワーカーを通じて自治体に伝わる流れで集約先は児童福祉部門が想定されている。本来大人が担うべき家事や家族の世話を行っているヤングケアラーの負担は病気や障害のある家族の介護，介助，幼い兄弟の世話，日本語を話せない親の通訳など多肢にわたる。家族

＊1　日本ケアラー連盟：ケアラーとは. https://carersjapan.com/about-carer/carer/
＊2　日本ケアラー連盟：ヤングケアラーとは. https://carersjapan.com/about-carer/young-carer/
＊3　日本総合研究所：令和3年度子ども・子育て支援推進調査研究事業―ヤングケアラーの実態に関する調査研究報告書. 2022.

構成の多様化による家族介護は、「老老介護」「認認介護」「障害者による介護」「未成年による介護」「遠距離介護」「未婚子による二人家族の介護」「子育てと高齢者介護のダブルケア」などが現代社会の特徴といえる。

　こうした家族の精神保健の課題は、制度的には十分な対応ができているとは言い難い。とくに認知症介護においては国の中心的施策であり、家族支援が課題となっているが、高齢者や認知症の介護に関する事件も多い。その要因の一つに家族のメンタルヘルスがあげられる。とくに虐待などの権利擁護の課題は見逃すことができない。

　認知症ケアを可能にしたものは、介護の方法により治らなくても落ち着いた生活が獲得できることである。現在の医学では認知症の治療は困難なことのほうが多い。とくにアルツハイマー型認知症などは根治療法がないといわれている。認知症介護において、認知症の人たちの一見変だと思われる行動には当事者の想いや主張が込められていて、それを意味ある行動として理解することにより安心した暮らしが獲得できることが立証されている。人生100年時代を迎え、誰もが認知症になる可能性があり、介護が特別なことではないことを家族も受け入れていくことが必要である。介護の現場では、かかわり、なじみ、優しく触れる、同じ目の高さ、説得より納得、ペースに合わせる、関係性、傾聴など、当事者主体の実践が有効とされている。家族にもこうした取り組みが望ましいが専門的知識があるわけではなく、家族ゆえに関係が濃密で逃れられない苦痛や情けなさ、怒り、受け入れ難い感情や拒否感など、自らの価値観とのジレンマに陥り虐待へと至る場合もある。

　それでは家族は、介護に直面していったい何に困っているのであろうか。筆者が経験した介護家族の実情から、ストレスに感じている例を具体的に述べてみたい。

A・ 介護家族のストレス事例

1 介護そのものに要する身体的・精神的負担

　筆者（以下、私）は父親と義母の認知症介護を経験した。父にとっては、押入れがトイレになり、私はいとこの子になった。父は決まって夜中にトイレに行き、同じところで座り込んでしまう。主な介護者は母であったが体の小さい母は父を起こすことができず、そのたびに私に助けを求めた。毎日のように夜中に起こされる私は身体的負担が高まっていった。

　ある日、いつものように母から助けを求められ、行かなければと思いながら寝入ってしまったことがあった。その後気がついて父のもとに行ってみると、母は半分お尻を出した父を大泣きしながら叩いていた。その時、私は限界を感じた。母はもともと心臓に疾患があり、健康な体ではなかった。身体的な負担は大きかったと思う。以前は家族が介護をすることに何の疑問ももたなかったが、精神的にも大きな負担となっ

ていたことは「母の大泣き」という現実が物語っていた。そして父は入院となった。

② 知識（情報）不足から来る負担

　1970年代の認知症介護は現在ほど情報がなく，介護施設で受け入れてくれるところもほとんどなかったため，やむにやまれず精神科病院に入院を求めることが多かった。日常の現象に目を奪われ，どのように対応したらよいのかわからない家族ばかりだったのである。

　父に関しても，現在なら入院させることなく制度を使い，母の負担も考慮しながら介護に取り組んでいたと思う。認知症は，わけのわからなくなる病気で，治療法も対応の仕方もわからないことが一般的で，安全と保護という名の下に行動制限をしたり閉鎖的な空間に閉じ込めてしまったりすることが多い時代でもあった。情報や対応の知識もなく，家族がどのようにかかわればよいのかわからない状況では当然のことである。介護保険制度もなく，介護現場は認知症の受け入れを拒み，選択肢は限られていた。認知症の症状は環境によって悪化し得るということに気づくのはずっと後であった。父の場合も，制度の問題だけではなく認知症に対する知識やサービスへの情報不足が家族介護の負担を重くしていた。認知症の内なる世界を家族は理解できないことが多い。家族の情報・知識不足は現在も続いており，虐待に至ったり家族を自殺にまで追い込んだりする例は後を絶たない。フォーマルなサービスだけで乗り越えることが可能であったにもかかわらず悲惨な結末を迎えた例は多い。家族は情報を欲しがっている。

③ 経済的負担

　介護の必要性から経済的に困窮する家族は悲惨な結果を招くことがある。裁判官が涙して判決を読み上げたという京都での無理心中事件（2006年）は，母親の介護のために仕事を辞め，蓄えも底をつき，生活保護の申請にも応じてもらえず，「もうあかんわ」という息子の言葉と「そうか，あかんか」という母親の言葉を最後に心中を図り，通行者により発見されて介護者である息子だけが生き残り，殺人罪で起訴された事件である。これは経済的保証さえあれば防げた事件である。

　介護の必要性から女性が職を辞するということが一般的な時期もあった。介護保険が始まりサービスを利用しながら働く人は増えてはいるが，経済的に余裕のない人は多い。年金を家族の生活費としてあてにする，介護費用が払えなくて十分なサービスが受けられない，サービス事業所の支払いが滞納されているなど，問題は深刻である。介護と仕事の両立に悩む人も多い。

④ 周囲の理解不足・支持不足から来る孤立感

　相談室で妻は目に隈を作りずっと泣き続けている。「もう限界です」と訴える。義

父は結婚以来，とても私をかわいがってくれた。家や家族を大切にする人であった。その義父が認知症になった。義父の想いを大切にしたいと思い，どんなことがあろうと自宅で介護する決心をした。大変なことも多かったが苦痛に感じたことは一度もなかった。その義父が行方不明になった。隣近所や親戚に応援を頼み消防や警察にも届け出たが，見つからなかった。認知症疾患医療センターに連絡すると，センターは無線をもっているタクシー会社に依頼した。義父はかなり遠くまで歩いていたが，無事保護することができた。

その彼女が「限界」だと言う。話を聞くと行方不明になったからではなく，親戚には「ちゃんと見ていたのか」，近所の人には「あんた何をしとった」と責められたためだと言う。「誰も私のことをわかってくれていない，理解してくれていない」ということがわかり，孤立感からもう限界だと感じ「入院しかない」と訴えたのである。

このようなケースは多い。とくに日常的にかかわりの薄い家族が，日常の様子がわからないことや何もしていなかったという罪業感から，主たる介護家族を責めるというケースを多く経験した。

⑤ 当たり前の生活を送ることができない

義母は40代に認知症を発症し78歳でその生涯を閉じるまで，義父と私の妻が主に介護にあたっていた。若年性認知症の介護は長くないといわれていた時代の発症であったが，40年近い認知症介護となった。義父が浮気していると傘を持って女性宅に乗り込んだり，火災を起こしそうになったりと目が離せなかった。どうしても義母中心の生活を送らざるを得なかった。妻は仕事を続けていたが，母親の世話でほかの家族のことは二の次であった。趣味をもつ，旅行に出かける，外食をするなど，一般的な楽しみは家族全員が諦めていた。サービスをうまく利用しながら生活を組み立てられるようになったのは後のことであるが，現在でも悩む家族は多い。

⑥ 自分の時間がもてない（時間に追われる）

介護は24時間365日，休む間がない。介護は生活，暮らしの支援であり，家族が自らの時間を犠牲にすることになる。食事・入浴・排泄・衣服の着脱の介助，水分補給，体位交換，口腔ケア，移乗，通院，服薬管理，安全確認など，とにかく時間に追われる。休む間もなく時間との闘いである。認知症介護の場合，うまくコミュニケーションが取れないことにより，家族の精神状態が徐々に蝕まれていき，ふと自分の人生はと考え，「自分の時間が犠牲になった」という怒りから虐待に至る例も多い。介護家族は自分の自由になる時間が欲しいと切に願っている。

⑦ 突然の変化に対応できるかという不安

介護施設の若いスタッフがもっとも恐れるのが突然の変化である。とくに夜勤中に

図4-5 ● 性別にみた同居の主な介護者の悩みやストレスの原因の割合（複数回答）

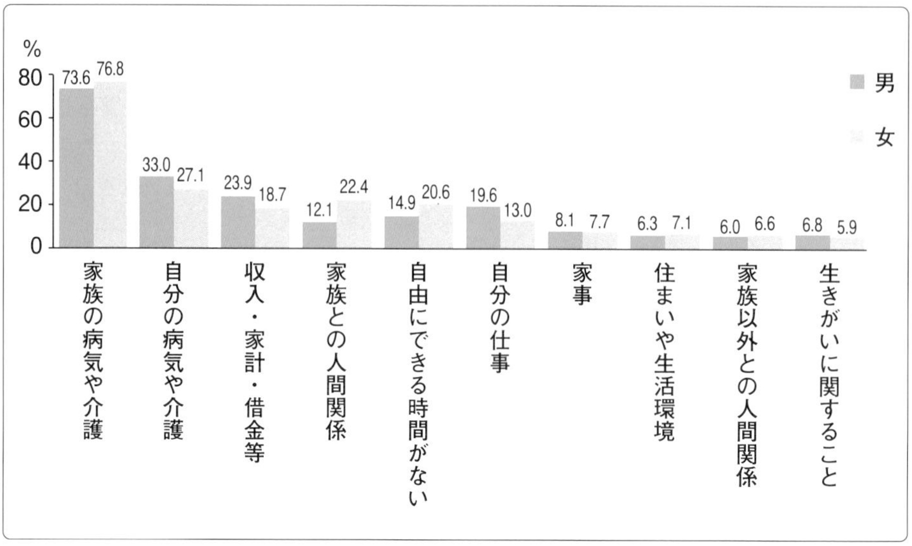

注：熊本県を除いたものである.

資料　厚生労働省：平成28年国民生活基礎調査の概況. 2016.
https://www.mhlw.go.jp/toukei/saikin/hw/k-tyosa16/index.html

起きる変化はもっとも彼らを緊張させる。家族であれば余計に不安や混乱をきたす。とくに家族は専門的知識がなく突然の変化への対応が困難なことが多い。救急車を呼ぶかどうかの判断や誤飲への対応など，家族には判断のつかないことがある。在宅復帰を進める際，緊急時の対応の保証がないと連れて帰りたがらないのは当然である。

8　自分への健康不安

　精神的にも身体的にも限界まで頑張る家族は多い。その結果，家族の健康状態にまで影響する。老老介護や認認介護は社会の支援なしでは成り立たない。例えば疲れ切ってうとうとしている間に行方不明になる。これは，24時間365日のうちの３分間の出来事である。ストレスの原因として自分の病気や介護をあげている人は２番目に多い（図4-5）。

9　見通しの立たないことに対するいらだち

　育児は大変であるが見通しが立つ。対して介護は重度化し，見通しが立たない。「この状態がいつまで続くのか」というストレスは介護の姿勢にも影響する。とくに病気や認知症が進行する過程で，受け入れ難い現象を目にするようになり限界を感じる家族も多い。この状態からいらだち，虐待へと発展していく場合もある。自殺した家族も存在する。こうした思いや状況が複合的に家族を襲う。自分自身の価値観と重ね合わせて，自己実現とのジレンマに陥る。しかし，家族のメンタルヘルスへの関心は決して高いとはいえない。認知症の支援でレスパイトケアと称して認知症カフェな

どが運営されているが，家族の抱える問題の根本的解決には至っていない。不適切なケアはこうした現象によることも多い。とくに認知症に関しては，家族の対応次第で重度化を防げる場合もある。

B • 虐待家族への支援

　介護においてもっとも大きな課題の一つが権利侵害である。とくに虐待問題は看過することはできない。家族虐待の要因には「虐待者の介護疲れ・ストレス」（25.4％），「虐待者の障害・疾病」（18.2％），「被虐待者の症状」（14.3％），「被虐待者と虐待者の虐待発生までの人間関係」（12.6％），「経済的困窮（経済的問題）」（10.8％），「虐待者の性格や人格（に基づく言動）」（9.5％）等があげられている[1]。家族の高齢者虐待の内訳は，39.9％が息子，21.6％が夫，17.7％が娘となっており，実の息子から虐待を受けるケースがもっとも多い[2]。

　高齢者虐待の種類では「身体的虐待」がもっとも多く，次いで「心理的虐待」「介護等放棄（ネグレクト）」「経済的虐待」の順で発生している。そのほか「性的虐待」もある。高齢者虐待の特徴として，虐待している本人に「虐待している」という自覚があるとは限らないことがある。

　家族への精神保健上の支援はこのような現状を十分理解したうえで取り組まなければならない。とくに虐待家族に対しては，行政的な措置による引き離しは何の解決にもならない。むしろ家族の逆上を招き状況を悪化させる場合もある。家族による虐待は本人支援と家族支援の2本立てが必要である。支援チームも複数が必要である。とくに虐待する側の支援が課題で，やり場のない感情や無理解により虐待に発展している場合が多い。高齢者介護は家族との関係において変化が生じる。戸惑い，怒り，混乱，情けなさなど，家族の複雑な想いのなかで家族関係が崩壊し高齢者虐待に至る場合もある。家族が高齢者の変化を受け入れるのには時間を要する。その関係性を修正し再構築する必要がある。再構築により安心，理解，自信，自分らしい暮らしの獲得が可能となる。それには支援側として，図4-6に示したようなソーシャルワークの概念が必要であり，双方の支援によって解決を図る必要がある。

　家族支援のあり方はアセスメントを重視し，仕事との両立などニーズを明確化し，情報の提供とニーズのマッチング，制度の有効な利用，インフォーマルなサービスの掘り起こしと活用など，多岐にわたる。とくに本人と家族の相反するニーズへの対応は困難なことが多い。双方が納得のいく解決策に至るために，家族同士の支え合いや

＊1　厚生労働省：（資料2）平成30年度「高齢者虐待の防止，高齢者の養護者に対する支援等に関する法律」に基づく対応状況等に関する調査結果（添付資料）．2019，p.14．https://www.mhlw.go.jp/content/12304250/000584235.pdf
＊2　厚生労働省：同上書．p.19．

図4-6 ● 家族支援のプロセス；本人－家族の関係の「再構築」を目指して

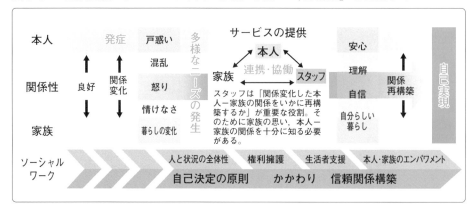

役割への気づきなどを通して社会的に孤立させないことが重要である。そのため，さまざまな形で存在する家族会活動への参加を提案するのも有効である。

家族会活動への参加には，①心の支えの場として，②認知症を学習し介護の方法等を学ぶ，③サービスや事業所等の情報交換の場として，④公的機関への働きかけの場として，⑤サービスに依存しながら家族としての役割を果たす，などが理由としてあげられる。その結果，家族として苦しんでいる仲間がいることを知り，病気や障害を知り，家族としての役割を見出そうとし，さらに介護やボランティア等への参加を試みるという成長が期待できる。

メンタルヘルスで大切にしたい視点として，家族もさまざまな個性や事情のある支援の対象者としてかかわること，利用者とのつながりもそれぞれで個別性を重視すること，「家族」というものさしでひとくくりにしてマニュアル化しないこと，要望・苦情等を伝え難い家族の心情に十分配慮をすること，家族の思いや家族を取り巻く状況への理解に向けたまなざしをもち続けることなど，家族側に立った想いの尊重と支持が大切である。

家族支援において重要なことは家族の自己実現を優先することである。それは決して介護放棄にはならないし，むしろそのほうが積極的な介護への参加が実現する。そのために支援者は社会資源を有効に使いながら，家族と当事者の共生と関係性の再構築を図り，24時間365日見放すことなく支援する保証を与えることが必要である。

参考文献

1）堀越栄子：介護者（ケアラー）支援を進めよう；誰もが介護に関わる時代. 労働調査, 551：26-34, 2016.
2）厚生労働省：（資料１）平成30年度「高齢者虐待の防止，高齢者の養護者に対する支援等に関する法律」に基づく対応状況等に関する調査結果. 2019.
　　https://www.mhlw.go.jp/stf/houdou/0000196989_00002.html
3）岩尾貢：障害をかかえて生きることへの支援. 介護福祉士養成講座編集委員会 編，認知症の理解，中央法規出版, 2019.

第 **5** 章

精神保健の視点から見た
学校教育の課題とアプローチ

この章で学ぶこと

Ⅰ　学校教育における精神保健的課題

Ⅱ　教員の精神保健

Ⅰ 学校教育における精神保健的課題

A ● 学校の現状と問題点

　わが国の子ども・若者（29歳以下）の人口は，1975（昭和50）年以降ほぼ一貫して減り続けている。1980（昭和55）年ころには高等学校進学率は90％を超えた。大学進学率も上昇して，少子化・高学歴化が進むなかで，不登校，ひきこもり，いじめ，自殺などの学校での問題が引き続き認められ，最近は複雑化している。とくにいじめ問題は，ICT（information and communication technology，情報通信技術）によりインターネットが関与して陰湿で残虐なものとなり，また低年齢化している。

　学習カリキュラム面では，文部科学省の学習指導要領に基づき，2002（平成14）年度から「ゆとり教育」が実施され，「詰め込みから生きる力をはぐくむ教育」として，学習内容の大幅な削減，完全学校週5日制の実施，総合的な学習時間の新設などの改定がなされた。しかし，塾や予備校に通わせる負担の増加，公立校と私立校の格差の広がりなどの問題点が明らかになり，2008（平成20）年には新学習指導要領が公示され，小学校で2011（平成23）年度から，中学校で2012（平成24）年度から実施され，授業時間も増加に転じた。

B ● 学校における支援体制

　わが国では，学校保健安全法で定められた養護教諭が保健室を運営し，児童・生徒の心身の問題を扱ってきた。いじめ等の問題も保健室で把握されることが多い。養護教諭は，児童・生徒にとってもっとも身近な相談相手で援助者である。また，問題が発生した場合は保護者と担任教師の関係調整役やカウンセラーにつなげる役割を担ってきた。

　1995（平成7）年度からスクールカウンセラーが，2008年度からスクールソーシャルワーカーが，公立の小・中・高等学校に導入された。増員されているとはいえ，いじめ，自殺，不登校，暴力，児童虐待などの問題行動の状況に対して十分とはいえず，今後は全校配置が検討されている。また，多忙な教員を支援する仕組みづくりとして「チームとしての学校」（後述）が提唱されている。

C ● 発達障害

「通常の学級に在籍する発達障害の可能性のある特別な教育的支援を必要とする児

童生徒に関する調査」（文部科学省，2012）によると，発達障害の可能性がある児童生徒は通常学級に約6％在籍しており，10年前に比べてやや増加が認められた。このことから，特別支援教育体制の確立の重要性が通知されている。2007（平成19）年度より，**特別支援教育コーディネーター**が，各学校内および関係機関との連携の要になって子どものニーズに応じた適切な教育を進めることが求められている。さらに，**特別支援学校**は，地域におけるセンター的機能をもって障害をもった子どもの援助に努めることとなった。

2006（平成18）年に国連で採択された**障害者の権利に関する条約**で，「**インクルーシブ教育システム**」と「**合理的配慮**」が規定された。

「インクルーシブ教育システム」とは，障害のある者とない者が共に学ぶ仕組みであり，障害のある者が，教育システム一般から排除されないこと，自己の生活する地域において初等中等教育の機会を与えられること，個人に必要な「合理的配慮」が提供されるなどが必要とされている。

「**特別支援教育の在り方に関する特別委員会報告**」（2012年）では，「合理的配慮」とは，「障害のある子どもが，他の子どもと平等に『教育を受ける権利』を享有・行使することを確保するために，学校の設置者及び学校が必要かつ適当な変更・調整を行うことであり，障害のある子どもに対し，その状況に応じて，学校教育を受ける場合に個別に必要とされるもの」であり，「学校の設置者及び学校に対して，体制面，財政面において，均衡を失した又は過度の負担を課さないもの」と定義した。2016（平成28）年4月より施行された**障害を理由とする差別の解消の推進に関する法律（障害者差別解消法）**では，合理的配慮の不提供が禁止され罰則規定が設けられた。一人ひとりの障害の状態や教育的ニーズに応じた対応が求められているが，過重な負担にならない実施が基本となる。「物理的環境への配慮」「意思疎通の配慮」「柔軟なルール・慣行変更の配慮」の3類型が考えられている。

D ● 不登校

1 不登校の定義，現状と分析

文部科学省は**不登校**を，「連続または断続して年間30日以上欠席」し，「何らかの心理的，情緒的，身体的，あるいは社会的要因・背景により，児童生徒が登校しないあるいはしたくともできない状況にあること（ただし，病気や経済的な理由によるものを除く）」と定義している。

文部科学省が行った「児童生徒の問題行動等生徒指導上の諸問題に関する調査」によると，2015年度に不登校を理由として30日以上欠席した小中学生は合計12万6,009人で，このうち90日以上欠席した者は57.4％にあたる72,324人だった。原因について

は，「家庭状況や友人関係，学業不振などによる不安」「無気力」が30％であった。

② 支援の視点と方策

「不登校児童生徒への支援に関する最終報告」[*1]に，「児童生徒によっては，不登校の時期が，いじめによるストレスから回復するための休養時間としての意味や，進路選択を考える上で自分を見つめ直す等の積極的な意味を持つこともある。しかし，同時に，現実の問題として，不登校による学業の遅れや進路選択上の不利益や社会的自立へのリスクが存在する」と述べられているように，不登校には積極的な意味も認められるが，子どもにとっての弊害は大きい。同報告では，「児童生徒理解・教育支援シート」を作成して個々の支援計画を立て，その子どもの特性に合った一人ひとりの学び方を尊重し，多様な教育環境を提供できるようにすることや，教育支援センター等の体制の整備などが重点方策として提案されている。

「ひきこもりの評価・支援に関するガイドライン」では，不登校を「学校からの回避行動＝社会活動からのひきこもり」ととらえている。

精神保健面での支援を含めたひきこもりの詳細については，本書第3章V節A「ひきこもり」を参照されたい。

E • いじめと暴力

① いじめ防止対策推進法

いじめを苦にした児童生徒による自殺は，最近も数件続けて起こっている。2011年，いじめを学校が認識せずに適切な対応をしなかったことで起きた大津市中2いじめ自殺事件を機に，2013（平成25）年にいじめ防止対策推進法（以下，法）が成立した。法の内容について以下に解説する。

■ いじめの定義

法第2条第1項で，「児童等に対して，当該児童等が在籍する学校に在籍している等当該児童等と一定の人的関係にある他の児童等が行う心理的又は物理的な影響を与える行為（インターネットを通じて行われるものを含む。）であって，当該行為の対象となった児童等が心身の苦痛を感じているもの」と定義し，いじめの基準を"他の児童等が行う心理的又は物理的な影響を与える行為"により"対象となった児童等が心身の苦痛を感じているもの"と明確にした。

---

*1 不登校に関する調査研究協力者会議：不登校児童生徒への支援に関する最終報告――一人一人の多様な課題に対応した切れ目のない組織的な支援の推進．2016．

2 学校における対処方法の明確化

学校が講ずべき基本的施策として，次のような措置が明確にされた。

- ・道徳教育等の充実，早期発見のための措置，相談体制の整備，インターネットを通じて行われるいじめに対する対策の推進，いじめの防止等の対策に従事する人材の確保，調査研究や啓発活動の推進
- ・複数の教職員，心理・福祉等の専門家により構成される組織を置くこと
- ・個別のいじめに対して講ずべき措置として，いじめの事実確認，いじめを受けた児童生徒や保護者に対する支援，いじめを行った児童生徒に対する指導と保護者に対する助言について定めるとともに，いじめが犯罪行為として取り扱われるべきものであると認めるときの所轄警察署との連携について定めること。いじめを受けている児童生徒の生命または身体の安全が脅かされているような場合は，直ちに警察に通報すること
- ・懲戒，出席停止制度の適切な運用等の措置を定めること

3 重大事態への対処の指針

重大事態の定義として，「いじめにより，生命，心身又は財産に重大な被害が生じた疑いがあると認めるとき」「児童等が相当の期間学校を欠席することを余儀なくされている疑いがあると認めるとき」とし，学校は速やかに事実関係を調査して，必要な情報を生徒とその保護者に提供し，地方公共団体の長へ報告する等の措置を定めた。

24時間子供 SOS ダイヤルなどのさまざまな取り組みが行われているが，いじめを背景にした子どもの自殺はなお発生している。生徒の訴えをいじめとして認知していなかったことや情報共有が不十分だったことが第三者委員会の調査報告で指摘される事例が多く，文部科学省は全国の学校で情報共有と組織的な対応を行うことや，再調査など，いじめの積極的な認知を徹底するよう指示している。

2 暴力の問題

学校での暴力行為は，教育上の大きな課題となっている。学校内における暴力行為の発生件数は，ここ数年概ね横ばいであるが，中学校における発生件数の占める割合が多い（年間30,000〜40,000件）[*1]。校内暴力事件の検挙・補導人員は，2015年は1,131人で，ここ数年減少傾向にある（**図5-1**）[*2]。

文部科学省は，問題行動が起こったときには粘り強い指導を行い，なお改善がみられない場合には出席停止や懲戒などの措置も含めた毅然とした対応をとること，とく

[*1] 文部科学省初等中等教育局児童生徒課：平成27年度 児童生徒の問題行動等生徒指導上の諸問題に関する調査（速報値）について．2016.
[*2] 警察庁生活安全局少年課：平成27年中における少年の補導及び保護の概況．2016.

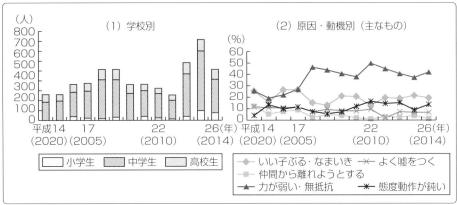

図5-1 ◆ いじめに基因する事件の検挙・補導

注1）ここでいう「いじめに起因する事件」とは，都道府県警察で小学生，中学生，高校生の犯罪（触法行為を含む）を検挙，補導した事件のうち，「単独又は複数で，単数又は複数の特定人に対し，身体に対する物理的攻撃又は言動による脅し，いやがらせ，無視等の心理的圧迫を一方的に加えることにより苦痛を与えること」による事件（暴走族等非行集団間における対立抗争に起因する事件を除く．また，物理的攻撃又は心理的圧迫が反復継続しているものに限る）を「いじめによる事件」，また，その仕返しによる事件を「いじめの仕返しによる事件」とし，この両者を含めたものをいう．

注2）原因・動機別は複数回答．いじめの仕返しによる事件の原因・動機は，2007年まではすべて「その他」に，2008年以降は各原因・動機に計上．

資料　警察庁生活安全局少年課：平成27年中における少年の補導及び保護の概況. 2016. より作成

に校内傷害事件をはじめ犯罪行為の可能性がある場合には，学校だけで抱え込むことなく直ちに警察に通報し，その協力を得て対応することなどを求めている。2015年に神奈川県で発生した川崎市中1男子生徒殺害事件を受け，生命・身体に重大な被害が生じるおそれのある児童生徒に対する早期対応の指針を策定するとともに，学校や教育委員会における組織的な対応，警察をはじめとする関係機関との連携，課題を抱える家庭への支援の充実，子どものSOSを受け止める取り組みの充実等を進めるよう要請している。

　精神医学的には，素行障害，反抗挑戦性障害の診断が該当する。背景には，発達障害，脳波異常や，虐待を受けている等の家庭環境の問題が潜むこともあり，精神保健的関与が必要である。

3 いじめ被害の影響とその背景

　いじめを受けると，うつ状態に陥ったり，身体表現性障害（心身症状）を呈したり，最悪の場合，自殺関連行動を導くに至る。成長後も心の深い傷として残り，PTSDが大学生になってから出現することもまれではない。いつもいじめを受けていたので仕返しするために暴力団に近づいたという非行少年の例もある。人が人を肉体的・精神的に痛めつける人権侵害は決して許されるものではないという基本的な人権意識を，子どもに浸透させることが重要である。

　日本の学校でのいじめは，日本的管理教育や過度な競争や排他性が原因だという意

見，あるいは家族に原因があるという意見が聞かれることがある。異質な存在を排除しようとする習性がいじめを引き起こすこと，また家族のサポートがない孤独感は自殺のリスクを高めることは明らかである。集団教育の場である学校において，いじめという肉体的・精神的ハラスメントを受けたことを苦に自殺する青少年が存在することは深刻な事態である。学校でのいじめ事件は，犯罪とみなすべきものが多くなっており，いじめを防止するためには，教師や親をはじめとして，諸方面での対策を要する。

4 いじめ対策

第1に，いじめの事実に大人（教師）が気づくこと，認知することが必要である。本人も大人もその事実を認めたくない傾向（否認規制）があるために認知が難しい面がある。第2に大人が介入すること，第3に本人自身が強くなるようにサポートすること，第4に外部機関の協力を得ることである。

いじめを背景とした自殺については次項で詳述する。

F・自　殺

1 若者の自殺の現状

わが国の自殺者は，1998（平成10）年に30,000人を超え大きな社会問題になった。その後，10年以上を経てようやく30,000人を切り，自殺者は最近，減少傾向となっている。ところが若者の自殺の減少率は中高年（40%近い）に比べて低く，自殺が死因の第1位を占める状態である。

全年齢の自殺死亡率は2014（平成26）年において20.0であり，ピーク時からの減少率は25.9%で，20代，30代の自殺死亡率はそれぞれ20.8，21.2であり，ピーク時からの減少率は14.4%，19.1%にとどまる[1]。20歳未満の自殺死亡率は2014年において2.4であり，1998年以降大きく変動していない。自殺は，15〜24歳までの死因の第1位，10〜14歳までででは悪性新生物に次いで第2位である。19歳以下の直接動機では，進路・学業不振・友人関係などの学校問題が第1位である。

中高年の自殺に比べて若者の自殺は少ないものの，将来のある若者の自殺は痛ましいものである。学校でのいじめを苦にした10代の自殺の報道は後を絶たず，訴訟に発展したケースも少なくない。

---

*1 内閣府編：平成27年版自殺対策白書. 2015.

2 青少年の自殺の特徴と自殺の危険因子

　子どもは，死の観念が十分でなく，死んでもまた生き返ることができるのではないかと死を可逆的な現象として考える傾向がある。「あの世で自分の夢をかなえよう」と死後の世界で要求を満たし，その後またこの世に戻ってこようと考えることもある。

　また，子どもは大人よりも衝動的に自殺を考え行動に移す傾向があり，被暗示性が強く，他者の自殺の影響を受けやすい。それゆえ，群発自殺といわれる現象も起こりやすい。

　学校問題をはじめとして家庭や社会環境の影響など，社会心理的な問題は自殺の大きな危険因子となる。親の精神障害や自殺，葛藤状況にある不安定な家庭は青少年の精神的・肉体的健康への影響が大きい。なかでも児童虐待（とくに性的虐待）は，加害者と被害者の間柄が近いほど，虐待が深刻で頻度が高いほど自殺の危険が高まる。

　自殺とうつ病，双極性障害，統合失調症，アルコール依存などの精神疾患や衝動的で融通の利かない性格，依存と攻撃の同居のような境界性パーソナリティ障害との関連も深い。

　自傷行為や自殺未遂なども含めて自殺関連行動といわれるが，自殺者の10倍から100倍ほどあるといわれる。自殺関連行動は，自殺既遂の危険因子でもある。このような背景の下，自殺の準備状態が形成され，ストレス対処が困難な状態となっているときに，いじめなどのストレスが直接動機となって自殺行動へと発展すると考えられる。

3 いじめと自殺

　いじめと自殺念慮，抑うつ症状，学業との関係などについては諸外国で多くの調査報告がある。例えばフィンランドでは，いじめの被害者だけでなく加害者もうつ状態や自殺関連行動のリスクが高く，不安症状や心身症症状が多く認められるという報告[*1]がある。情緒不安定で身体の不調を訴える生徒はいじめに関与していると考えるべきであると，オーストラリアからは報告[*2]されている。韓国は教育環境などが日本に類似しているといわれる。韓国の中学校でのいじめと自殺の危険についての調査[*3]によると，いじめの被害者でも加害者でも自殺関連行動のリスクが高いことがわかった。学業その他の学校不適応については，加害者のみに当てはまるという説と，被害

＊1　Kaltiala-Heino, R., Rimpelä, M., Marttunen, M., *et al.*：Bullying, depression, and suicidal ideation in Finnish adolescents：school survey. BMJ, 319（7206）：348-351, 1999.

＊2　Forero, R., McLellan, L., Rissel, C., *et al.*：Bullying behaviour and psychosocial health among school students in New South Wales, Australia：cross sectional survey. BMJ, 319（7206）：344-348, 1999.

＊3　Kim, Y. S., Koh, Y. J., Leventhal, B.：School bullying and suicidal risk in Korean middle school students. Pediatrics, 115（2）：357-363, 2005.

204　第5章　精神保健の視点から見た学校教育の課題とアプローチ

者にも当てはまるという説がある。学校での問題といじめは密接に関係し，いじめを防止するカリキュラムが必要だと唱える論文は多い。

4　不登校，ひきこもりと自殺

また，シャファー（Schaffer, D.）[1]は，15歳以下の子どもの自殺および自殺企図は，不登校の時期に起こると報告している。社会からの孤立が自殺行動を引き起こしやすくすると考えられる。子どもの不登校と自殺の関係は深い。いじめを理由に結果として自殺する場合も，いじめを受けて不登校になってひきこもり，孤立感が強まった後行為に及ぶ例が多い。

大学生の調査[2]においても，休学・留年生のひきこもり学生の自殺率が高いことが認められた。

5　自殺の予防，とくにいじめ自殺の予防―自己評価の向上

WHOの手引[3]においても，子どもの自殺予防の一つとして生徒の自己評価を上げることを指摘しているが，自尊心を育てることは重要である。

いじめを受け続けると怒りの感情や攻撃性が増し，さらには攻撃性が自分に向かい，自責的・抑うつ的になって自殺関連行動を導く。自分を否定し自己評価は低くなっていく。死ぬ以外に方法はないと考えるのは，まさに認知の歪みである。認知の歪みに気づいて，他の選択肢を考えることは，治療の中心となる（認知行動療法）。その際，高い自己評価を獲得するためには，どんなに小さくてもよいので，過去の肯定的な経験（小さな成功）を思い出し，自分自身のよい点に気づくように指導することが大切である。

6　学校での自殺予防の取り組み

自殺直前のサインとして学校でみられるものとして，普段の活動に関心がなくなる，成績が下がる，努力しなくなる，授業中の態度の悪さ，無断欠席・さぼりや喫煙・飲酒，暴力的になるなどが考えられる。

諸外国の学校で行われている自殺予防プログラムには，校内スタッフを対象にした研修プログラム，生徒を対象とした教育・意識向上プログラム，全校生徒対象のスクリーニングアプローチ（自殺の危険や精神疾患の早期発見を目的とし，治療にもつな

＊1　Shaffer, D.：Suicide in childhood and early adolescence. J Child Psychol Psychiatry, 15（4）：275-291, 1974.

＊2　内田千代子：21年間の調査からみた大学生の自殺の特徴と危険因子―予防への手がかりを探る．精神神経学雑誌，112（6）：543-560, 2010.

＊3　World Health Organization：Preventing Suicide：a resource for teachers and other school staff. World Health Organization, Geneva, 2000（河西千秋，平安良雄監訳：自殺予防―教師と学校関係者のための手引き．日本語版第2版，横浜市立大学医学部精神医学教室，2007）.

げていく）などの種類がある。

　アメリカの若者の自殺が急増した後に減少傾向となった陰には，若者の自殺についてのさまざまな実態調査と予防プログラムの試みがあった。保護者の了承を得て学校の授業時間を使って行われるものが多い。

　シャファー(Shaffer, D.) らのコロンビア大学ティーンスクリーンプログラム (Columbia University Teen Screen Program) は，① Columbia Health Screen，② Columbia Depression Scale，③ Diagnostic Predictive Scales などの11〜18歳の生徒を対象とした学校で行うスクリーニングである。それぞれ約10分程度で終了する。①と②は自己記入式質問紙である。③はコンピューターに向かってヘッドフォンを使いながら行う。ニューヨーク市の８つの高校の学生2,004人についての調査では，31％がうつ病で，26％は最近自殺念慮があり，50％は過去に自殺未遂があったという。危険群を抽出して，適切な専門機関へ紹介するのに役立っているとのことである[*1]。

　自殺の危険のスクリーニングをしたうえでビデオや討論により，希死念慮のある若者が他者に援助を求める行動を起こし，友人のサインにも気づいて適切な行動をとれるように促すプログラムとして，SOS（Signs of Suicide）自殺予防プログラムの有効性が知られている。ACT（acknowledge［気づき］，care［かかわり］，tell a trusted adult［つなぎ：大人に相談すること]）[*1]が強調されている。

　わが国では，保健体育の時間や，総合学習の時間を使った「心の授業」において，命の大切さを学ぶ取り組みが行われている。直接「自殺」を取り扱う場合と，間接的に扱う場合がある。

7 動物を素材にした取り組み "Mutt-i-grees"

　Mutt-i-grees[*2]は，アメリカのイェール大学ジグラーセンター子ども発達社会政策のフィン‐スティーブンソン（Finn-Stevenson, M.）らによって開発された。動物を素材にして子どもの精神発達と社会性を育てようとするプログラムで，学校教育の場で使われている。

　子ども１人に１つずつ種類の違う犬人形を作成させる。他の生徒の犬と異なることを見せて，犬の種類はさまざまであることを知らせ，人種の違いについて話す。また，絵本の犬や猫がいじめられている場面において，この犬は何を考えているのか，どのような気持ちか，どうしたらよいかを問う。いじめ防止教育は，動物を題材にすることでより話しやすくなるという。

　このように，動物を使ったプログラムで学校コミュニティのメンタルヘルスを向上

＊1　Shaffer, D., Scott, M., Wilcox, H., et al. : The Columbia Suicide Screen : validity and reliability of a screen for youth suicide and depression. J Am Acad Child Adolesc Psychiatry, 43 (1) : 71-79, 2004.
＊2　The Mutt-i-grees Curriculum. http://education.muttigrees.org/

させることは有意義であると考えられる。今後，実証的な研究を重ねて，効果検討がなされていくであろう。

Ⅱ　教員の精神保健

　文部科学省[*1・2]によると，教員の精神疾患による病気休職者数は，2011年度は5,274人と依然として高水準で，在職者に占める割合は約0.6％である。在職者に占める精神疾患による病気休職者の割合は10年間で約2倍に増加した。精神疾患を理由とした離職教員は，病気を理由とした離職教員の約6割を占める。休職教員は40代，50代以上，中学校や特別支援学校で，また所属校への勤務後2年以内が多く，性別では女性に多い。

　一般企業の労働者と比較すると，教員のほうが疲労度は強く，ストレス度が高く，とくに「仕事の量と質」の問題が高い。また教員は，「上司・同僚」に相談しにくいと感じているとの結果もある。近年，子どもの対応に加えて，保護者への対応も困難になってきており，ストレスは増加するばかりである。

　相談窓口の設置や復職支援プログラムが教育委員会にて実施されている。

　文部科学省は，チームとしての学校の実現を目指すという。ストレスが多く多忙な教員を，専門知識をもつ人材が支援する体制づくりのことである。学校現場では，個別対応が必要な障害のある子どもや不登校の増加，いじめを苦にした自殺の問題等に加えて，貧困や虐待という福祉分野の支援が必要な課題も多い。多様化，複雑化，困難化した課題を解決する体制として考えられた。①教員の仕事の役割分担を見直して，事務職員や学校司書，ICT専門員などの専門職員の配置の充実を図る，②臨床心理士，社会福祉士，看護師などの有資格者を非常勤として配置する（すでに配置されているスクールカウンセラーやスクールソーシャルワーカーを増やすことも含む），③多様な経験（海外経験など）をもつ地域人材の活用，である。新しい時代に求められる資質・能力を育むための教育体制としても有効であると考えられる。

＊1　教職員のメンタルヘルス対策検討会議：教職員のメンタルヘルス対策について（最終まとめ）．2013.
＊2　文部科学省：教職員のメンタルヘルスの現状等．2013.

第 **6** 章

精神保健の視点から見た
勤労者の課題とアプローチ

この章で学ぶこと

Ⅰ 職場の精神保健に関連する法制度

Ⅱ 職場メンタルヘルス活動の実際

I　職場の精神保健に関連する法制度

　医療活動や地域活動と同様に，職場における精神保健活動の基本的ルールはさまざまな法律によって規定されている。なかでも，**労働基準法**と**労働安全衛生法**，**労働契約法**はその中心をなすものである。また，判例法理は，主に最高裁判所の判例を中心として法律の行間を埋め具体的な問題に対する裁判所の統一的な判断（一般的判断枠組み）を示すもので，これらは法律と並んで職域メンタルヘルス活動における重要なルールとなっている。

A　労働基準法

　労働基準法（1947［昭和22］年制定）は，労働時間の原則や賃金の支払い，時間外・休日労働，割増賃金，有期労働契約，年次有給休暇，就業規則，解雇予告など労働条件に関する最低基準を定めている。

　就労している障害者のケアに大きな影響を与えるのは労働時間の問題だが，これについて同法は，原則として，1日に8時間，1週間に40時間を超えて労働させてはならないこと，労働時間が6時間を超える場合は45分以上，8時間を超える場合は1時間以上の休憩を与えなければならないこと，少なくとも毎週1日の休日か4週間を通じて4日以上の休日を与えなければならないことなどを定めている。ただ，労働者の過半数で組織する労働組合か労働者の過半数を代表する者との労使協定（時間外労働協定）において，時間外・休日労働について定め，労働基準監督署に届け出た場合には，法定の労働時間を超える時間外労働，法定の休日における休日労働が認められている。

　精神障害に係る労働災害（以下，労災）の認定基準も同法に基づく通達である。労災認定は，元来，精神障害の発症や増悪が業務上の強いストレスによるもの（業務上）と判断されれば，当該疾患に係る療養・休業補償等が労災保険の対象となるという保険審査のための手続きであり，事業者の責任を追及するものではない（無過失責任）。事業者の責任については，安全配慮義務の履行をめぐって民事訴訟で判断される。ここでは，精神保健福祉活動と関係深い**心理的負荷による精神障害の認定基準**について簡単に述べる（**図6-1**）。詳細については厚生労働省のホームページ[*1]を参照されたい。認定に関する基本的な考え方は，**ストレス-脆弱性理論**に依拠している。こ

＊1　厚生労働省都道府県労働局労働基準監督署：精神障害の労災認定. 2011.
　　http://www.mhlw.go.jp/bunya/roudoukijun/rousaihoken04/dl/120215-01.pdf

図6-1 ● 精神障害の業務上・外の判断の基本的考え方

業務上・外の判断にあたっては,
①精神障害の発病の有無,発病時期および疾患名の確認
②業務による心理的負荷の強度の評価
③業務以外の心理的負荷の強度の評価
④個体側要因の評価
について具体的に検討したうえで,次の認定要件により判断する.

> 認定要件

次の(1)から(3)の要件のいずれをも満たす精神障害を,業務上の疾病として取り扱うこととする.

(1) 認定基準で対象とされる精神障害(対象疾病)を発病していること
(2) 対象疾病の発病前,概ね6カ月の間に,業務による強い心理的負荷が認められること
(3) 業務以外の心理的負荷および個体側要因により当該精神障害を発病したとは認められないこと

れは,対象疾病の発病は,環境由来の心理的負荷(ストレス)と,個体側の反応性,脆弱性との関係で精神的破綻が生じるかどうかが決まり,心理的負荷が非常に強ければ,個体側の脆弱性が小さくても精神的破綻が起こるし,逆に脆弱性が大きければ,心理的負荷が小さくても破綻が生ずるとする考え方である.このため,心理的負荷による精神障害の業務起因性を判断する要件としては,対象疾病の発病の有無,発病の時期および疾患名について明確な医学的判断があることに加え,当該対象疾病の発病の前,概ね6カ月の間に業務による強い心理的負荷が認められることを掲げている.

また,労働基準法第19条第1項では,業務により疾病を発症した労働者に対する事後対応は十分に行われるべきとのことから,労災で休業している期間とその後30日間は,原則として解雇(懲戒解雇も含む)できないと定めている.例外的に,打切補償とみなされる場合(療養開始から3年経過しかつ傷病補償年金を受けている場合)には解雇可能性は出てくるものの現実性はきわめて低い.その後の裁判の集積によって,労働基準法第19条第1項は,休業中でない場合でも適応されること,また業務遂行困難な場合には軽減勤務や休業の措置(休業補償も必要)がなされるべきことが示されている.

B ● 労働安全衛生法

労働安全衛生法(1972[昭和47]年制定)は,労働基準法から派生して,労働者の安全と健康の確保と快適な職場環境の形成を促進することを目的とした法律であり,その中で,作業管理や作業環境管理のほか,労働者の健康管理を義務づけている.精神保健については,「**労働者の心の健康の保持増進のための指針**」や,「**過重労働によ**

る健康障害防止のための総合対策」が示されている。また，2014（平成26）年には同法が改正され，新たにストレスチェック制度が創設された。

1 「労働者の心の健康の保持増進のための指針」

「労働者の心の健康の保持増進のための指針」（以下，メンタルヘルス指針）は，職場における精神保健活動のためにあるべき組織や人材，必要な活動内容などを示したものである。メンタルヘルス指針では，事業者は，事業場（労働安全衛生法では，工場や事務所，店舗など組織的にまとまった職場を指してこう呼ぶ）におけるメンタルヘルスケアを積極的に推進するため，心の健康づくり計画を策定したうえで，4つのケア（セルフケア，ラインによるケア，事業場内産業保健スタッフ等によるケア，事業場外資源によるケア）を推進し，職場環境等の改善，メンタルヘルス不調への対応，職場復帰のための支援などを行うよう求めている。

1 セルフケア

セルフケアとは，自分自身でストレスに気づき必要なストレスマネジメントや対処行動をとることである。それをサポートするため，職場では労働者向けのメンタルヘルスに関する教育・啓発活動を行うことが求められている。最近では，広報誌やウェブサイトなどを利用して，うつ病などに対する基本的な内容や気づきのヒントについての情報を提供している職場が多い。また，メンタルヘルス不調については，職場よりも家庭で最初に気づかれることも多く，実際の治療への結びつけにおいても家族の理解と協力は欠かすことができない。こういった家族による早期発見と早期介入を促進するために，健康保険組合と協力して家族向けの健康情報の提供を積極的に行っているところも増えてきている。

2 ラインによるケア

ラインとは指揮命令に基づく作業の現場のことであり，ラインによるケアとは，具体的には現場を管理する管理監督者（上司）によるメンタルヘルスケアのことを指す。ケアの中心は，労働者が仕事によって健康を害することがないよう必要な配慮や措置を管理監督者が行うことであり，とくに労災や民事訴訟で問題になっている作業時間の管理はもっとも重要な事項の一つである。メンタルヘルス指針においては，労働者と日常的に接する管理監督者が，職場環境等の改善や労働者に対する相談対応を行うよう求めており，必要に応じてきちんと産業保健スタッフや外部の専門医等に結びつける必要性が示されている。指針では，こういった管理監督者の活動を支えるよう，事業者が管理監督者向けの教育を提供するよう求めており，現在多くの職場でメンタルヘルスに関する管理監督者教育が行われるようになっている。

3 事業場内産業保健スタッフ等によるケア

メンタルヘルス指針における事業場内産業保健スタッフ等とは，具体的には産業医，衛生管理者，保健師（看護師），心の健康づくり専門スタッフ，人事労務管理スタッフのことを指す。これらの産業保健スタッフは，セルフケアおよびラインによるケアが効果的に実施されるよう，メンタルヘルスケアの実施に関する企画立案，事業場外資源とのネットワークの形成，労働者および管理監督者に対する支援を行うよう求められている。精神保健福祉士は，心の健康づくり専門スタッフとして，産業医や保健師などと共に積極的に職場のメンタルヘルスケアを推進していくよう求められている。さらに指針では，メンタルヘルスケアの実務担当者として，事業場内産業保健スタッフの中から**事業場内メンタルヘルス推進担当者**を選任するよう求めている。

4 事業場外資源によるケア

事業場内に心の健康づくり専門スタッフが不在の場合や，専門的な診療が必要な場合は，外部の専門家（医療機関，労働衛生コンサルタント，精神保健福祉士，心理カウンセラーなど）や**従業員支援プログラム**（employee assistance program；**EAP**）提供機関（EAPについては後述）への相談や専門医療機関への受診を勧め，その後のフォローアップを協力して行うことが求められている。

2 過重労働による健康障害防止のための総合対策

長時間にわたる過重な労働は，疲労の蓄積をもたらすもっとも重要な要因と考えられ，脳・心臓疾患だけでなく，精神障害の発症や自殺とも関連性が強いという医学的知見が得られている。「過重労働による健康障害防止のための総合対策」は，労働者が疲労を回復することができないような長時間にわたる過重労働を排除していくとともに，労働者に疲労の蓄積を生じさせないようにするため，労働者の健康管理に係る措置を適切に実施することを目的としている。

同総合対策では，時間外・休日労働時間の削減，年次有給休暇の取得促進，「**労働時間等見直しガイドライン（労働時間等設定改善指針）**」（2008［平成20］年）などに基づく労働時間等の設定の改善のほか，労働者の健康管理に係る措置の徹底が図られている。とくに，時間外・休日労働時間が1カ月当たり100時間を超える労働者であって，申し出を行った労働者については，事業者は必ず医師による面接指導を実施するよう義務づけられている。また，上記の申し出がない労働者や時間外・休日労働時間が2ないし6カ月の平均で1カ月当たり80時間を超える労働者などについても，医師による面接指導を実施するよう努めるものとされている。

さらに事業者は，健康診断実施後に産業医などから，就業上の措置に関する意見を個別に聴取し，健康管理のための措置だけでなく今後の健康障害防止の視点から作業時間や作業環境の改善を実施するよう求められている。

図6-2 ● ストレスチェック制度の実施手順

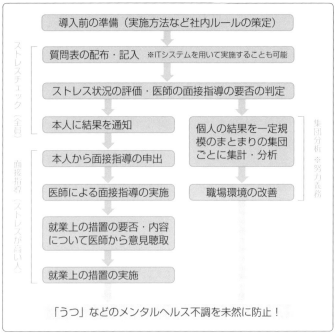

資料　厚生労働省：ストレスチェック制度導入マニュアル. 2015, p.2.

3 ストレスチェック制度

　改正労働安全衛生法により，労働者50人以上の事業所において2015（平成27）年12月から毎年1回すべての労働者にストレスチェックを実施することが義務づけられた。この制度は，労働者のストレスの程度を把握し，労働者自身のストレスへの気づきを促すとともに，職場環境改善を進めることで，労働者のメンタルヘルス不調を未然に防止すること（1次予防）を主な目的としている。この制度の実施手順を**図6-2**に示す。

　ストレスを調べる質問票としては主に職業性ストレス簡易調査票[*1]が用いられる。同調査票は，仕事のストレス要因，ストレス反応，修飾要因の3つの下位尺度で構成され，ストレスチェック制度では，同調査票尺度の「心身のストレス反応」に関する項目の評価点の合計が高い者，および「心身のストレス反応」に関する項目の評価点の合計が一定以上であり，かつ「仕事のストレス要因」および「周囲のサポート」に関する項目の評価点の合計が高い者を「高ストレス者」として選定する。実施した後，結果はすべての受検者に返却され，高ストレスと判定された労働者から申し出が

＊1 東京医科大学：職業性ストレス簡易調査票.
　　http://www.tmu-ph.ac/topics/stress_table.php

あった場合は，医師による面接指導を実施することが事業者の義務となっている。個人の結果を集計して集団的に分析することで，職場環境の改善につなげる活動も推奨されているが，これは現時点では事業者の努力義務となっている。ストレスチェックの実施は，医師，保健師のほか，厚生労働大臣の定める研修（ストレスチェック実施者養成研修）を受けた看護師，精神保健福祉士が担う。

C • 労働契約法と安全配慮義務

　労働領域では，法律で示されていない点や解釈が分かれる点について裁判で争われ，それが積み重なって判例法理となると，そのなかでとくに重要な事項については労働契約法として立法化される流れがある。労働者の健康管理に関しても，前述した労働基準法や労働安全衛生法の具体的な解釈をめぐって数多くの裁判が行われてきた結果，もっとも重要な判例法理として，安全配慮義務についての判断枠組みが形成された。そしてこの判例法理は，**労働契約法**（2007［平成19］年制定）の第5条「使用者は，労働契約に伴い，労働者がその生命，身体等の安全を確保しつつ労働することができるよう，必要な配慮をするものとする」として明文化されるに至っている。ここでいう生命，身体等の安全には，当然心身の健康も含まれている。

　ここで**安全配慮義務**の具体的内容について述べる。安全配慮義務は，1975（昭和50）年の最高裁判決で，労働契約に伴い当然に発生する信義則上当然の義務として初めて示された。信義則上当然というのは，労働者は通常使用者が一方的に定め準備した労働環境や作業環境の中で勤務するわけであり，労働者の安全や心身の健康は必然的に使用者にかかっていることを指す。もし使用者が，安全配慮義務を怠り，労働者に損害を生じさせたときは，その損害を賠償しなければならない。

　判例法理における健康安全配慮義務の具体的内容は，業務と疾病発症との間に相当因果関係がある場合において，①予見義務を果たすこと，②結果回避義務を果たすこと，である。民事訴訟では，これらが認められた場合には使用者の安全配慮義務違反（雇用契約上の債務不履行責任）があったと判断される。相当因果関係とは，医学的にいう厳密な因果関係とは違って，ある原因により結果が生じるのが通常（社会通念上相当）と考えられる場合に，法的意味での因果関係を肯定しようとするものである。予見義務とは，状況から結果（疾病の発生等）を予見すべき義務のことをいい，結果回避義務とは，予見の可能性があることを前提に結果を回避する義務のことをいう。

職場メンタルヘルス活動の実際

　職場でのメンタルヘルス活動の中心的活動は，労働者のメンタルヘルスの保持・増進（1次予防），精神障害の早期発見・早期介入（2次予防），再燃再発の防止・職場復帰支援（3次予防）といった予防活動である。

A ● メンタルヘルスの保持・増進（1次予防活動）

　多くの精神障害の原因はいまだ解明されていないため，現時点では根本的な精神障害の1次予防法というものは存在しない。しかし，そのきっかけとなる職場要因の改善や，個人のストレスに対する対処能力を向上させるための取り組みが行われている。

1 ストレスチェック制度などを利用した職場環境改善

　職場のストレス対策としては，個人のストレス状態だけでなく，組織ごとに結果を集計することにより組織単位の職場環境の問題点の傾向を把握することが必要である。ストレスチェック制度は，現時点では事業者の努力義務であるが，職業性ストレス簡易調査票のほか職場の様態に応じた調査票などを利用して職場環境に関する調査を行い，その結果を職場にフィードバックし，職場環境の改善のために職場全体で話し合うといった機会を設けることが大切である。多くの職場で，グループワークや職場改善活動などを通して，ムリ・ムダを省くための対策やコミュニケーションの促進を図るための対策など具体的な職場環境改善に結びつけている。

2 セルフケア教育

　労働者自身によるセルフケアの促進は，メンタルヘルスの1次予防の中心である。そのため多くの職場で，セルフケアのためのさまざまな教育研修が行われている。なかでも，睡眠衛生教育，認知行動的技法を用いたストレスマネジメント教育は実際の効果が期待されている教育の一つである。

　睡眠衛生教育では，睡眠の生理や睡眠のための望ましい生活の仕方，交代勤務における注意点や仮眠の取り方などについての具体的なアドバイスが示される。睡眠は個人によって問題点や対応方法が異なるため，一般的な睡眠衛生教育以外に，個別の保健指導も行われることが望ましい。保健指導の内容としては，睡眠障害のアセスメント，刺激コントロール法，睡眠のための認知行動療法（cognitive behavioral therapy；CBT），リラクゼーション法，睡眠制限法などが含まれる。

認知行動療法は，これまで主に個人精神療法として実施されてきたが，その安全性と応用範囲の広さからさまざまな分野で利用されるようになっており，集団での心理教育やストレス耐性を強化するための1次予防対策としても効果を上げている。職域におけるストレスマネジメント対策の効果を比較したメタ解析でも，もっとも効果的な個人向けの介入は，CBTのトレーニングであると報告されている。わが国でも，すでに休職中の労働者に対する集団CBTの効果が認められているが，今後はその他のメンタルヘルス対策にも広く応用されると考えられている。

3 その他の1次予防活動

「過重労働による健康障害防止のための総合対策」でも示されているとおり，長時間労働対策は1次予防の中心的課題の一つである。対策を講じる際には，個人の努力に任せるのではなく，職場全体で長時間労働の理由や職場環境の問題点について話し合い，対策を講じることが大切である。また事業所によっては，職場のストレス対策としてコミュニケーション教育を重視しているところもある。職場のキーパーソンとなる管理職を対象として部下からの相談に対する対応の仕方や声のかけ方などについての教育を行ったり，職場全体でのコミュニケーションの活性化を図るための集団教育が行われている。

最近ではハラスメント対策も重要な課題となっている。いわゆるパワーハラスメントやセクシャルハラスメントは予防以前に職場であってはならないことであり，人事労務部門と協力してその撲滅に努めていく必要がある。

B ● 職域における精神障害の早期発見・早期介入（2次予防活動）

1 教育相談活動，スクリーニング

現在多くの職場で，2次予防に対する教育啓発活動が行われている。こうした教育啓発活動のなかでは，メンタルヘルス不調に対する早めの気づきと早めの相談を促し，事業場内外の相談窓口の周知も行っている。また，ラインによるケアとして，管理監督者に対して，日ごろから部下に対する声かけを行い，勤怠状況，仕事ぶり，表情，態度などを観察し，普段の状態と違う状態が続く場合には産業保健スタッフに相談するよう促している。

産業保健スタッフによるスクリーニングや相談活動も，精神障害の早期発見のためには重要である。スクリーニング実施時には，個人情報保護について明記し，個別の結果は産業保健スタッフのみが取り扱うようにすることが望ましい。

ストレスチェック制度は，本来1次予防を目的としたものであるが，現実には，高ストレス者のなかに，精神障害の発症リスクが非常に高まっている人やすでに発症し

ていると考えられる人も少なからず含まれている。

　何らかの精神障害等が疑われた場合，産業医や保健師などの産業保健スタッフはスムーズに専門機関へ結びつける役割を負っているが，保健スタッフは精神的ケアの専門家ではないことが多いため，精神保健福祉士など心の健康づくり専門スタッフのサポートを受けながら精神障害のアセスメントや治療に対する理解を深め，できるだけ安心して受診できるよう支援することが必要となる。

2　従業員支援プログラム（EAP）

　EAP はアメリカを中心に職場におけるメンタルヘルスの問題を解決するために開発され発展してきたプログラムであり，メンタルヘルスに関する教育から実際の相談活動，専門機関への紹介，フォローアップといった一連のサービスを提供している事業場外機関である。わが国では，事業場内でメンタルヘルスに関する相談をすることに強い抵抗を感じる労働者が多いこともあり，社内相談窓口が十分に利用されているとは言い難い面もあった。こういったことから，最近では相談のしやすさや家族も相談できるというメリットをもつ外部 EAP を導入して精神障害の早期発見早期介入に結びつけようとする事業場が増えてきている。

　EAP については，職場との連携の仕方や地域医療機関とのネットワークづくりに関する未解決の問題もあり，わが国における評価はいまだ定まっていないが，今後既存の健康管理システムを補完するかたちで「日本型 EAP」が広がっていくと思われる。

C　●　職場復帰支援（３次予防活動）

　職場復帰支援に関する活動は，主に「**心の健康問題により休業した労働者の職場復帰支援の手引き**」（以下，手引き）に基づいて行われている。ここでは，この手引きにある基本的な流れ（**図6-3**）を中心に職場復帰支援のポイントについて示す。

1　病気休業中のケア

　精神障害で休職することは，労働者とその家族にとって，病気に対してだけでなく復職後のキャリアに対してもたいへん不安なことである。この不安の軽減には，主治医による治療だけでなく，職場の管理監督者や産業保健スタッフからのサポートがあればいっそう有効である。職場との適切なつながりは，休職中の不安や孤立感を和らげ，スムーズな復職にもつながる。

　休職に至った原因や休職中のケアに関する情報は，主治医から提出される診断書だけでは不足しがちである。労働者の了解が得られれば主治医と産業保健スタッフが情報を交換し，職場復帰の際にも連携が取れるよう準備しておくとよい。また，休職期

図6-3 ● 職場復帰支援の流れ

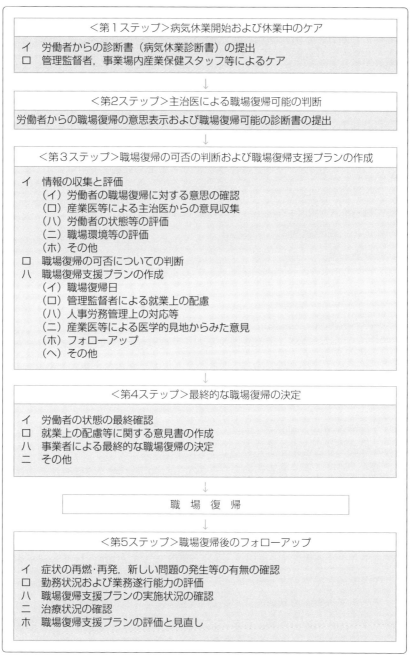

<第1ステップ>病気休業開始および休業中のケア

イ　労働者からの診断書（病気休業診断書）の提出
ロ　管理監督者，事業場内産業保健スタッフ等によるケア

↓

<第2ステップ>主治医による職場復帰可能の判断

労働者からの職場復帰の意思表示および職場復帰可能の診断書の提出

↓

<第3ステップ>職場復帰の可否の判断および職場復帰支援プランの作成

イ　情報の収集と評価
　　（イ）労働者の職場復帰に対する意思の確認
　　（ロ）産業医等による主治医からの意見収集
　　（ハ）労働者の状態等の評価
　　（ニ）職場環境等の評価
　　（ホ）その他
ロ　職場復帰の可否についての判断
ハ　職場復帰支援プランの作成
　　（イ）職場復帰日
　　（ロ）管理監督者による就業上の配慮
　　（ハ）人事労務管理上の対応等
　　（ニ）産業医等による医学的見地からみた意見
　　（ホ）フォローアップ
　　（ヘ）その他

↓

<第4ステップ>最終的な職場復帰の決定

イ　労働者の状態の最終確認
ロ　就業上の配慮等に関する意見書の作成
ハ　事業者による最終的な職場復帰の決定
ニ　その他

↓

職　場　復　帰

↓

<第5ステップ>職場復帰後のフォローアップ

イ　症状の再燃・再発，新しい問題の発生等の有無の確認
ロ　勤務状況および業務遂行能力の評価
ハ　職場復帰支援プランの実施状況の確認
ニ　治療状況の確認
ホ　職場復帰支援プランの評価と見直し

資料　厚生労働省，中央労働災害防止協会：改訂 心の健康問題により休業した労働者の職場復帰支援の手引き．2010, pp.1-4. をもとに作成

間の見通しや復職後に必要な就業上の配慮，職場環境の整備についての主治医の考えも早めに共有しておきたい。

②　職場復帰可否の判断と職場復帰支援プランの作成

　職場復帰の判断は，十分な情報収集と適切な評価が前提となる。しかし，主治医による復職診断書からの情報だけでは十分でないことも多く，産業医は必要に応じて主治医と連絡を取って情報収集を図ることになる。向精神薬を服用する場合などは，自動車や機械の運転が禁忌であることも少なくない。手引きでは「職場復帰支援に関する情報提供依頼書」などの使用を勧めているが，こうした主治医との連携の際，費用の負担や個人情報保護の問題についても職場で事前に検討しておく必要がある。

　労働者についての情報は安全配慮義務を履行するために必要最小限の情報とすべきであるが，治療継続の必要性や業務遂行に影響を及ぼす残存症状や副作用の可能性などについてはきちんと聞いておかなければならない。業務遂行能力についての評価としては，以下の6点を確認する必要がある。

　①適切な睡眠覚醒リズムの有無
　②昼間の眠気の有無
　③注意力・集中力の程度
　④安全な通勤の可否
　⑤業務遂行に必要な作業（読書やコンピューター作業，軽度の運動等）の実施状況と，作業による疲労の回復具合
　⑥その他ホームワーク等の遂行状況など

　適切な睡眠覚醒リズムが回復していること（入眠および覚醒の時間がある程度規則正しくなり良質な睡眠が確保されていること）は職場復帰の可否を判断するうえでもっとも重視すべきことだと思われる。また，安全に通勤できる状態かどうかは職場復帰のための前提になることも忘れてはならない。就業能力の評価のためには，しばらく図書館に通うなどの活動を通して労働者自身で自分の回復状況を客観的に感じてもらう機会が必要である。調子の波が残っている場合には，調子の低い状態に合わせて評価する必要もある。もし，家族から生活の状況や以前との違いなどに関する情報が得られる場合や医療機関やNPO（non-profit organization，民間非営利組織）などによる職場復帰支援プログラムやリワークプログラムが利用できる場合には，それを利用することで労働者の状態をより的確に評価することが可能になる。一方，復職先の職場環境や，仕事の質や量，作業時間などの作業環境，また職場の人間関係などは復職後の経過を左右する重要な要因であり，これらを含めた検討も必要となる。

　職場復帰の可否は，労働者の状態と職場要因とのバランスをみながら総合的に判断される。従来の7～8割以上の回復が職場復帰の目安とされるが，業務によってはそれでは不十分なこともある。しかしその場合でも，他業務への配置転換や勤務時間の短縮などによって職場復帰が可能となることもある。

　職場復帰が可能と判断されると，管理監督者，産業保健スタッフ等は職場復帰支援

のためのプランを策定する。**職場復帰支援プラン**には，職場復帰日のほか，管理監督者や人事労務担当者，産業保健スタッフそれぞれが実施すべき具体的な支援や配慮の内容が含まれる。とくに，必要な業務上の配慮や，裁量労働制度等の適応の可否や配置転換・異動などの人事労務管理上の対応については，産業医等による意見をもとにその内容をできるだけ明確に具体化する必要がある。

③ 職場復帰後のフォローアップ

　復職後の経過をコントロールすることが容易でない例も多い。そのため，復職後のフォローアップが非常に重要となる。定期的な面接以外にも何か不都合があった場合にはすぐに連絡できる仕組みをつくっておくことが大切である。また復職後の最初のフォローアップは，極力早めに短い間隔で行うほうがよい。職場復帰が難航した例の多くは，復職後間もなく問題が生じながらも放置されていたケースが多い。フォローアップの際には，症状の再燃・再発のチェックだけでなく，業務遂行能力や勤務状況の評価，意見書で示された就業上の配慮の履行状況も詳しく聞く必要がある。とくに疲労の回復具合や，睡眠の様子には十分な注意が必要である。また，治療の自己中断や服薬コンプライアンスの低下にも注意しなければならない。

④ 職場復帰する労働者への心理的支援

　精神障害で休業した経験をもつ労働者の多くは，将来の展望にはっきりとした希望をもてないでいる場合が多い。職場復帰を果たしても，以前のように働けない部分やうまくいかない部分にばかり目がいき，職場復帰後にかえって自信を失い調子を崩してしまうケースもある。精神的に孤立してしまいがちな職場復帰後の労働者に対しては，周囲の人は遠巻きに心配するのではなく，積極的に声かけを行う必要がある。管理監督者や産業保健スタッフは，最初から100％で頑張ろうとせず，調子をみながらゆっくりとペースを上げていけばよいことや，何か心配なことがあったらいつでも相談にのることをきちんと伝えておく必要がある。

　疾病による休業は，労働者がこれまでのワークヒストリーやライフヒストリーを振り返る機会となるが，なぜ自分がこういった状況に至ったかなどについても単なる偶然ですまさずに，これまでの労働観や自己の健康管理のあり方も含めて見つめ直す機会にすべきであろう。もし，職場復帰支援のなかで，労働者自らが現存する問題点を整理しその解決策を求めていく過程を心理的にサポートすることができるならば，症状の再燃・再発の予防だけでなく，今後の仕事生活をより豊かなものにするきっかけにもなることが期待される。復職後のフォローアップにおいては，健康状態の経過観察だけでなくこういったキャリアの側面からの心理的支援が行われることが大切となる。必要に応じて専門家によるキャリアカウンセリングも考慮することが望ましい。

第6章

第 **7** 章

地域精神保健の現状と課題

この章で学ぶこと

Ⅰ 地域精神保健施策の概要

Ⅱ 地域保健・地域精神保健に係る関係法規・関係施策

Ⅲ 地域における精神保健

I 地域精神保健施策の概要

A 地域精神保健施策の発展の経緯

　地域精神保健施策とその活動は，精神保健福祉制度，地域保健体制の変化と深くつながっている。精神衛生法制定（1950［昭和25］年）によって1年間で私宅監置が廃止されることとなったが，その後の向精神薬の導入，非営利法人による精神科病院設置の国庫補助，定員特例，医療金融公庫の発足，医療扶助から措置入院への切り替えが促されたこと等と重なることで，精神病床および入院患者数を急増させる要因となったことはすでに述べた（第1章参照）。この急増は，地域で医療を受けられないままに放置されていた精神障害者を治療に結びつける役割を果たしたが，同時に，将来の長期在院問題を招くことにもなった。

　精神衛生法改正（1965［昭和40］年）は，1963（昭和38）年の第2回精神衛生実態調査等を踏まえて法改正の準備が進められていたところに，ライシャワー駐日アメリカ大使刺傷事件（1964［昭和39］年）が重なっての改正となった。事件の後，「野放しの精神病患者」との新聞報道が繰り返され，精神病患者を治安取り締まりの対象にすべきという意見も出されたが，それは同時に精神保健関係者の危機感を高め，全国精神障害者家族会の発足（1965年）や地域精神衛生活動への関心も高めることにつながった[*1]。この法改正によって，保健所は地域における精神衛生行政の第一線機関となり，都道府県における中核機関として精神衛生センターが設置されることとなった。また，在宅精神障害者の医療確保のために通院医療費公費負担制度が導入されるなど，地域精神衛生施策の本格的な幕開けとなった。「保健所における精神衛生業務運営要領について」（公衆衛生局長通知，1966［昭和41］年），「精神衛生センター運営要領について」（公衆衛生局長通知，1969［昭和44］年）は，保健所，精神保健福祉センターを中心に地域精神保健活動を広げていく大きな力となった。

　精神衛生法の精神保健法への改正（1987［昭和62］年）は，宇都宮病院事件（1984［昭和59］年）等の精神科病院における不祥事が直接の契機となったもので，入院患者の人権擁護，社会復帰の促進，そして国民の精神的健康の保持増進を3本柱とする大きな法改正であり，精神障害者の人権と長期入院問題への関心を高めた。また，国民の精神的健康の保持増進を3本柱の一つに掲げることによって，心の健康づくり（メンタルヘルスプロモーション）を進めていくことの重要性を示した。忘れてはならないのは，附則として，政府は法律の施行後5年をめどとしてさらなる法改正の検

---

*1　岡田靖雄：日本精神科医療史．医学書院，2002．

討を行うと明記されたことであり，これにより精神保健福祉制度の整備が加速されることとなった。

　法施行後５年にあたる1993（平成５）年の精神保健法改正後，障害者基本法の成立（1993年）を受けて，精神保健及び精神障害者福祉に関する法律（精神保健福祉法）への改正（1995［平成７］年）が行われ，さらに1993年の法施行後５年にあたる1999（平成11）年にはその改正が行われた。この間，精神障害者の社会復帰施策の推進が大きな課題となり，地域精神保健活動においても，地域における居場所づくりに関心が向けられた。長期入院問題については，大阪府の社会的入院解消研究事業を参考に，2003（平成15）年には精神障害者の社会的自立の促進を目的とした精神障害者退院促進支援事業が国のモデル事業として開始され，その後も後継する事業が展開されたが，長期在院問題の解消はなかなか進まないのが実情であった。

　このようななかで，精神保健医療福祉体系の再編が必要との認識は高まってきた。そして，心神喪失等の状態で重大な他害行為を行った者の医療及び観察等に関する法律（医療観察法）の成立（2003年）と，その附則に精神保健福祉全般の水準の向上があげられたことを受けて，厚生労働省は「精神保健医療福祉の改革ビジョン」（2004［平成16］年）を取りまとめ，「入院医療中心から地域生活中心へ」という基本理念の下，精神保健医療福祉体系の再編に取り組むこととした。そして「精神保健医療福祉の改革ビジョン」と同年に示された「今後の障害保健福祉施策について（改革のグランドデザイン案）」をもとに，障害者および障害児がその有する能力および適性に応じ，自立した日常生活または社会生活を営むことができるようにすることを目的として障害者自立支援法（2005［平成17］年）が成立し，それに伴い同年，精神保健福祉法の改正が行われた。

　2009（平成21）年には，内閣府に設置された障がい者制度改革推進本部の下に置かれた障がい者制度改革推進会議において，障害者権利条約を価値観の基本として障害者基本法改正の検討が始まり，2010（平成22）年６月には「障害者制度改革の推進のための基本的な方向について」を閣議決定した。政府は，障害者権利条約の締結に必要な国内法の整備をはじめとするわが国の障害者に係る制度の集中的な改革の推進を図るとして，障害者総合福祉法（仮称）制定を視野に置きつつ，精神保健福祉法，障害者自立支援法改正についても検討が行われ，精神医療に関しては，①精神障害者に対する強制入院，強制医療介入等のあり方について「保護者制度」の見直し等も含めて検討する，②「社会的入院」を解消するため，精神障害者に対する退院支援や地域生活における医療，生活面の支援体制の整備，③精神医療現場における医師や看護師等の人員体制の充実のための具体的方策について，2012（平成24）年内をめどにその結論を得ることとされ，同年，障害者自立支援法は障害者の日常生活及び社会生活を総合的に支援するための法律（障害者総合支援法）に改正された。また，精神保健福祉法は2013（平成25）年に改正され，「良質かつ適切な精神障害者に対する医療の提

供を確保するための指針」（大臣告示）の策定，保護者制度の廃止，医療保護入院における入院手続きの見直し等が行われた。なお，政策形成過程に活動家勢力を内部化した障がい者制度改革推進会議は，2012年7月をもって廃止され，2011（平成23）年に改正された障害者基本法の障害者政策委員会として規定された。

さて，地域精神保健活動と密接に関連する制度としては，地域保健法の成立（1994［平成6］年）がある。地域保健法は，専門的・技術的・広域的地域ケアは都道府県で，地域に身近なサービスは市町村で行うこととしたが，地域を総合的に支援する保健所機能の低下を引き起こし，保健所の地域精神保健活動にも大きな変化を及ぼして今日に至っている。

地域精神保健施策と活動の変化について，歴史的経緯も踏まえて，より具体的に理解するために，精神衛生法改正（1965年）以前から地域精神保健活動が行われていた宮城県と高知県，ちょうどそれにまたがる群馬県の生活臨床，精神衛生法改正後に発展した大阪府と川崎市を紹介する（なお本稿は，『公衆衛生』誌に掲載された「地域精神保健の発展を振り返る」をもとに新たに書き起こしたものである）[1]。

B・地域精神保健活動の実際

1 宮城県の場合

相澤宏邦[2]によると，宮城県における地域精神保健活動は1956（昭和31）年の角田保健所における月2回の精神衛生相談に始まる。結核予防のための家庭訪問を行うなかで，保健婦（当時）は精神障害者の悲惨な状況を知った。しかし，精神科の専門医は近くにおらず，遠く東北大学まで足を運ぶ必要があったが，角田保健所の婦長であった加藤は東北大学からの精神科医派遣に成功し，月2回の精神衛生相談を開催することができた。そして1957（昭和32）年には名取病院の菊池医師が角田保健所の精神衛生相談を引き受け，それを相談と保健婦研修の場に活用したが，そのことが保健婦の地域精神保健活動への意識を高め，市町村への浸透に進んでいった。地域精神保健活動のもう一方の担い手は各保健所に配置された精神衛生指導医であった。精神衛生指導医は，保健所から市町村に出向き，地域によっては町の保健婦と業務計画を立てて協働訪問を行った。

このように地域精神衛生活動は，保健婦，精神科病院，精神衛生指導医の三者の密接な連携の下で展開していった。相澤は，宮城県の地域精神保健活動は，「保健婦の周りにいて助けを求めている精神障害者を何とかしなければならないという素朴であ

＊1 竹島　正：地域精神保健の発展を振り返る．公衆衛生，74（2）：157-161，2010.
＊2 「相澤宏邦先生追想集」編集委員会：風紋．批評社，2008.

るが保健婦の基本から生まれたもの」であったと述べている。また，地域精神保健活動が保健所にとどまらず市町村にまで広がった背景として，①宮城県の精神科病院が比較的小規模であったこと，②活動が組織的に展開された昭和30年代から40年代前半は，県内の精神科医のほぼ全員が東北大学神経精神科の出身であって方向を決めやすかったこと，をあげている。

② 高知県の場合

高知県では，駐在保健婦制による総合保健看護のなかで地域精神保健活動が行われた[*1-3]。ここで**駐在保健婦制度**の概要を述べておく。第二次世界大戦直後の昭和20年代から30年代にかけてのわが国の保健水準は，現在の開発途上国と同様の段階にあり，母子保健，結核，感染症等の公衆衛生上の問題が山積していた。駐在保健婦制度は，GHQ（General Headquarters，連合国軍最高司令官総司令部）四国軍政部のワータワース（Watterworth, J.）により，香川県，高知県，沖縄県で実施された制度である[*4]。駐在保健婦制度は，保健所活動を管内に公平に行きわたらせ，地区の末端まで保健婦活動を浸透させることができ，地理的条件等で市町村が独自に保健婦を採用できない場合でも，無保健婦地域が生じないというメリットがあった。高知県では担当地区の全戸訪問による家族単位の総合保健看護を基本として，1948（昭和23）年から1997（平成9）年まで実施された。駐在保健婦制度に基づく保健婦活動が活発だったころ，保健婦は地域全体をみて，今必要なことは何かをアセスメントし，場合によっては市町村役場や保健所を巻き込んで，即座に対応していった。そのなかで精神障害者家族会や地域共同作業所が生まれていったが，多くの場合，保健婦は黒子であって，何でも屋として働いた。それが保健婦活動の真骨頂であった。

③ 群馬県の場合

群馬県の**生活臨床**[*5,6]は，1958（昭和33）年に臺弘（うてなひろし）が群馬大学精神科教授として赴任し，**江熊要一**助教授らと共に始めた統合失調症の患者に対する治療実践である。生活臨床の出発点となった「再発予防5カ年計画」は，目標を再発予防に絞って，5カ年計画で転機を追跡するものであった。この試みによって，再発は，患者が生活上の課題をうまく処理できないときに起こり，再発再燃にあたって時期を逃さず適切に対

---

*1 石川善紀：高知県―駐在保健婦制，汗と涙の40年．公衆衛生，52（1）：66-68，1988．
*2 上村久壽彦，望月弘子編：ひとすじに生きる―上村聖恵追悼集．保健同人社，1988．
*3 眞崎直子，的場由木，竹島　正：活動の始まりの頃―高知県駐在保健婦の活動からみる精神保健活動．こころの健康，26（1）：47-50，2011．
*4 保健師助産師看護師法60年史編纂委員会編：保健師助産師看護師法60年史―看護行政のあゆみと看護の発展．日本看護協会出版会，2009．
*5 伊勢田堯：生活臨床と家族史研究―地域活動が世界基準に　世界基準を地域に活かす．やどかり出版，2008．
*6 臺　弘：誰が風を見たか―ある精神科医の生涯．星和書店，1994．

第7章

応すれば，悪化を食い止めることができることがわかってきた。また，生活臨床の中の家族研究グループでは，家族史的課題の影響を強く受けている患者の場合，それをよく理解した介入をすることによって，家族も患者も納得できる現実的な方針で進むことができることを見出した。

　生活臨床は，患者を**生活者**とみて，患者それぞれが自らの生活のパターンを認識し，生きていくうえで必要な矜持とよりどころを見つけていくこと，つまり生活経験に学ぶことを重視する。生活臨床は，群馬県内では群馬大学と，佐波郡東村と境町（ともに現・伊勢崎市）の保健婦との連携によって進められたが，その後，地域精神保健活動を担う各地の保健婦に受け入れられ，燎原の火のごとく全国に普及した。しかし，大学紛争の最中，その中心人物であった江熊要一が死去したことなどによって大きな停滞を迎えたが，現在はその再評価が進められつつある。

4 大阪府の場合

　大阪府の地域精神保健活動の経緯は，**矢内純吉**による『ライフワークとしての精神保健医療福祉』をもとにたどることができる[*1]。大阪府では，精神衛生法改正（1965年）を受け，1966年から，当時20カ所あった府下の全保健所に精神衛生相談員（社会福祉職）の配置を進めていた。このころ矢内は，保健所を地域活動の拠点にすることを考えて精神科臨床から行政（精神衛生係長）に身を転じた。当時，各地で精神衛生センターが設置されていたが，大阪府では，まず保健所の機能強化に力を入れ，その力が安定したときに，その職員を中心に精神衛生センターを立ち上げる方法をとった。**殿村壽敏**の報告[*2]によると，精神衛生相談員は「精神障害者」を**生活障害者**とみて，ケースワークの手法を用いて生活上の問題解決を進め，グループワークを導入して統合失調症の社会復帰に取り組んだ。また，**コミュニティオーガニゼーション**（community organization，**地域組織化活動**）として家族会づくり，共同作業所づくりに取り組んだ。

　大阪府における地域精神保健活動は，矢内をはじめとする精神科医が行政の中枢に入り，精神医療との連携の構築や，企画的な取り組みを進めてきたところに特徴がある。とくに，昭和40年代中ごろからの展開は目覚ましく，アルコール依存症の医療・行政・自助集団の三位一体によるネットワークには特筆すべきものがある[*3]。その後の**大和川病院事件**を契機とした**社会的入院解消研究事業**の開始と**精神障害者社会復帰**

＊1　矢内純吉：ライフワークとしての精神保健医療福祉．大阪精神保健福祉協議会創立50周年記念史，大阪精神保健福祉協議会，2005.
＊2　殿村壽敏：大阪府保健所における精神衛生業務について─この20年間の精神衛生相談員業務活動を通じて．創立30周年記念─協議会30年のあゆみと会員論文集，大阪精神衛生協議会，1986，pp.242-251.
＊3　佐古惠利子：アルコール依存回復者施設づくりのアクション─断酒継続と新たな生活づくりの地域支援．日本アルコール関連問題学会雑誌，11：17-19，2009.

促進協会の設置[*1]，大阪府精神保健福祉審議会の意見具申「**精神病院内における人権尊重を基本とした適正な医療の提供と処遇の向上について**」を含めて[*2]，大阪府の地域精神保健は，そのダイナミックさで地域精神保健活動に関心をもつ者を魅了する。

⑤ 川崎市の場合

　川崎市は，1968（昭和43）年に精神衛生相談員を全保健所に配置し，さらに1971（昭和46）年に**川崎市心身障害センター**を設置した[*3]。このセンターには，精神障害者の社会復帰のための訓練的施設である社会復帰医療センターが整備されたが，その初代センター長を務めたのは**岡上和雄**である。岡上は川崎市内の東横第三病院（現・聖マリアンナ医科大学東横病院）の全開放に取り組んだ後，1971〜1977（昭和52）年まで社会復帰医療センターの所長を務めた。川崎市における地域精神保健活動は，社会復帰医療センターと保健所が牽引して進められた。**大島巌**らは，川崎市では全国に比べ40代以降の在院率が高いこと，単身率が高いことを明らかにして，これらは家族の世代交代期以降に単身者を地域で支えてきた取り組みによってもたらされたことを示唆している[*4]。川崎市ではその後，ひきこもりなどの新たな精神保健問題に対応できるように2002（平成14）年に精神保健福祉センターを設置し，2004年の「**新かわさきノーマライゼーションプラン**」をもとに，身体・知的・精神の3障害の枠を超えて，すべての障害者が住み慣れた地域で最適な自立生活ができるようにするとの方向の下，官民協働による地域リハビリテーションセンターを開設するなど，地域のニーズの変化に対応した新たな取り組みを始めている[*5]。川崎市の地域精神保健活動は，地方自治体が中心となって発展させてきたモデルであること，また，多くの人材を輩出することによって，わが国の地域精神保健活動の発展に貢献してきたことに特徴がある。

　また，地域精神保健活動の発展に大きく寄与してきたものに**NGO**（non-governmental organization，**非政府組織**）の活動がある。わが国にも，**全国精神障害者家族会連合会**（1965〜2007［平成19］年）[*6]，**全日本断酒連盟**（1963年〜）[*7]，

＊1　辻井誠人編著：一緒に行こか—大阪府の退院促進支援事業．精神障害者社会復帰促進協会，2005.
＊2　大阪府精神保健福祉審議会医療人権部会：精神病院内における人権尊重を基本とした適正な医療の提供と処遇の向上について．2000.
＊3　大江　基：地域に根ざした精神障害者の援助活動—川崎市リハビリテーション医療センターの経験から．病院・地域精神医学，38（1）：38-42，1996.
＊4　大島　巌，内藤　清，徳永純三郎：全国統計との比較から見た川崎市における地域精神保健活動の成果と課題—市内在住精神分裂病者を対象とした全市的調査から．日本公衆衛生雑誌，45（8）：722-731，1998.
＊5　Tsutomu Oyama, Masato Ito：The Community Mental Health System in Kawasaki City-past and Present-. 13th Pacific Rim College of Psychiatrists Scientific Meeting, 2008, p.246.
＊6　全家連30年史編集委員会編：みんなで歩けば道になる—全家連30年のあゆみ．全国精神障害者家族会連合会，1997.
＊7　全日本断酒連盟ホームページ．http://www.dansyu-renmei.or.jp/

第7章

全国精神障害者団体連合会（1993年～）*1，**日本いのちの電話連盟**（1977年～）*2，日本精神保健福祉連盟（1953［昭和28］年～）*3等の多くの NGO の活動の歴史があり，それらが時代を変える突破口の役割を果たしてきたことを忘れてはならない。このような全国組織でなくても，各地にさまざまな NGO の活動が立ち上がり，それらが地域精神保健活動を活発にしている現状がある。これからの地域精神保健活動には，NGO 活動と連携し，行政や民間団体が，それぞれの特徴を発揮しながらも切磋琢磨し，地域にネットワークを広げていく柔軟な取り組みが期待される。

Ⅱ　地域保健・地域精神保健に係る関係法規・関係施策

　前節では精神保健福祉制度，地域保健体制の変化と地域精神保健の取り組みについて述べた。地域精神保健活動を実践するうえで，知っておくと役に立つ法律がいくつかある。本節ではそれらの法律を，保健医療，福祉，教育，労働，社会全般に分類し，①その目的，②国・地方公共団体等の責務等，③施策の概要・地域精神保健との関連の 3 つに分けてまとめた。共通して，厚生労働省ホームページ*4，『国民衛生の動向』*5，『我が国の精神保健福祉（精神保健福祉ハンドブック）』*6等を参考にしたが，そのほかに参考にした資料がある場合は法律名に文献番号を付した。

A　保健医療

1　地域保健法

1　目　的

　地域保健対策の推進に関する基本指針，保健所の設置その他地域保健対策の推進に関し基本となる事項を定めることにより，母子保健法その他の地域保健対策に関する法律による対策が地域において総合的に推進されることを確保し，もって地域住民の健康の保持および増進に寄与する。

＊1　全国精神障害者団体連合会ホームページ. http://www.zenseiren.sactown.jp/
＊2　日本いのちの電話連盟ホームページ. http://www.find-j.jp/
＊3　日本精神保健福祉連盟ホームページ. http://www.f-renmei.or.jp/
＊4　厚生労働省ホームページ. http://www.mhlw.go.jp/
＊5　厚生統計協会編：国民衛生の動向2010/2011. 厚生の指標，57（9），2010.
＊6　日本公衆衛生協会：我が国の精神保健福祉（精神保健福祉ハンドブック）平成27年度版. 日本公衆衛生協会，2016.

表7-1 ▶「地域保健対策検討会 中間報告」の概要

1. 保健所を中心とした地域における健康危機管理体制の構築
○健康危機が発生した場合，その初動を担うのは，専門技術職員が配置されている保健所が最も適している．
○保健所が対応すべき健康危機管理の分野としては，①原因不明健康危機管理，②災害有事・重大健康危機，③医療安全，④介護等安全，⑤感染症，⑥結核，⑦精神保健医療，⑧児童虐待，⑨医薬品医療機器等安全，⑩食品安全，⑪飲料水安全，⑫生活環境安全の12の分野であり，これまで以上に健康危機管理を業務の核とするべきである．
2. 今後の地域保健計画
○「はじめに予定事業ありき」といった事業中心主義ではなく，健康課題を解決するための課題中心主義で検討し，その後，課題解決に必要な事業を検討すべき．
○地域保健計画に含むべき内容は，①地域健康危機管理計画，②生活習慣病対策，その他の地域保健対策，③地域における健康課題への資源配分の方針，④基盤整備．

資料　厚生統計協会編：国民衛生の動向 2010/2011．厚生の指標，57（9）：17，2010．

2 国・地方公共団体等の責務等

　市町村（特別区を含む）は，その市町村が行う地域保健対策が円滑に実施できるよう，施設の整備，人材の確保および資質の向上等に努めなければならない。都道府県は，その都道府県が行う地域保健対策が円滑に実施できるよう，施設の整備，人材の確保および資質の向上，調査研究等に努めるとともに，市町村の責務が十分に果たされるように，必要な技術的援助に努めなければならない。国は，地域保健に関する情報の収集，整理および活用ならびに調査研究，地域保健対策に係る人材の養成および資質の向上に努めるとともに，市町村および都道府県に対し，その責務が十分に果たされるよう技術的および財政的援助に努めなければならない。

3 施策の概要・精神保健との関連

　地域保健法の基本的な考え方は，都道府県と市町村の役割を見直し，住民に身近で頻度の高いサービスを市町村において一元的に提供することによって，生涯を通じた健康づくりの体制を整備することにある。地域保健法は，厚生労働大臣が「**地域保健対策の推進に関する基本的な指針**」（以下，基本指針）を策定することと規定している。基本指針は1994（平成6）年に定められたが，阪神・淡路大震災等を契機に健康危機管理のあり方が問題になって一部改正され，それに基づき「**地域における健康危機管理について—地域健康危機管理ガイドライン**」（2001［平成13］年）が策定された。基本指針は，**健康増進法**（2002［平成14］年）の施行等を背景に2003（平成15）年に一部改正された。精神保健に関連することとしては，①国民の健康づくりの推進，②精神障害者施策の総合的な取り組み，③児童虐待防止対策に関する取り組み等があげられている。また，地域保健対策検討会の中間報告（2005［平成17］年）は，保健所が対応すべき健康危機管理の分野に精神保健医療をあげている（**表7-1**）。

2 母子保健法

■1 目 的

母性ならびに乳児および幼児の健康の保持および増進を図るため，母子保健に関する原理を明らかにするとともに，母性ならびに乳児および幼児に対する保健指導，健康診査，医務その他の措置を講じ，もって国民保健の向上に寄与する。

■2 国・地方公共団体等の責務等

国および地方公共団体は，母性ならびに乳児および幼児の健康の保持および増進に努めなければならない。母性ならびに乳児および幼児の健康の保持および増進に関する施策を講ずるにあたっては，その施策を通じて，母子保健の理念が具現されるように配慮しなければならない。

■3 施策の概要・精神保健との関連

母子保健法は，思春期から妊娠，出産，育児期，新生児期，乳幼児期を通じて，健康診査（妊産婦健康診査，乳幼児健康診査，先天性代謝異常・クレチン症検査等），保健指導（妊娠届および母子健康手帳の交付，妊産婦と乳幼児の保健指導，児童虐待防止市町村ネットワーク等），医療援護（未熟児養育医療，妊娠高血圧症候群［妊娠中毒症］等の療育援助等）などを，一貫した体系の下に総合的に進めることを目指している。「健やか親子21」は21世紀の母子保健の取り組みの方向性を示し，関係機関・団体が一体となって推進する国民運動として策定された。当初，2001年から2010（平成22）年の10年間を計画期間としていたが，次世代育成行動計画（〜2014［平成26］年）と連携するために2014年までに延長され，2015（平成27）年度からは，現状の課題を踏まえ，新たな計画である「健やか親子21（第2次）」（〜2024［平成36］年度）が始まっている（**表7-2**）。

3 医療法

■1 目 的

医療を受ける者の利益の保護および，良質かつ適切な医療を効率的に提供する体制の確保を図り，もって国民の健康の保持に寄与する。

■2 国・地方公共団体等の責務等

国および地方公共団体は，国民に良質かつ適切な医療を効率的に提供する体制が確保されるよう努めなければならない。医師，歯科医師，薬剤師，看護師その他の医療の担い手は，医療を受ける者に対し，良質かつ適切な医療を行うよう努めなければならない。また，医療を提供するにあたり，適切な説明を行い，医療を受ける者の理解

表7-2 ▶「健やか親子21（第2次）」における課題の概要

	課題名	課題の説明
基盤課題 A	切れ目ない妊産婦・乳幼児への保健対策	妊娠・出産・育児期における母子保健対策の充実に取り組むとともに，各事業間や関連機関間の有機的な連携体制の強化や，情報の利活用，母子保健事業の評価・分析体制の構築を図ることにより，切れ目ない支援体制の構築を目指す．
基盤課題 B	学童期・思春期から成人期に向けた保健対策	児童生徒自らが，心身の健康に関心を持ち，より良い将来を生きるため，健康の維持・向上に取り組めるよう，他分野の協働による健康教育の推進と次世代の健康を支える社会の実現を目指す．
基盤課題 C	子どもの健やかな成長を見守り育む地域づくり	社会全体で子どもの健やかな成長を見守り，子育て世代の親を孤立させないよう支えていく地域づくりを目指す．具体的には，国や地方公共団体による子育て支援施策の拡充に限らず，地域にある様々な資源（NPO や民間団体，母子愛育会や母子保健推進員等）との連携や役割分担の明確化が挙げられる．
重点課題①	育てにくさを感じる親に寄り添う支援	親子が発信する様々な育てにくさ^(※)のサインを受け止め，丁寧に向き合い，子育てに寄り添う支援の充実を図ることを重点課題の一つとする． （※）育てにくさとは：子育てに関わる者が感じる育児上の困難感で，その背景として，子どもの要因，親の要因，親子関係に関する要因，支援状況を含めた環境に関する要因など多面的な要素を含む．育てにくさの概念は広く，一部には発達障害等が原因となっている場合がある．
重点課題②	妊娠期からの児童虐待防止対策	児童虐待を防止するための対策として，①発生予防には，妊娠届出時など妊娠期から関わることが重要であること，②早期発見・早期対応には，新生児訪問等の母子保健事業と関係機関の連携強化が必要であることから重点課題の一つとする．

資料　厚生労働省：「健やか親子21（第2次）」について 検討会報告書. 2014.

を得るよう努めなければならない。

3 施策の概要・精神保健との関連

　医療法は，医療を受ける者が，医療に関する適切な選択を支援するために必要な事項，医療の安全を確保するために必要な事項，病院，診療所および助産所の開設と管理に必要な事項を定めている。また，これらの施設の整備，医療提供施設相互間の機能分担および業務の連携を推進するために必要な事項を定めている。**第1次医療法改正**（1985［昭和60］年）では，医療資源の地域的偏在の是正と医療施設の連携の推進を目指して，都道府県医療計画の導入が行われた。**第2次医療法改正**（1992［平成4］年）では，医療機能の体系化を図るために，特定機能病院，長期療養患者のための療養型病床群の制度化が行われた。**第3次医療法改正**（1998［平成10］年）では，

地域におけるかかりつけ医等の支援を行う地域医療支援病院の制度化が行われた。**第4次医療法改正**（2000［平成12］年）では，病院の病床の一般病床と療養病床への区分が行われた。**第5次医療法改正**（2006［平成18］年）では，「患者の視点に立った質が高く効率的な医療体制の構築」を基本理念として，患者の医療に関する選択の支援，医療安全支援センターの法制化が行われた。**4疾病5事業**（4疾病はがん，脳卒中，急性心筋梗塞，糖尿病，5事業は救急，災害時，へき地，周産期，小児医療）について，それぞれの疾病や事業の特性および地域の実情に応じた医療体制を構築するよう医療計画に記載することとされた。医療法に基づく医療計画によると，各都道府県は，精神病床，一般病床等の病床の種別ごとに基準病床数を設定することとされているほか，4疾病5事業ごとに目標や医療連携体制について定めることとされた。しかしながら，精神医療については，医療計画の記載事項に位置づけられず，救急医療の中に精神科救急が記載されるのみであったが，2013（平成25）年の医療計画の見直しにおいては，新たに精神疾患および居宅等における医療が追加され，**5疾病5事業**ならびに**在宅医療**となった。これによって，精神疾患と急性期の身体疾患を併せもつ患者に対する**精神科リエゾン診療**の充実も期待される。

④ 精神保健及び精神障害者福祉に関する法律（精神保健福祉法）

■ 目　的

　精神障害者の医療および保護を行い，障害者の日常生活及び社会生活を総合的に支援するための法律（障害者総合支援法）と相まって，その社会復帰の促進およびその自立と社会経済活動への参加の促進のために必要な援助を行い，ならびにその発生の予防その他国民の精神的健康の保持および増進に努めることによって，精神障害者の福祉の増進および国民の精神保健の向上を図る。

■ 国・地方公共団体等の責務等

　国および地方公共団体は，障害者総合支援法の規定による自立支援給付および地域生活支援事業と相まって，医療施設および教育施設を充実するなど精神障害者の医療および保護ならびに保健および福祉に関する施策を総合的に実施することによって，精神障害者が社会復帰をし，自立と社会経済活動への参加をすることができるように努力するとともに，精神保健に関する調査研究の推進および知識の普及を図るなど，精神障害者の発生の予防その他国民の精神保健の向上のための施策を講じなければならない。

■ 施策の概要・精神保健との関連

　第3章Ⅰ節の「精神障害対策」等を参照されたい。

心神喪失等の状態で重大な他害行為を行った者の医療及び観察等に関する法律（医療観察法）

1 目　的

　心神喪失等の状態で重大な他害行為（殺人，放火，強盗，強姦，強制わいせつ［以上の未遂を含む］，傷害［軽微なものを除く］・傷害致死）を行った者に対し，その適切な処遇を決定するための手続等を定めることにより，継続的かつ適切な医療ならびにその確保のために必要な観察および指導を行うことによって，その病状の改善およびこれに伴う同様の行為の再発の防止を図り，もってその社会復帰を促進する。

2 国・地方公共団体等の責務等

　この法律による処遇に携わる者は，法の目的を踏まえ，心神喪失等の状態で重大な他害行為を行った者が円滑に社会復帰をすることができるように努めなければならない。

3 施策の概要・精神保健との関連

　心神喪失または**心神耗弱**の状態（精神障害のために善悪の区別がつかない等，刑事責任を問えない状態）で，重大な他害行為を行った者に対し，適切な医療を提供し，社会復帰を促進することを目的とした制度である（**図7-1**）。検察官は，心神喪失または心神耗弱の状態で重大な他害行為を行い，不起訴処分となるか無罪等が確定した者に対し，医療観察法による医療および観察を受けさせるべきかどうかを地方裁判所に申し立てを行う。検察官からの申し立てがなされると，鑑定を行う医療機関での入院等が行われるとともに，裁判官と**精神保健審判員**の各1名からなる合議体による審判で，本制度による処遇の要否と内容の決定が行われる。審判の結果，医療観察法の入院による医療の決定を受けた者には，厚生労働大臣が指定した医療機関（**指定入院医療機関**）において専門的な医療の提供が行われるとともに，この入院期間中から，法務省所管の**保護観察所**に配置されている**社会復帰調整官**により，退院後の生活環境の調整が行われる。また，通院による医療の決定（入院によらない医療を受けさせる旨の決定）を受けた者，および退院を許可された者には，保護観察所の社会復帰調整官が中心となって作成する**処遇実施計画**に基づき，原則として3年間，地域において，厚生労働大臣が指定した医療機関（**指定通院医療機関**）による医療を受ける。この通院期間中においては，保護観察所が中心となって，地域処遇に携わる関係機関と連携しながら，本制度による処遇が行われる。指定入院医療機関の指定数は31カ所（808床）（2016［平成28］年1月1日現在），指定通院医療機関の指定数は3,279カ所（2016年3月末現在）である。「**地域社会における処遇のガイドライン**」（2005年，法務省保護局，厚生労働省社会・援護局障害保健福祉部）によると，保護観察所は，当初審判の段階から一貫して対象者に関与する立場にあり，地域社会における処遇の

図7-1 ◆ 医療観察法の概要

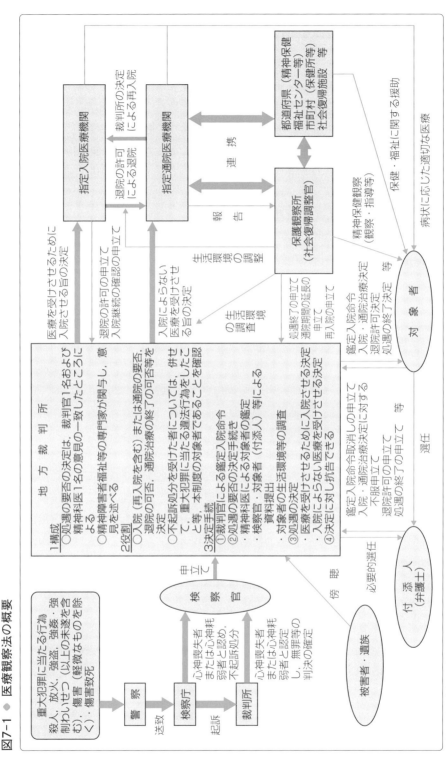

資料 日本公衆衛生協会：我が国の精神保健福祉（精神保健福祉ハンドブック）平成27年度版，日本公衆衛生協会，2016，p.160．（一部改変）．

コーディネーターとしての役割を果たす。都道府県主管課は，処遇の実施状況の把握に努め，保護観察所に対する処遇の実施状況に関する報告を取りまとめる窓口を定めるなど，必要な調整を行う。精神保健福祉センターは，都道府県・市町村が行う精神保健福祉サービス等の援助をはじめ，本制度において行われる地域精神保健福祉活動に関する業務の支援（技術援助，教育研修等）を行う。保健所は，地域精神保健福祉の立場から対象者からの相談に応じ，訪問指導等の地域ケアを行う。市町村主管課は，精神保健福祉サービスの利用の窓口となり，斡旋，調整を行う。福祉事務所は対象者の生活保護受給における対応を行う。指定通院医療機関は，「**通院処遇ガイドライン**」に沿って，本制度による通院医療を実施する。精神障害者の社会復帰の施設等は，個別事例に応じ，地域社会における処遇に携わる関係機関との連携・協力関係に基づく精神保健福祉サービスの提供を行う。

B ・ 福　祉

1 障害者基本法

■1 目　的

すべての国民が，障害の有無にかかわらず，等しく基本的人権を享有するかけがえのない個人として尊重されるものであるとの理念にのっとり，すべての国民が，障害の有無によって分け隔てられることなく，相互に人格と個性を尊重し合いながら共生する社会を実現するため，障害者の自立および社会参加の支援等のための施策に関し，基本原則を定め，国，地方公共団体等の責務を明らかにするとともに，障害者の自立および社会参加の支援等のための施策の基本となる事項を定めること等により，障害者の自立および社会参加の支援等のための施策を総合的かつ計画的に推進する。

■2 国・地方公共団体等の責務等

国および地方公共団体は，障害者の自立および社会参加の支援等のための施策を総合的かつ計画的に実施する責務を有する。また，基本原則に関する国民の理解を深めるよう必要な施策を講じなければならない。国民は，基本原則にのっとり，この法律に規定する社会の実現に寄与するよう努めなければならない。

■3 施策の概要・精神保健との関連

障害者基本法（1993［平成 5］年）は**心身障害者対策基本法**（1970［昭和45］年）が改正されたものである。改正の概要は，①法の名称の心身障害者が障害者に変わったこと，②法の対象に精神障害者が加えられたこと，③法の基本理念と目的に「障害者の自立と社会経済活動への参加の促進」が位置づけられたこと，④国に障害者基本

計画の策定を義務づけたこと，⑤12月9日を「障害者の日」としたこと等である。内閣府に設置された**障がい者制度改革推進会議**（2009［平成21］年1月〜2012［平成24］年7月）の検討に基づいて2011（平成23）年7月に改正された。主要な改正点は，目的規程の見直し，障害者の定義の見直し，差別の禁止等である。

② 障害者の日常生活及び社会生活を総合的に支援するための法律（障害者総合支援法）

■ 目　的

　障害者基本法の基本的な理念にのっとり，身体障害者福祉法，知的障害者福祉法，精神保健福祉法，児童福祉法等の障害者および障害児の福祉に関する法律と相まって，障害者および障害児が基本的人権を享有する個人としての尊厳にふさわしい日常生活または社会生活を営むことができるよう，必要な障害福祉サービスに係る給付，地域生活支援事業その他の支援を総合的に行い，もって障害者および障害児の福祉の増進を図るとともに，障害の有無にかかわらず国民が相互に人格と個性を尊重し安心して暮らすことのできる地域社会の実現に寄与する。

■ 国・地方公共団体等の責務等

　市町村は，障害者が自ら選択した場所に居住し，または障害者もしくは障害児（以下，障害者等）が自立した日常生活または社会生活を営むことができるよう，当該市町村の区域における障害者等の生活の実態を把握したうえで関係機関との緊密な連携を図りつつ，必要な自立支援給付および地域生活支援事業を総合的かつ計画的に行う。また，①障害者等の福祉に関する情報の提供，相談，必要な調査および指導とこれらに付随する業務，②意思疎通に必要な便宜の供与，③障害者等の権利の擁護のために必要な援助を行う。

　都道府県は，市町村が行う自立支援給付および地域生活支援事業が適正かつ円滑に行われるよう，市町村に対する必要な助言，情報の提供その他の援助を行う。また，市町村と連携を図りつつ，必要な自立支援医療費の支給および地域生活支援事業を総合的に行う。さらに，①障害者等に関する相談および指導のうちの専門的な知識および技術を必要とするもの，②市町村と協力して障害者等の権利の擁護のために必要な援助と市町村に対する助言，情報の提供その他の援助を行う。

　国は，市町村および都道府県が行う自立支援給付，地域生活支援事業等が適正かつ円滑に行われるよう，市町村および都道府県に対する必要な助言，情報の提供等の援助を行う。

　国および地方公共団体は，障害者等が自立した日常生活または社会生活を営むことができるよう，必要な障害福祉サービス，相談支援および地域生活支援事業の提供体制の確保に努めなければならない。

　国民は，障害の有無にかかわらず，障害者等が自立した日常生活または社会生活を

営めるような地域社会の実現に協力するよう努めなければならない。

3 施策の概要・精神保健との関連

障害者自立支援法（2005年）による改革のねらいは，①障害者の福祉サービスを一元化する，②障害者がもっと働ける社会にする，③地域の限られた社会資源を活用できるよう規制を緩和する，④公平なサービス利用のため手続きや基準を透明化・明確化する，⑤増大する福祉サービス等の費用を皆で負担し支え合う仕組みを強化することであり，福祉サービス等が増大しても持続可能な制度にすることである。2010年には，支援対象に**発達障害**を追加するとともに，応益負担から**応能負担**に変更する等の改正が行われた。障害者自立支援法から障害者総合支援法への改正においては，「制度の谷間」を埋めるべく，障害者の範囲に難病等を含むことになった。また，これまでの「障害程度区分」に代わって，知的障害者，精神障害者の特性に応じた支給決定が行われるよう「**障害支援区分**」が創設された（詳しくは第3章Ⅰ節「精神障害対策」等を参照されたい）。

③ 身体障害者福祉法

1 目 的

障害者総合支援法と相まって，身体障害者の自立と社会経済活動への参加を促進するため，身体障害者を援助し，必要に応じて保護し，もって身体障害者の福祉の増進を図る。

2 国・地方公共団体等の責務等

国および地方公共団体は，身体障害者の自立と社会経済活動への参加を促進するための援助と必要な保護を総合的に実施するように努めなければならない。国民は，社会連帯の理念に基づき，身体障害者がその障害を克服し，社会経済活動に参加しようとする努力に対し，協力するように努めなければならない。

3 施策の概要・精神保健との関連

身体障害者への援護は，在宅福祉，施設福祉ともに，市町村が一元的に行う。身体障害者更生相談所は，都道府県・政令指定都市の中枢的機関として，専門的判定，身体障害者更生援護施設への入所や利用にかかる市町村間の調整等を行う。都道府県福祉事務所は，広域の連絡調整機関として，市町村間の連絡調整等を行う。**身体障害者手帳**は，本法に基づく援護の前提となる。

4 知的障害者福祉法

■1 目 的

障害者総合支援法と相まって，知的障害者の自立と社会経済活動への参加を促進するため，知的障害者を援助するとともに必要な保護を行い，もって知的障害者の福祉の増進を図る。

■2 国・地方公共団体等の責務等

国および地方公共団体は，知的障害者の福祉について国民の理解を深めるとともに，知的障害者の自立と社会経済活動への参加を促進するための援助と必要な保護の実施に努めなければならない。国民は，知的障害者の福祉について理解を深めるとともに，社会連帯の理念に基づき，知的障害者が社会経済活動に参加しようとする努力に対し，協力するように努めなければならない。

■3 施策の概要・精神保健との関連

知的障害児（者）に一貫した指導・相談を行うとともに，各種の援助措置を受けやすくするために療育手帳を交付している。行政機関による相談・指導は，市町村，児童相談所，知的障害者更生相談所で行われる。身体障害や精神障害と同様に，20歳未満の重度または中等度の知的障害者の保護者には特別児童扶養手当が支給される。

5 児童福祉法

■1 目 的

児童についての根本的，総合的な法律であって，次代の社会の担い手であるすべての児童の健全な育成，福祉の積極的増進を基本精神としている。

すべて国民は，児童が心身ともに健やかに生まれ，かつ，育成されるよう努めなければならない（第1条第1項）。すべて児童は，等しくその生活を保障され，愛護されなければならない（第1条第2項）。

■2 国・地方公共団体等の責務等

国および地方公共団体は，児童の保護者と共に，児童を心身ともに健やかに育成する責任を負う。

■3 施策の概要・精神保健との関連

法律の内容としては，①児童福祉の機関としての児童福祉審議会，児童福祉司，児童委員，児童相談所，福祉事務所および保健所に関する規定，②身体障害児の保護，療育の給付，助産施設または母子生活支援施設入所の措置，保育の実施，要保護児童

に対する保護措置，福祉事務所長や児童相談所長のとるべき措置，都道府県知事や市区町村長のとるべき措置，児童に対する後見的保護，禁止行為等，福祉の措置および保障の規定，③児童福祉施設についての規定，④児童福祉にかかわる費用の支弁ないし負担ならびに徴収等についての規定がある。この法律で，児童とは，満18歳に満たない者で，乳児（満1歳に満たない者），幼児（満1歳から，小学校就学の始期に達するまでの者），少年（小学校就学から，満18歳に達するまでの者）に区分される。子どもの問題はしばしば家族の問題と密接に関係しており，その解決には，家族全体への支援や介入も必要になる。

　とくに精神保健福祉従事者にとって重要となるのは，2004（平成16）年の改正において創設された**要保護児童対策地域協議会**である。同協議会は，虐待を受けている子どもをはじめとする要保護児童の早期発見や適切な保護を図るために，多数の関係機関の円滑な連携・協力を確保することを目的に地方自治体が設置するものである。個人情報保護の観点から情報共有が困難であった要保護児童問題に対して，構成する関係機関や個人に守秘義務を課した法定の協議会とすることで，民間団体をはじめ，法律上の守秘義務が課せられていなかった関係機関等の積極的な参加と，積極的な情報交換や連携を可能としたところがポイントである。精神保健福祉従事者には，同協議会への積極的な参画とともに関係機関との連携の場としての活用が期待されている。

6　児童虐待の防止等に関する法律（児童虐待防止法）[*1]

1　目　的

　児童に対する虐待の禁止，児童虐待の予防および早期発見その他の児童虐待の防止に関する国および地方公共団体の責務，児童虐待を受けた児童の保護および自立支援のための措置等を定めることにより，児童虐待の防止等に関する施策を促進し，もって児童の権利利益の擁護に資する。

2　国・地方公共団体等の責務等

　国および地方公共団体は，①児童虐待の防止等のために必要な体制の整備，②児童の福祉に職務上関係ある者が早期に発見し，防止に寄与できるような研修等の措置，③児童虐待を受けた児童の保護および自立の支援に携わる者の人材の確保および資質の向上を図る研修等の措置，④児童虐待についての啓発活動，⑤重大な被害事例の分析，予防および早期発見のための方策，児童のケアならびに児童虐待を行った保護者の指導および支援のあり方等の調査研究および検証を行うものとする。

＊1　子ども虐待防止オレンジリボン運動公式ホームページ. http://www.orangeribbon.jp/

🛐 施策の概要・精神保健との関連

1990年代に入って児童虐待は社会問題化し，「児童相談所における虐待に関する相談処理件数」も増加したため，児童虐待に対応するための法律制定を求める声が高まっていった。**児童虐待防止法**が成立したのは2000年で，児童虐待は以下のような行為とされた。

①児童の身体に外傷を生じ，または生じるおそれのある暴行を加えること

②児童にわいせつな行為をすること，または児童をしてわいせつな行為をさせること

③児童の心身の正常な発達を妨げるような著しい減食または長時間の放置その他の保護者としての監護を著しく怠ること

④児童に著しい心理的外傷を与える言動を行うこと

児童虐待防止法は，法施行後3年をめどとして必要な措置を講じることとされ，2004年に，①児童虐待の定義の見直し（保護者以外の同居人による児童虐待と同様の行為を児童虐待に含むものとする，児童の目の前で**ドメスティックバイオレンス**[domestic violence；**DV**]が行われること等の被害が間接的なものについても児童虐待に含むものとする），②児童虐待に係る通告義務の拡大（児童虐待を受けたと「思われる」児童を通告義務の対象とする），③警察署長に対する援助要請，④児童虐待を受けた児童等に対する支援等の改正が行われた。

さらに3年後の2007（平成19）年には，①児童の安全確認のための立入調査等の強化，②保護者に対する面接・通信の制限の強化，③保護者に対する指導に従わない場合の措置の明確化等の改正が行われた。

7 介護保険法

🛐 目 的

加齢に伴う心身の変化に起因する疾病等により要介護状態となり，入浴，排泄，食事等の介護，機能訓練ならびに看護および療養上の管理その他の医療を要する者等について，これらの者が尊厳を保持し，その有する能力に応じ自立した日常生活を営むことができるよう，国民の共同連帯の理念に基づき介護保険制度を設け，国民の保健医療の向上および福祉の増進を図ることを目的とする。

🛐 国・地方公共団体等の責務等

国民は，自ら要介護状態となることを予防するよう健康の保持増進に努めるとともに，要介護状態となった場合においても，進んでリハビリテーションその他の適切な保健医療サービスおよび福祉サービスを利用することにより，その有する能力の維持向上に努めるものとする。また国民は，共同連帯の理念に基づき，**介護保険事業**に要する費用を公平に負担するものとする。国は，介護保険事業の運営が健全かつ円滑に

行われるよう保健医療サービスおよび福祉サービスを提供する体制の確保に関する施策その他必要な各般の措置を講じなければならない。都道府県は，介護保険事業の運営が健全かつ円滑に行われるように，必要な助言および適切な援助をしなければならない。医療保険者は，介護保険事業が健全かつ円滑に行われるよう協力しなければならない。

③ 施策の概要・精神保健福祉との関連

高齢者介護は，老人福祉と老人保健の2つの異なる制度の下で行われていたが，これらを再編成し，給付と負担の関係が明確な社会保険方式により，社会全体で介護を支える新たな仕組みとして1997（平成9）年に可決成立した（2000年に施行）。介護保険法は2005年の見直しにおいて**予防重視型のシステム**に転換された。また，要支援・要介護の状態になる前から一貫性・連続性のある介護予防マネジメント体制を確立するため，**地域包括支援センター**が創設された。精神保健に関しては，認知症患者を含む高齢精神障害者の退院を進めようとすると，**ADL**（activities of daily living，**日常生活動作**）や**IADL**（instrumental activity of daily living，**手段的日常生活動作**）への支援を必要とする高齢精神障害者にふさわしい生活の場をどのように確保するかが課題となってくる。高齢精神障害者の多くはADLやIADLへの支援を要する状況にあり，適切な生活の場を確保することが必要なことから，障害福祉サービスの拡充を進めるとともに，介護保険サービスを活用した生活の場の確保と適切な医療の提供についても検討すべきとされている[*1]。

⑧ 高齢者虐待の防止，高齢者の養護者に対する支援等に関する法律（高齢者虐待防止法）

① 目　的

高齢者虐待の防止等に関する国等の責務，高齢者虐待を受けた高齢者に対する保護のための措置，養護者の負担の軽減を図ること等の，養護者による高齢者虐待の防止に資する支援のための措置等を定めることにより，高齢者虐待の防止，養護者に対する支援等に関する施策を促進し，もって高齢者の権利利益の擁護に資する。

② 国・地方公共団体等の責務等

国および地方公共団体は，高齢者虐待の防止，高齢者虐待を受けた高齢者の迅速かつ適切な保護および適切な養護者に対する支援を行うため，①関係省庁相互，関係機関および民間団体の間の連携の強化，民間団体の支援その他必要な体制の整備，②研修等の必要な措置，③通報義務，人権侵犯事件に係る救済制度等についての広報その他の啓発活動を行うものとする。国民は，高齢者虐待の防止，養護者に対する支援等

の重要性に関する理解を深めるとともに，国または地方公共団体が講じる高齢者虐待の防止，養護者に対する支援等のための施策に協力するよう努めなければならない。

❸ 施策の概要・精神保健との関連

　高齢者に対する虐待が深刻な状況にあり，高齢者の尊厳の保持にとって高齢者に対する虐待を防止することがきわめて重要であること等に鑑み，2005年に制定された。養護者による高齢者虐待とは，養護者が養護する高齢者に対して行う次の行為とされている。

　①**身体的虐待**：高齢者の身体に外傷が生じ，または生じるおそれのある暴力
　②**介護・世話の放棄・放任**：高齢者を衰弱させるような著しい減食，長時間の放置，養護者以外の同居人による虐待行為の放置など
　③**心理的虐待**：高齢者に対する著しい暴言または著しく拒絶的な対応など
　④**性的虐待**：高齢者にわいせつな行為をすること，またはさせること
　⑤**経済的虐待**：財産を不当に処分すること，不当に財産上の利益を得ること

⑨ 生活保護法

❶ 目 的

　日本国憲法第25条（すべて国民は，健康で文化的な最低限度の生活を営む権利を有する）に規定する理念に基づき，国が生活に困窮するすべての国民に対し，その困窮の程度に応じ，必要な保護を行い，その最低限度の生活を保障するとともに，その自立を助長する。

❷ 国・地方公共団体等の責務等

　都道府県知事，市長および福祉事務所を管理する町村長は，この法律の定めるところに従い，保護を決定し，かつ実施しなければならない。

❸ 施策の概要・精神保健との関連

　生活保護制度は，利用し得る資産，稼働能力，他法他施策等を活用しても最低限度の生活を維持できない者に対して，その困窮の程度に応じて保護を行い，最低限度の生活を保障するとともに，その自立の助長を目的とする制度である。今日，被保護世帯は，傷病・障害，精神疾患等による社会的入院，DV，虐待，多重債務，元ホームレス，社会的絆の希薄さ等の多様な問題を抱えていることから，経済的給付に加えて，2005年から，実施機関が組織的に被保護世帯の自立・就労を支援する**自立支援プログラム**が導入された。

10　ホームレスの自立の支援等に関する特別措置法（ホームレス自立支援法）

■1 目　的

　ホームレスの自立支援，ホームレスとなることを防止するための生活上の支援等に関し，国等の果たすべき責務を明らかにするとともに，ホームレスの人権に配慮し，かつ地域社会の理解と協力を得つつ，必要な施策を講ずることにより，ホームレスに関する問題の解決に資する。

■2 国・地方公共団体等の責務等

　ホームレスは，その自立を支援するための国および地方公共団体の施策を活用すること等により，自らの自立に努める。国は総合的な施策を策定・実施する。地方公共団体は，当該地方公共団体におけるホームレスに関する問題の実情に応じた施策を策定・実施する。国民は，ホームレスに関する問題について理解を深め，地域社会において国および地方公共団体が実施する施策に協力すること等により，ホームレスの自立の支援等に努める。

■3 施策の概要・精神保健との関連

　この法律においてホームレスとは，都市公園，河川，道路，駅舎その他の施設を故なく起居の場所とし，日常生活を営んでいる者である。施策の目標は，①自立の意思があるホームレスを自立させること，②ホームレスとなることを余儀なくされるおそれのある者が多数存在する地域を中心として，就業の機会の確保，相談・指導等生活上の支援を行い，ホームレスとなることを防止すること，③宿泊場所の一時的な提供，緊急援助，生活保護法による保護の実施等により，ホームレスに関する問題の解決を図ることである。ホームレス自立支援法における施策の対象はハウスレス（野宿者）の状態にある人たちに向けられているが，ハウスレスの状態にあることは，多くの場合，人や社会との関係性を喪失するという意味でのホームレス状態でもある。この観点からみれば，家庭崩壊，学級崩壊，地域社会の崩壊等，関係性が崩壊する時代にあって，ハウスレスではなくても，ホームレス（関係を喪失している者）である人はこの社会に多く存在していることになり，ホームレス支援は，路上の問題から端を発し，私たちの社会そのものを問う問題になるといえる[*1]。また，ハウスレスの状態にある者には，知的障害，発達障害，統合失調症等の診断が可能な者も多く，そのために社会から孤立し，ホームレス化している可能性があることにも注意が必要である[*2]。

[*1] 抱樸ホームページ．http://www.houboku.net/
[*2] 森川すいめい，上原里程，奥田浩二，他：東京都の一地区におけるホームレスの精神疾患有病率．日本公衆衛生雑誌，58（5）：331-339，2011.

11 障害者虐待の防止，障害者の養護者に対する支援等に関する法律（障害者虐待防止法）

1 目　的

障害者虐待の防止，養護者に対する支援等に関する施策を促進し，もって障害者の権利利益の擁護に資する。

2 国・地方公共団体の責務等

国および地方公共団体は関係省庁相互間その他関係機関および民間団体の間の連携の強化，民間団体の支援その他必要な体制の整備に努めなければならない。また，障害者虐待の防止，障害者虐待を受けた障害者の保護および自立の支援ならびに養護者に対する支援が専門的知識に基づき適切に行われるよう，関係機関の職員の研修等必要な措置を講ずるよう努めなければならない。さらに，障害者虐待に係る通報義務，人権侵犯事件に係る救済制度等について必要な広報その他の啓発活動を行うものとする。国民は，障害者虐待の防止，養護者に対する支援等の重要性に関する理解を深めるとともに，国または地方公共団体が講ずる障害者虐待の防止，養護者に対する支援等のための施策に協力するよう努めなければならない。

3 施策の概要・精神保健との関連

障害者に対する虐待が障害者の尊厳を害するものであり，障害者の自立および社会参加にとって障害者に対する虐待を防止することがきわめて重要であることから，障害者虐待の防止，養護者に対する支援等に関する施策を促進し，もって障害者の権利利益の擁護に資するため，所要の措置を講じようとするものである。この法律において「障害者」とは，障害者基本法に規定する障害者をいい，「障害者虐待」とは，養護者による障害者虐待，障害者福祉施設従事者等による障害者虐待および使用者による障害者虐待をいう。

12 生活困窮者自立支援法

1 目　的

生活困窮者自立相談支援事業の実施，生活困窮者住居確保給付金の支給その他の生活困窮者に対する自立の支援に関する措置を講ずることにより，生活困窮者の自立の促進を図る。

2 国・地方公共団体の責務等

福祉事務所を設置する自治体，つまり，都道府県，市および福祉事務所を設置している町村となっており，これらの自治体は生活困窮者自立相談支援事業および生活困窮者住居確保給付金の支給を行う責務を有し），加えて地域の実情に応じて4つの任

意事業（就労準備支援事業，一時生活支援事業，家計相談支援事業，学習支援事業）を行うことができる。国は，都道府県，市および福祉事務所を設置している町村が実施する事業が適正かつ円滑に行われるよう，都道府県等に対する必要な助言，情報の提供その他の援助を行わなければならない。

❸ 施策の概要・精神保健との関連

2015年３月に厚生労働省が策定した生活困窮者自立支援制度に関する手引きのうち「**自立相談支援事業の手引き**」[*1]では，本制度が目指す目標は，生活困窮者の自立と尊厳の確保と生活困窮者支援を通じた地域づくりとされており，自己選択・自己決定の重視，経済的自立にとどまらず，健康や日常生活の保持を意味する日常生活自立，社会的つながりの回復・維持を意味する社会生活自立への言及，地域づくりも含めた包括的な支援策の準備などが提案されている。本制度の中核的な事業である自立相談支援事業は，包括的な相談支援として，訪問支援を含めた早期の支援，生活と就労に関するワンストップ型の相談，一人ひとりの状況に応じた個別的な支援計画の策定，さらにフォーマル，インフォーマルを含めた地域ネットワークの構築等を行うこととなっている。生活困窮者の定義は「現に経済的に困窮し，最低限度の生活を維持することができなくなるおそれのある者」となっているが，生活困窮者の多くは複合的な課題を抱えているため，自立相談支援事業においては，できるかぎり対象を広くとらえ，排除のない対応を行うこととされている。

貧困，児童虐待や不適切な養育，物質依存症，暴力やギャンブルなどのアディクション（嗜癖行動）などの影響がもたらすさまざまな反社会的・非社会的な行動障害や精神的不健康を抱える人々の多くが，適切な医療や障害福祉サービスにアクセスしていないという現状がある地域社会においては，本法律の施行は，生活困窮者支援という切り口から，彼らの潜在的かつ深刻なニーズへの対応が開始される可能性が広がったという意味で重要である。一方，生活困窮者支援においては，従来から精神保健の分野で培われてきた心理社会的支援技法，自助組織との連携や自助的支援サービスは，有用である可能性が高く，精神保健分野の専門家には，この分野への積極的な参画が期待される。

[*1] 厚生労働省：自立相談支援事業の手引き．生活困窮者自立支援制度に関する手引き策定について（社会・援護局地域福祉課長通知），別添１，2015.
http://www.mhlw.go.jp/stf/seisakunitsuite/bunya/0000057342.html

C ・ 教 育

1 学校教育法

1 目 的

幼稚園から大学までの学校教育に関する，基本的かつ総合的な法律である。学校体系を6・3・3・4制にすることを規定しているが，その後，高等専門学校（1962［昭和37］年），専修学校（1975［昭和50］年），中等教育学校（1998年）の新設，体験的な学習活動の充実（2001年）等について改正され，具体的な内容は施行規則や施行令で示される。

2 国・地方公共団体等の責務等

この法律で，学校とは，幼稚園，小学校，中学校，高等学校，中等教育学校，特別支援学校，大学および高等専門学校とする。学校を設置しようとする者は，学校の種類に応じ，監督庁の定める設備，編制その他に関する設置基準に従って設置しなければならない。

3 施策の概要・精神保健との関連

保健教育は，学校教育法に基づいた教育活動であり，**保健学習**と**保健指導**に大別される。保健学習は，生涯を通じて自らの健康を管理し，改善していくことができるような資質や能力（実践力）の基礎を養うため，小学校では体育科の「保健領域」，中学校では保健体育科の「保健分野」，高等学校では保健体育科の「保健」において，それぞれの学習指導要領で規定された内容と時間に基づいて指導される。保健指導は，健康に関する日常の具体的な問題に対応するための実践的能力や態度の育成を目指している。

2 学校保健安全法

1 目 的

学校における児童生徒等および職員の健康の保持増進を図るため，学校における保健管理に関し必要な事項を定めるとともに，学校における教育活動が安全な環境において実施され，児童生徒等の安全の確保が図られるよう，学校における安全管理に関し必要な事項を定め，もって学校教育の円滑な実施とその成果の確保に資する。

2 国・地方公共団体等の責務等

国および地方公共団体は，相互に連携を図り，各学校において保健および安全に係る取り組みが確実かつ効果的に実施されるようにするため，学校における保健および

安全に関する最新の知見および事例を踏まえつつ，財政上の措置その他の必要な施策を講ずるものとする。国は，各学校における安全に係る取り組みを総合的かつ効果的に推進するため，学校安全の推進に関する計画の策定その他所要の措置を講ずるものとする。地方公共団体は，国が講ずる措置に準じた措置を講ずるように努めなければならない。

3 施策の概要・精神保健との関連

健康診断とその結果に基づく事後措置，健康相談，感染症の予防，環境衛生の維持改善等のほか，薬物乱用防止教育の充実，エイズ教育（性に関する教育）の推進，学校歯科保健活動の推進等に取り組んでいる。

D・労 働

1 労働安全衛生法

1 目 的

労働基準法（労働者の労働条件の最低基準を定めた法律で，労働者［パートタイム労働者等を含む］を使用するすべての事業場に適用される）と相まって，労働災害の防止のための危害防止基準の確立，責任体制の明確化および自主的活動の促進の措置を講じるなど，その防止に関する総合的計画的な対策を推進することにより，職場における労働者の安全と健康を確保するとともに，快適な職場環境の形成を促進する。

2 国・地方公共団体等の責務等

事業者は，単にこの法律で定める労働災害の防止のための最低基準を守るだけでなく，快適な職場環境の実現と労働条件の改善を通じて，職場における労働者の安全と健康を確保するようにしなければならない。また，事業者は，国が実施する労働災害の防止に関する施策に協力しなければならない。労働者は，労働災害を防止するために必要な事項を守るほか，事業者その他の関係者が実施する労働災害の防止に関する措置に協力するよう努めなければならない。

3 施策の概要・精神保健との関連

労働衛生の3管理（**作業環境管理，作業管理，健康管理**）と**安全衛生教育**が基本である。職場生活において強い不安やストレスを感じる労働者が6割を超え，さらに，業務による心理的負荷を原因として精神障害を発症し，あるいは自殺に至る事例が増加するなど，メンタルヘルス対策の取り組みが重要な課題となっている。2000年には「**事業場における労働者の心の健康づくりのための指針**」が策定され，心の健康づく

り計画の策定およびセルフケア，ラインによるケア，事業場内産業保健スタッフ等によるケア，事業場外資源によるケアの４つのケアが推進されてきた。2006年にはメンタルヘルス対策の適切かつ有効な実施を図るため，「**労働者の心の健康の保持増進のための指針**」が策定された。さらに，2015年の改正では，50人以上の労働者がいる事業所では，すべての労働者に対して，自己のストレス状態を把握する検査とその結果に基づいて医師による面接指導等を行う**ストレスチェック制度**が義務化された。

なお，2014年には，過労死の防止のための対策推進を目的とした過労死等防止対策推進法が施行され，同法に基づき翌年には，「**過労死等の防止のための対策に関する大綱**」が閣議決定された。

② 労働契約法

■ 目　的
労働者および使用者の自主的な交渉の下で，労働契約が合意により成立し，または変更されるという合意の原則その他労働契約に関する基本的事項を定めることにより，合理的な労働条件の決定または変更が円滑に行われるようにすることを通じて，労働者の保護を図りつつ，個別の労働関係の安定に資する。

■ 国・地方公共団体等の責務等
規定はない。

■ 施策の概要・精神保健との関連
労働契約法第５条は「使用者は，労働契約に伴い，労働者がその生命，身体等の安全を確保しつつ労働することができるよう，必要な配慮をするものとする」として使用者の労働者に対する**安全配慮義務（健康配慮義務）**を明文化している。危険作業や有害物質への対策のほか，メンタルヘルス対策も使用者の安全配慮義務に含まれると解釈されている。

③ 障害者の雇用の促進等に関する法律（障害者雇用促進法）

■ 目　的
身体障害者または知的障害者の雇用義務等に基づく雇用の促進等のための措置，職業リハビリテーションの措置その他障害者がその能力に適合する職業につくこと等を通じて，職業生活において自立することを促進するための措置を総合的に講じ，もって障害者の職業の安定を図る。

■ 国・地方公共団体等の責務等
事業主は，障害者の雇用に関し，社会連帯の理念に基づき，障害者である労働者が

有為な職業人として自立しようとする努力に対し協力する責務を有する。そして，障害者の有する能力を正当に評価し，適切な雇用の場を与えるとともに適正な雇用管理を行うことにより，その雇用の安定を図るように努めなければならない。国および地方公共団体は，障害者の雇用の促進およびその職業の安定を図るために必要な施策を，障害者の福祉に関する施策との有機的な連携を図りつつ総合的かつ効果的に推進するように努めなければならない。

🔞 施策の概要・精神保健との関連

　この法律において障害者とは，身体障害，知的障害または精神障害があるため，長期にわたり，職業生活に相当の制限を受け，または職業生活を営むことが著しく困難な者をいう。働く障害者，働くことを希望する障害者を支援するため，2005年の改正では，精神障害者に対する雇用対策の強化として，精神障害者を雇用率の算定対象にすることとした（**法定雇用率**は1.8％）。また，自宅等で就業する障害者を支援するため，企業が仕事を発注することを奨励することとした（発注元企業に特例調整金等を支給[**障害者雇用納付金制度**]）。2013年の改正では，法定雇用率が2.0％に引き上げられ，法定雇用率の算定基礎に精神障害者が加えられた。

4 国等による障害者就労施設等からの物品等の調達の推進等に関する法律 (障害者優先調達推進法)

🔞 目　的

　国，独立行政法人等，地方公共団体および地方独立行政法人による障害者就労施設等からの物品および役務の調達の推進等に関し，障害者就労施設等が供給する物品および役務に対する需要の増進等を図り，もって障害者就労施設で就労する障害者，在宅就業障害者等の自立の促進に資する。

🔞 国・地方公共団体等の責務等

　国および独立行政法人等は，物品および役務（以下，物品等）の調達にあたって，障害者就労施設等の受注の機会の増大を図るため，予算の適正な使用に留意しつつ，優先的に障害者就労施設等から物品等を調達するよう努めなければならない。地方公共団体は，その区域の障害者就労施設における障害者の就労または在宅就業障害者の就業の実態に応じて，障害者就労施設等の受注の機会の増大を図るための措置を講ずるよう努めなければならない。地方独立行政法人は，当該地方独立行政法人の事務および事業に関し，障害者就労施設等の受注の機会の増大を図るための措置を講ずるよう努めなければならない。

🔞 施策の概要・精神保健との関連

　障害者就労施設で就労する障害者，在宅就業障害者等の自立の促進に資する。

E ● 社会全般

1 自殺対策基本法

1 目 的

　自殺対策を総合的に推進して，自殺の防止を図り，併せて自殺者の親族等に対する支援の充実を図り，もって誰も自殺に追い込まれることのない，国民が健康で生きがいをもって暮らすことのできる社会の実現に寄与する。自殺対策の基本理念として以下の5項が示されている。

　①自殺対策は，すべての人がかけがいのない個人として尊重され，生きがいや希望をもって暮らせるように，その阻害要因の解消に向けた幅広く適切な環境整備を第一に実施しなければならない。

　②自殺対策は，社会的な取り組みとして実施されなければならない。

　③自殺対策は，単に精神保健的観点からのみならず，自殺の実態に即して実施されるようにしなければならない。

　④自殺対策は，自殺の事前予防，自殺発生の危機への対応，自殺が発生した後または自殺が未遂に終わった後の事後対応の各段階に応じて実施されなければならない。

　⑤自殺対策は，保健，医療，福祉，教育，労働その他の関連施策との有機的な連携の下に総合的に実施されなければならない。

2 国・地方公共団体等の責務等

　国は，基本理念にのっとり，自殺対策を総合的に策定し，実施する責務を有し，その指針として「自殺対策大綱」を定める。地方公共団体は，基本理念にのっとり，自殺対策について，国と協力しつつ，当該地域の状況に応じた施策を策定し，実施する責務を有し，「自殺対策計画」を定める。事業主は，国および地方公共団体が実施する自殺対策に協力するとともに，その雇用する労働者の心の健康の保持を図るために必要な措置を講ずるよう努めるものとする。国民は，自殺対策の重要性に対する関心と理解を深めるよう努めるものとする。

3 施策の概要・精神保健との関連

　2007年に閣議決定された「自殺総合対策大綱」（以下，大綱）では，自殺を予防するための当面の重点施策として，①自殺の実態を明らかにする，②国民一人ひとりの気づきと見守りを促す，③早期対応の中心的役割を果たす人材を養成する，④心の健康づくりを進める，⑤適切な精神医療を受けられるようにする，⑥社会的な取り組みで自殺を防ぐ，⑦自殺未遂者の再度の自殺を防ぐ，⑧遺された人の苦痛を和らげる，

⑨民間団体との連携を強化する，の９つの柱が示されている。大綱は策定後１年間の
フォローアップ結果等を踏まえて，2008（平成20）年に一部改正され，"⑤適切な精
神医療を受けられるようにする"の下位項目として，「**うつ病以外の精神疾患等によ
るハイリスク者対策の推進**」が追加された。

　大綱は，施策の進捗状況や目標達成状況等を踏まえ，概ね５年をめどに見直しを行
うこととされており，2012年に初めての全体的な見直しが行われた。見直し後の大綱
は「誰も自殺に追い込まれることのない社会の実現」を目指すことを，大綱の副題お
よび冒頭で明示し，序文には「自殺総合対策の現状と課題」として，2007年から５年
間の自殺総合対策の草創期を振り返り，①全国で画一的な自殺対策が実施された，②
対策の有効性や効率性，優先順位などが十分に認識されてこなかった，③全体的予防
介入，選択的予防介入，個別的予防介入をバランスよく組み合わせることが重要であ
る，などの指摘があることを紹介している。そのうえで，2007年以降の５年間に，現
場のニーズに応じた先進的な取り組みが各地で数多く展開されるなど，それぞれの地
域の実情に応じたきめ細かな対策を工夫して実行できる環境が整いつつあるとして，
地域レベルの実践的な取り組みを中心とする自殺対策へと転換を図っていく必要があ
ると述べている。そして，具体的施策として，①若年層向けの対策や自殺未遂者向け
の対策を充実すること，②国，地方公共団体，関係団体および民間団体などの取り組
み相互の連携・協力を推進すること，などを掲げている。

2　発達障害者支援法

1 目　的

　発達障害を早期に発見し，発達支援を行うことに関する国および地方公共団体の責
務を明らかにするとともに，学校教育における発達障害者への支援，発達障害者の就
労の支援，発達障害者支援センターの指定等について定め，発達障害者の自立および
社会参加に資するよう生活全般にわたる支援を図り，もってその福祉の増進に寄与す
る。

2 国・地方公共団体等の責務等

　国および地方公共団体は，発達障害の早期発見のため必要な措置を講じるものとす
る。また，発達障害児に対し，発達障害の症状の発現後できるだけ早期にかつ適切
に，就学前の発達支援，学校における発達支援等が行われるとともに，発達障害者に
対する就労，生活支援および家族支援が行われるよう，必要な措置を講じるものとす
る。発達障害者の支援策を講じるにあたっては，医療，保健，福祉，教育および労働
に関する部局相互の緊密な連携を確保するとともに，犯罪等により発達障害者が被害
を受けること等を防止するため，消費生活に関する部局等との必要な協力体制の整備
を行うものとする。国民は，発達障害者の福祉について理解を深めるとともに，社会

連帯の理念に基づき，発達障害者が社会経済活動に参加しようとする努力に対し，協力するように努めなければならない。

3 施策の概要・精神保健との関連

この法律において「発達障害」とは，**自閉症**，**アスペルガー症候群**その他の**広汎性発達障害**，**学習障害**，**注意欠如・多動性障害**その他これに類する脳機能の障害であって，その症状が通常低年齢において発現するものとして政令で定めるものをいう。発達障害者の心理機能の適正な発達および円滑な社会生活の促進のためには，発達障害の症状の発現後できるだけ早期に発達支援を行うことがとくに重要である。発達障害者支援法においては，①ライフステージを通した一貫した支援，②医療，保健，福祉，教育および労働を担当する部局相互の緊密な連携，③都道府県等における発達障害者支援センターの設置，④発達障害の理解の促進，⑤専門家の養成等に取り組むこととしている。

3 配偶者からの暴力の防止及び被害者の保護等に関する法律（DV防止法）

1 目　的

配偶者からの暴力に係る通報，相談，保護，自立支援等の体制を整備することにより，配偶者からの暴力の防止および被害者の保護を図る。

2 国・地方公共団体等の責務等

国および地方公共団体は，配偶者からの暴力を防止するとともに，被害者の自立を支援することを含め，その適切な保護を図る責務を有する。

3 施策の概要・精神保健との関連

配偶者からの暴力は，犯罪となる行為をも含む重大な人権侵害であるにもかかわらず，被害者の救済が必ずしも十分に行われてこなかった。また，配偶者からの暴力の被害者は，多くの場合女性であり，経済的自立が困難である女性に対して配偶者が暴力を加えることは，個人の尊厳を害し，男女平等の実現の妨げとなってきた。このような状況を改善し，人権の擁護と男女平等の実現を図るためには，配偶者からの暴力を防止し，被害者を保護するための施策を講ずることが必要であり，具体的には，都道府県が設置する婦人相談所と，市町村の設置する適切な施設が，**配偶者暴力相談支援センター**として機能することを求めている。この法律において「配偶者からの暴力」とは，配偶者からの身体に対する暴力またはこれに準ずる心身に有害な影響を及ぼす言動をいい，配偶者からの身体に対する暴力等を受けた後に，その者が離婚をし，またはその婚姻が取り消された場合にあっては，当該配偶者であった者から引き続き受ける身体に対する暴力等を含むものとする。この法律において「被害者」と

は，配偶者からの暴力を受けた者をいう。この法律にいう「配偶者」には，婚姻の届出をしていないが事実上婚姻関係と同様の事情にある者を含む。

④ 犯罪被害者等基本法

■ 目　的

犯罪被害者等のための施策に関し，基本理念を定め，ならびに国，地方公共団体および国民の責務を明らかにするとともに，犯罪被害者等のための施策の基本となる事項を定めること等により，犯罪被害者等のための施策を総合的かつ計画的に推進し，もって犯罪被害者等の権利利益の保護を図る。

■ 国・地方公共団体等の責務等

国は，この法律の基本理念にのっとり，犯罪被害者等のための施策を総合的に策定・実施する責務を有する。地方公共団体は，この法律の基本理念にのっとり，犯罪被害者等の支援等に関し，国との適切な役割分担を踏まえて，その地方公共団体の地域の状況に応じた施策を策定し，実施する責務を有する。国民は，犯罪被害者等の名誉または生活の平穏を害することのないよう十分配慮するとともに，国および地方公共団体が実施する犯罪被害者等のための施策に協力するよう努める。

■ 施策の概要・精神保健との関連

犯罪等に巻き込まれた犯罪被害者等の多くは，これまでその権利が尊重されてきたとは言い難いばかりか，十分な支援を受けられず，社会において孤立することを余儀なくされてきた。さらに，犯罪等による直接的な被害にとどまらず，その後も副次的な被害に苦しめられることも少なくなかった。この法律は犯罪被害者等（遺族を含む）のための施策の基本理念を明らかにしてその方向性を示し，国，地方公共団体，その他の関係機関，民間団体等の連携の下，犯罪被害者等のための施策を総合的かつ計画的に推進するなど，わが国初の被害者の権利利益を明らかにした法律である。その基本理念は，①犯罪被害者等は個人の尊厳が尊重され，その尊厳にふさわしい処遇を保障される権利を有すること，②被害の状況および原因，犯罪被害者等が置かれている状況等の事情に応じた適切な施策を講じること，③再び平穏な生活を営めるまでの間，途切れることなく支援を行うこと，である。犯罪被害者やその家族のなかには，**心的外傷後ストレス障害**（post-traumatic stress disorder；**PTSD**）や**うつ病**などの心の健康問題を抱える人がいる場合があり，基本理念に沿った支援と援助が必要とされる。

5 子どもの貧困対策の推進に関する法律（子どもの貧困対策推進法）

1 目　的

子どもの将来がその生まれ育った環境によって左右されることのないよう，貧困の状況にある子どもが健やかに育成される環境を整備するとともに，教育の機会均等を図るため，子どもの貧困対策に関し，基本理念を定め，国等の責務を明らかにし，および子どもの貧困対策の基本となる事項を定めることにより，子どもの貧困対策を総合的に推進する。

2 国・地方公共団体等の責務等

国は，子どもの貧困対策を総合的に策定し，実施する責務を有する。地方公共団体は，子どもの貧困対策に関し，国と協力しつつ，当該地域の状況に応じた施策を策定し，実施する責務を有する。国民は，国または地方公共団体が実施する子どもの貧困対策に協力するよう努めなければならない。

3 施策の概要・精神保健との関連

子どもの貧困の背景として，親世代や家族の抱えるメンタルヘルスの問題が関与している事例も少なくないと考えられるため，子どもの貧困対策が，家族とメンタルヘルスの問題への支援とつながることが期待される。また，子どもの**レジリエンス**（困難な状況にもかかわらず，しなやかに適応して生き延びる力）に着目した予防的支援，見守りとつながることが期待される。

2014年には，「**子供の貧困対策に関する大綱**」が閣議決定されたが，学校を窓口とした医療機関，児童相談所，要保護児童地域協議会との連携の推進，保護者の精神面の健康管理も含めた相談支援の実施，社会的養護の推進に向けた人材の確保等，精神保健と関連する事項も記載されている。

6 麻薬及び向精神薬取締法

1 目　的

麻薬および向精神薬の輸入，輸出，製造，製剤，譲り渡し等について必要な取り締まりを行うとともに，麻薬中毒者について必要な医療を行う等の措置を講ずることなどにより，麻薬および向精神薬の乱用による保健衛生上の危害を防止し，もって公共の福祉の増進を図る。

2 国・地方公共団体等の責務等

厚生労働大臣または都道府県知事は，麻薬取扱者の免許を公布したときは，当該麻薬取扱者に対して免許証を交付しなければならない。向精神薬輸入業者，向精神薬輸

出業者，向精神薬製造製剤業者または向精神薬使用業者の免許は厚生労働大臣が，向精神薬卸売業者または向精神薬小売業者の免許は都道府県知事がそれぞれ向精神薬営業所ごとに行う。

3 施策の概要・精神保健との関連

精神保健指定医は，麻薬中毒者またはその疑いのある者の診断を都道府県知事より求められることがある。

7 覚せい剤取締法

1 目 的

覚醒剤の乱用による保健衛生上の危害を防止するため，覚醒剤および覚醒剤原料の輸入，輸出，所持，製造，譲渡，譲受および使用に関して必要な取り締まりを行う。

2 国・地方公共団体等の責務等

覚醒剤製造業者の指定は製造所ごとに厚生労働大臣が，覚醒剤施用機関または覚醒剤研究者の指定はその所在地の都道府県知事が行う。

3 施策の概要・精神保健との関連

覚醒剤の用途を医療・学術研究に限定し，それ以外の者による輸入・製造・譲渡・譲受・所持・使用などを禁止している。

8 酒に酔つて公衆に迷惑をかける行為の防止等に関する法律（酔っぱらい防止法）

1 目 的

酒に酔っている者（アルコールの影響により正常な行為ができないおそれのある状態にある者。以下，酩酊者）の行為を規制し，または救護を要する酩酊者を保護する等の措置を講ずることによって，過度の飲酒が個人的および社会的に及ぼす害悪を防止し，もって公共の福祉に寄与する。

2 国・地方公共団体等の責務等

国民は，飲酒を強要する等の悪習を排除し，飲酒についての節度を保つように努める。

3 施策の概要・精神保健との関連

警察官は，酩酊者を保護した場合において，アルコールの慢性中毒者またはその疑いのある者であると認めたときは，速やかに，最寄りの保健所長に通報しなければならない。通報を受けた保健所長は，必要があると認めるときは，医師の診察を受ける

ように勧めなければならない。この場合において，保健所長は，治療または保健指導に適当な他の医療施設を紹介することができる。

　麻薬及び向精神薬取締法，覚せい剤取締法，酔っぱらい防止法に共通することとして，これまでの薬物・アルコール対策は，薬物の不適正使用・有害使用の防止に重点が置かれ，依存症に対する治療的視点が乏しいうえ，対策が十分に行われず，依存症の患者が治療・支援を受けにくい状況が生み出されてきた。依存症治療においては，医療，リハビリテーション施設，自助グループ等さまざまな試みが行われているが，それらの役割が不明確であるという指摘がある。また，依存症のリハビリテーション施設については，障害者総合支援法のサービス形態の活用の例があるものの運営モデルは確立されておらず，運営の不安定さを抱えているとの指摘がある[*1]。

⑨ 薬物使用等の罪を犯した者に対する刑の一部の執行猶予に関する法律（刑の一部執行猶予制度）

1 目　的

　薬物使用等の罪を犯した者が再び犯罪をすることを防ぐため，刑事施設における処遇に引き続き社会内においてその者の特性に応じた処遇を実施することにより規制薬物等に対する依存を改善することが有用であることに鑑み，薬物使用等の罪を犯した者に対する刑の一部の執行猶予に関し，その言い渡しをすることができる者の範囲および猶予の期間中の保護観察その他の事項について，刑法（明治四十年法律第四十五号）の特則を定めるものである。

2 施策の概要・精神保健との関連

　薬物の自己使用等の罪を犯した者が，３年以下の懲役または禁錮の言い渡しを受けた場合について定めている。猶予期間中は必ず保護観察が行われる。対象となるのは，①前に禁錮以上の実刑に処せられたことがない者，②前に禁錮以上の刑に処せられたことがあっても，その執行終了等の日から５年以内に禁錮以上の刑に処せられたことがない者，のいずれかである。この制度の導入により，一定期間施設内処遇（刑務所内での執行）を実施したのち，相応の期間を執行猶予として，一般社会でも罪を犯すことなく生活するよう社会内処遇（保護観察など）が実施できるようになる。

⑩ アルコール健康障害対策基本法

1 目　的

　アルコール健康障害対策に関し，基本理念を定め，および国，地方公共団体等の責務を明らかにするとともに，アルコール健康障害対策の基本となる事項を定めること等により，アルコール健康障害対策を総合的かつ計画的に推進して，アルコール健康

---

*1　今後の精神保健医療福祉のあり方等に関する検討会：前掲書．

障害の発生，進行および再発の防止を図り，併せてアルコール健康障害を有する者等に対する支援の充実を図り，もって国民の健康を保護するとともに，安心して暮らすことのできる社会の実現に寄与することを目的とする。

2 国・地方公共団体等の責務等

　国はアルコール健康障害対策を総合的に策定し，実施する責務を有する。地方公共団体はアルコール健康障害対策に関し，国と連携を図りつつ，その地域の状況に応じた施策を策定し，実施する責務を有する。

3 施策の概要・精神保健との関連

　アルコール依存症その他の多量の飲酒，未成年者の飲酒，妊婦の飲酒等の不適切な飲酒の影響による心身の健康障害を「アルコール健康障害」と定義するとともに，アルコール健康障害が本人の健康の問題であるのみならず，その家族への深刻な影響や重大な社会問題を生じさせる危険性が高いことを明記したうえで，アルコール健康障害およびこれに関連して生ずる飲酒運転，暴力，虐待，自殺等の問題を「アルコール関連問題」と定義し，アルコール健康障害対策を実施するにあたっては，アルコール関連問題の根本的な解決に資するため，関連する施策との有機的な連携が図られるよう配慮すること，を基本理念の一つとして定めた。また，もう一つの基本理念として，アルコール健康障害の発生，進行および再発の各段階に応じ，節酒または断酒の指導，専門的治療等を受けるための指導およびその充実ならびに関係機関との連携の確保等の防止策を適切に実施するとともに，アルコール健康障害を有し，または有していた者とその家族が日常生活および社会生活を円滑に営むことができるように支援することを定めた[*1]。

III　地域における精神保健

A　生活の場としての地域における精神保健の課題

　生活の場としての地域（コミュニティ）は，行政区域としての「地域」に限定されるものではなく，乳児期から老年期に至る間の，家庭，学校，職場といった機能的な活動の場を包含する基本的な日常生活の場であるが，21世紀以降，地域における精神保健の課題は多様化と増大の一途をたどっている。

---

*1　内閣府：アルコール健康障害対策推進基本計画．http://www8.cao.go.jp/alcohol/

そして，従来，ライフサイクルに沿って，家庭，学校，職場などの生活の場ごとに対応されてきた課題は，今日では，相互に関連し合った地域の課題へと還元される傾向にある。例えば，「児童虐待」の問題は，配偶者暴力，職場のパワーハラスメント・セクシャルハラスメント，障害者・高齢者などの「虐待問題」へ，また，働き盛りの中高年男性を中心とした自殺者の急増によって社会問題化した自殺者30,000人問題は，今日では，高齢者の孤独死・無縁死や子ども・若者の貧困問題と絡んだ自殺問題へと広がった。

　また，大規模災害時の心のケアサポートは，全地域住民が対象となり，復興格差は高齢者等の災害弱者対策へと発展しつつある。そして，支援者のバーンアウト（燃え尽き）は，家庭，学校，職場における問題となり，子どもの貧困問題はニート・若年無業者，ホームレス，生活保護受給者の問題へとつながっていくなど，地域社会全体の問題としての対応が求められるようになった。

　一方，地域生活中心の支援体制の確立というビジョンの下，2004（平成16）年に10年計画で開始された精神保健医療福祉改革によって地域で生活する精神障害者も増えつつあるが，それに伴い精神障害者の「心の健康づくり」の支援という新たな課題もみえてきた。

　さらに，アルコール健康障害，危険ドラッグや向精神薬の乱用問題，インターネット・スマートフォン依存，多文化関連の精神保健問題，トランスジェンダー(性同一性障害）にかかる問題，刑の一部執行猶予者やストーカー加害者への支援の問題など，新たな課題が次々に出現してきている。

　こうして，心の健康なしの健康はないとされるようになった今日，国の精神保健施策は，これらの諸課題への包括的な対応を目指す地域のトータルケア体制の構築と包摂的な社会づくり（**ソーシャルインクルージョン**[*1]，social inclusion）を基本理念とした精神障害者をも含むすべての国民の「**心の健康づくり**」の推進を目標に，さまざまな対策が展開されるようになった。

　本節では，これらの諸課題のうち，自殺問題，大規模災害時対策，高齢者対策，子どもの貧困，精神障害者の「心の健康づくり（リカバリー）」，支援者のバーンアウト問題，多文化関連の精神保健問題，トランスジェンダー問題などの動向を概観し，地域精神保健のさらなる推進にかかる課題を整理する。

---

*1 ソーシャルインクルージョン（社会的包摂）は，グローバリゼーションの進展により，障害者，貧困者，失業者，外国人，ホームレス等が地域社会から排除され，就労，住居，日々の生活などで支障が生じてきたことを受け，1990年代以降ヨーロッパで強力に主張されるようになった概念で，就労，教育，住居，移動，レクリエーション等の幅広い分野で積極的具体的な施策を講じることにより，上記の排除されがちな人々（子ども，女性，高齢者なども含む）をも地域社会の一員として包摂する（取り込む）ことを目指す。WHO の2001年の世界保健デーのテーマは「排除をやめよう，ケアに取り組もう」とされ，2006年の第61回国連総会で採択された「障害者権利条約」でもその中心的理念とされている。

● **今日的な重点課題としての地域精神保健活動の実際**

1 自殺問題にかかる地域精神保健活動

わが国における自殺の死亡者数は1997（平成9）年までは25,000人前後であったのが，1998（平成10）年に，働き盛りの中高年男性を中心に大幅に増加して30,000人を超えた。以後，14年連続して30,000人台で推移し国家的課題となった。

WHOは，自殺未遂者は，既遂者の約10～20倍，自殺既遂・未遂に巻き込まれて深刻な精神的打撃を受ける身近な人は，ほぼその5倍になるとしており，このことを考慮すると，年間百数十万人の国民が自殺問題に関連する影響を受けていることになる。

この問題は，2001（平成13）年に「**健康日本21**」の課題として位置づけられ，「医療モデル」に基づくうつ病予防対策などがなされた。しかし，自殺者数減少の兆しはなく，自死遺族と連携した市民団体による全国キャンペーンが展開されるなかで，2006（平成18）年に**自殺対策基本法**が制定された。翌2007（平成19）年には国家戦略としての「**自殺総合対策大綱**」が策定され，国をあげての「社会モデル」での組織的・継続的な取り組みが目指されることとなった。

そして2009（平成21）年に国が創設した**地域自殺対策緊急強化基金**によって，都道府県および市町村が地域の実情を踏まえた対策を，労働・教育・司法などさまざまな領域の関係者と共に実施するようになって，2010（平成22）年以降，自殺者数は減少に転じ，2015（平成27）年には急増前の水準にまで減少した。2012（平成24）年には5年間の取り組みの評価を踏まえた大綱の改定が，また，自殺対策基本法策定10年目の2016（平成28）年には，これまでの実践の評価を踏まえた法改正がなされた（**表7-3**）。そして，自殺は「追い込まれた末の死」であり，その対策には「生きることの包括的な支援」が必要であるとの基本認識の下，すべての国民が生きがいや希望をもって暮らすことができるよう，その妨げとなる諸要因の解消に資するための支援と，「生きる力」を支え促進するための環境の整備充実を目指す新たな取り組みが目指されることとなった。また，都道府県および市町村には**自殺対策計画**策定が義務づけられ，教育の場での取り組みの重要性が強調されるとともに，推進体制強化に向けて国の**自殺総合対策推進センター**と**地域自殺対策推進センター**が設置されることになり，地域自殺対策の予算が恒久財源化されて市町村を基盤にした自殺対策が継続的に実施されることとなった。

2 大規模災害に対する地域精神保健活動

2011（平成23）年3月に東日本大震災がわが国を襲った。この未曾有の複合型災害に対し，国は精神保健医療福祉職等で構成される**心のケアチーム**の全国規模での派遣

表7-3 ▶ 自殺対策基本法の一部を改正する法律（概要）

目的規定の改正（第１条）
- ○ 「誰も自殺に追い込まれることのない社会の実現を目指して，これに対処していくことが重要な課題となっていること」を追加

基本理念の追加（第２条第１項・第５項）
- ○ 自殺対策は，生きることの包括的な支援として，全ての人がかけがえのない個人として尊重されるとともに，生きる力を基礎として生きがいや希望を持って暮らすことができるよう，その妨げとなる諸要因の解消に資するための支援とそれを支えかつ促進するための環境の整備充実が幅広くかつ適切に図られることを旨として，実施されなければならない
- ○ 自殺対策は，保健，医療，福祉，教育，労働その他の関連施策との有機的な連携が図られ，総合的に実施されなければならない

国の責務の改正（第３条第３項）
- ○ 国による地方公共団体に対する必要な助言その他の援助

自殺予防週間・自殺対策強化月間（第７条）
- ○ 自殺予防週間（９月10日〜９月16日）を設け，啓発活動を広く展開
- ○ 自殺対策強化月間（３月）を設け，自殺対策を集中的に展開

関係者の連携協力（第８条）
- ○ 国，地方公共団体，医療機関，事業主，学校，民間の団体その他の関係者による相互の連携・協力

都道府県自殺対策計画等（第13条）
- ○ 都道府県・市町村は，それぞれ都道府県自殺対策計画・市町村自殺対策計画を定める

都道府県・市町村に対する交付金の交付（第14条）
- ○ 国は，都道府県自殺対策計画・市町村自殺対策計画に基づいて当該地域の状況に応じた自殺対策のために必要な事業，その総合的かつ効果的な取組等を実施する都道府県・市町村に対し，交付金を交付

基本的施策の拡充
〔調査研究等の推進・体制の整備〕（第15条）
〔人材の確保等〕（第16条）：大学，専修学校，関係団体等との連携協力を図る旨の規定を追加
〔心の健康の保持に係る教育・啓発の推進等〕（第17条）
- ① 心の健康の保持に係る教育及び啓発の推進並びに相談体制の整備，事業主，学校の教職員等に対する国民の心の健康の保持に関する研修の機会の確保
- ② 学校は，保護者・地域住民等との連携を図りつつ，各人がかけがえのない個人として共に尊重し合いながら生きていくことについての意識の涵養等に資する教育・啓発，困難な事態，強い心理的負担を受けた場合等における対処の仕方を身に付ける等のための教育・啓発その他児童・生徒等の心の健康の保持に係る教育・啓発を行うよう努める

〔医療提供体制の整備〕（第18条）
必要な組織の整備（第25条）：政府は，自殺対策を推進するにつき，必要な組織を整備
施行期日（附則）：2016年４月１日から施行

調整を行い，被災地では，プライマリケア従事者，地域住民，自衛隊や各種民間ボランティア団体などと共に，包括的な精神保健・心理社会的支援活動が展開された。そして，被災地住民が求める「寄り添い，傾聴し，必要な支援につなぎ，見守る」支

援[*1]が，水，食料，避難所などの命と生活を支える基本的サービスとともに提供され，この国をあげての支援を通じて，大規模災害時の「心のケアサポート」は国民一人ひとりにとって身近で切実な課題とされるようになった。

その後も，広島の水害，御嶽山の噴火，常磐市鬼怒川水害など大規模な自然災害が起こるなか，被災直後からの心のケアが求められるようになり，**災害派遣精神医療チーム**（Disaster Psychiatric Assistance Team；**DPAT**）と**災害精神保健医療情報支援システム**（disaster mental health information support system；**DMHISS**）の構築・整備がなされた。また，災害時健康危機管理支援チーム（Disaster Health Emergency Assistance Team；DHEAT）創設に向けた取り組みや，公益社団法人日本精神保健福祉士協会による「**災害支援ガイドライン**」の策定がなされるなど，さまざまな団体によるそれぞれの強みを生かした災害時支援のあり方が検討され，対応体制の整備がなされてきた。そして，2016年の熊本地震の際には，被災地からの要請に応じて被災直後よりDPATが被災地入りし，支援活動が展開された。

一方，被災地では被災住民によって地域復興に向けたさまざまな精神保健活動が展開されるようになるなか，心的外傷後ストレス障害（post-traumatic stress disorder；PTSD）とは逆の，被災者の「生きる力」の証としての**トラウマ後の成長**（post-traumatic growth；**PTG**）が注目されるようになった。例えば，女川町では傾聴ボランティア活動による被災地復興活動が展開され，その活動を通じて，災害弱者としての高齢者への支援の重要性が確認された。この体験を踏まえて，傾聴ボランティア活動や多様なソーシャルキャピタル（社会関係資本）を取り込んだ「地域包括支援センター」づくりや，身近な生活圏内の人々が「共に支え合う地域づくり」を目指す動きが活発化してきている。また，高齢化率の高い被災地では，復興の遅れに伴い将来への希望・目標を喪失することで自殺のリスクは高まるとの想定の下，地域住民の参画を得た自殺対策が展開されてきており，そうした活動の成果が報告されるようになった。

③ 高齢者にかかる地域精神保健活動

わが国の高齢者対策は，1963（昭和38）年に**老人福祉法**の制定により開始され，1982（昭和57）年には**老人保健法**制定や精神衛生センター（現・精神保健福祉センター）における老人精神衛生相談事業の創設がなされた（**表7-4**）。そして，1994（平成6）年の**地域保健法**の制定により，市町村が高齢者支援の第一線機関となり，1995（平成7）年には，**高齢社会対策基本法**が制定され，2000（平成12）年には**介護保険**

---

*1 従来からの心理的デブリーフィングに替えて，寄り添う支援としての「心理的応急処置（psychological first aid；PFA）」の有用性が示された.

表7-4 ▶ 高齢者にかかる地域精神保健の歩み

1963（昭和38）年	老人福祉法の制定
1982（昭和57）年	老人保健法の制定，老人精神衛生相談事業の開始
1988（昭和63）年	「長寿・福祉社会を実現するための施策の基本的な考え方と目標について（福祉ビジョン）」策定
1989（平成元）年	「高齢者保健福祉推進十か年戦略（ゴールドプラン）」策定
1990（平成2）年	老人保健法と老人福祉法の改正
1994（平成6）年	地域保健法の成立，「新ゴールドプラン」の策定
1995（平成7）年	高齢社会対策基本法の制定，老人保健法および老人福祉法の改正
1996（平成8）年	「高齢社会対策大綱」の策定
2000（平成12）年	介護保険法の施行，老人保健事業第4次計画，「健康日本21」「ゴールドプラン21」の策定
2001（平成13）年	「高齢社会対策大綱」の改定
2002（平成14）年	健康増進法の制定，WHO：アクティブ・エイジングの提唱
2004（平成16）年	「痴呆症」が「認知症」に改称，「精神保健医療福祉の改革ビジョン」
2005（平成17）年	「認知症を知り地域をつくる10ヵ年」，高齢者虐待防止法の制定 「健康フロンティア戦略」：生活習慣病予防と介護予防を展開 介護保険法の改正（2006年施行）：介護予防，地域包括支援センター
2006（平成18）年	医療制度改革関連法により後期高齢者医療制度の創設
2007（平成19）年	「新健康フロンティア戦略」：認知症とうつ対策を展開
2008（平成20）年	「認知症の医療と生活の質を高める緊急プロジェクト」報告書 認知症疾患医療センター運営事業の創設
2009（平成21）年	「精神保健医療福祉の更なる改革に向けて」策定 障がい者制度改革推進本部の設置
2010（平成22）年	「介護保険制度の見直しに関する意見」：地域包括ケア 「高齢者のための新たな医療制度等について（最終とりまとめ）」
2011（平成23）年	介護保険法の改正（2012年施行）：介護予防・日常生活支援総合事業の創設，定期巡回・随時対応型訪問介護看護，複合型サービス
2012（平成24）年	高齢社会対策の基本的在り方等に関する検討会 新「高齢社会対策大綱」，「今後の認知症施策の方向性について—認知症施策推進5か年計画（オレンジプラン）」[医療モデル]
2013（平成25）年	健康日本21（第2次），イギリスにてG8認知症サミット開催 社会保障制度改革国民会議報告書，WFMH：高齢者のメンタルヘルス
2014（平成26）年	認知症サミット日本後継イベントの開催
2015（平成27）年	「認知症施策推進総合戦略（新オレンジプラン）」[社会モデル] 「高齢者の地域における新たなリハビリテーションの在り方検討会報告書」 WHO「高齢化と健康に関するワールド・レポート」
2017（平成29）年	高齢社会対策の基本的在り方等に関する検討会

制度が導入された。

　ところで，当初の高齢者対策では，治ることのない進行性の病としての「痴呆症」の福祉が主たる目標とされたが，その後，高齢者の8割以上が自立していることが示

され*1，また，脳卒中で倒れた**鶴見和子**が手記を通じ障害を得て生きる過程を「回生」と名づけてその生きざまを世に問い（1998年）*2，**日野原重明**らが75歳を過ぎても元気で自立した「新老人の会」を立ち上げるなど（2000年）*3，さまざまな形で社会貢献をする高齢者像が注目され，高齢者保健の目標が見直されることとなった。そして，2001年に改訂された「**高齢社会対策大綱**」では，高齢者は全体としてみると健康で活動的であり，経済的にも豊かになっているとの基本認識の下，高齢者の社会貢献の重要性を踏まえて高齢社会対策を推進すべきことが定められ，横断的取り組み課題と分野別の基本施策に沿った取り組みがなされることとなった。

2004年には，廃用症候群の予防的支援と全人的復権を提言した「高齢者リハビリテーション研究会報告書」が上梓され，「痴呆症」という病名が「認知症」に改められた。翌2005年には「**認知症を知り地域をつくる10ヵ年**」が公表され，生活習慣病予防と介護予防を目指す「**健康フロンティア戦略**」が策定され，2006年には**高齢者医療制度**が創設された。また，このころより，認知症の当事者がメディアや手記を通じて「当事者からみた認知症」を語るようになり*4，それを機にパートナーシップに基づく「寄り添う支援」のあり方や，認知症者のリカバリー（recovery，回復）が検討され，身体・精神・社会およびスピリットの各次元での調和のとれた良好な状態（ウェルビーイング，well-being）を目指す高齢者の健康づくりが課題とされるようになった。

2007年の「**新健康フロンティア戦略**」では，認知症およびうつ対策が強調され，2008（平成20）年には「**認知症の医療と生活の質を高める緊急プロジェクト**」報告書が出され，**認知症疾患医療センター運営事業**が起こされて地域包括支援センターとの連携により医療と介護の切れ目のないサービス提供に向けた相談支援体制の整備が目指されることとなった。その後，2010年には，地域包括ケア体制の整備を盛り込んだ「**介護保険制度の見直しに関する意見**」と「**高齢者のための新たな医療制度等について（最終とりまとめ）**」がなされ，2011年の介護保険法改正では，**介護予防・日常生活支援総合事業の創設**，**定期巡回・随時対応型訪問介護看護**，**看護小規模多機能型居宅介護（複合型サービス）**の提供が定められた。

そして，2012年には，**高齢社会対策の基本的在り方等に関する検討会**での議論を踏まえて大綱は三度の改定がなされた。そして，基本的考え方として，①「高齢者」の捉え方の意識改革，②老後の安心を確保するための社会保障制度の確立，③高齢者の意欲と能力の活用，④地域力の強化と安定的な地域社会の実現，⑤安全・安心な生活

＊1　柴田　博：8割以上の老人は自立している．ビジネス社，2002.
＊2　鶴見和子，上田　敏，大川弥生：回生を生きる―本当のリハビリテーションに出会って．三輪書店，1998.
＊3　日野原重明：「新老人」を生きる―知恵と身体情報を後世に遺す．光文社，2001.
＊4　C.ボーデン著，桧垣陽子訳：私は誰になっていくの？―アルツハイマー病者からみた世界．クリエイツかもがわ，2003.

環境の実現，⑥若年期からの「人生90年時代」への備えと世代循環の実現に向けて，全員参加体制で住民により支え合う地域社会，高齢者向け市場の活性化により安心で快適に生活できる社会の構築を目指すとした。

　また，同年，「今後の認知症施策の方向性について」を踏まえて包括的医療モデルでの取り組みとして「認知症施策推進5か年計画（オレンジプラン）」が策定されたが，その後，2012年のWHO世界保健デーの「高齢化と健康」を踏まえた取り組み，2013年の世界精神保健連盟（World Federation for Mental Health；WFMH）世界精神保健デーの「高齢者のメンタルヘルス」とイギリスでのG8認知症サミット，翌年，日本で開催されたその後継イベントなどを経て，2015年には，国をあげての「社会モデル」での「認知症施策推進総合戦略～認知症高齢者等にやさしい地域づくりに向けて～（新オレンジプラン）」が策定された。

　一方WHOは，今日，地球規模での新たな健康課題となった高齢化問題への適正な対処に向けて「高齢化と健康に関するワールド・レポート」を2015年に発表し，新たな健康観とその評価法を提示するとともに，医療，保健システム，介護の包括的システム，環境調整などにより，心身の病とともに生きる高齢者の健康度は改善し得るとする見解を示した[*1]。こうして，今日では保健医療と福祉介護の連携はもとより，生活にかかるさまざまな領域が連携し合い，自助・互助・共助・公助による地域包括ケアシステムの構築とアウトリーチ支援体制の整備が目指されるようになった。

4 子どもの貧困

　1990年代に入って，わが国の格差社会化が指摘されるようになるなか，2006年の経済協力開発機構（Organisation for Economic Co-operation and Development；OECD）による「対日経済審査報告書」で，わが国の相対的貧困率の高さ，子どもの貧困率の上昇傾向，母子世帯の貧困率の高さが突出していることなどが指摘され，国民の貧困問題への関心が高まった。また子どもの貧困は，子どもを産み育てることの不安や子どもの虐待の問題，子どもの学力や自己肯定感の低下，将来への希望の喪失，子どもの自殺や心の不調，安定的自立の阻害などと相互に密接に関連し合っており，次世代の子どもの貧困を生み出す世代間連鎖につながるとされるようになった。

　そうした動向のなか，母子家庭への支援充実を求める「あしなが育英会」や「『なくそう！子どもの貧困』全国ネットワーク」などの民間団体による要望，国際的な「子どもの貧困対策」の展開の動向などを背景に，2013（平成25）年6月に子どもの貧困対策の推進に関する法律が議員立法として制定された[*2]。

＊1　WHO健康開発総合研究センター訳：要旨 高齢化と健康に関するワールド・レポート．2015.
　　　http://www.who.int/kobe_centre/mediacentre/world_report_on_ageing/ja/
＊2　山野良一：子どもに貧困を押しつける国・日本．光文社，2014.

同法の目的には，子どもの将来がその生育環境に左右されることのないよう，貧困状態にある子どもが健やかに育成される環境の整備，教育の機会均等を図るための対策等を総合的に推進することが掲げられている。そして，本法に基づいて，翌年には**「子供の貧困対策に関する大綱」**が策定され，子どもの貧困対策に関する基本的な方針をはじめ，子どもの貧困に関する指標，指標の改善に向けた当面の重点施策，子どもの貧困に関する調査研究等および施策の推進体制等が示された。

　その後，2015年４月には，国民運動として「子どもの貧困対策」の展開に向け，内閣総理大臣も発起人の一人となった**子供の未来応援国民運動発起人集会**が開催され，今後の運動方針を示す「子供の未来応援国民運動趣意書」が採択された。そして，同年８月，**すべての子どもの安心と希望の実現に向けた副大臣等会議**が設置され，財源確保も含めた政策パッケージとして「**ひとり親家庭・多子世帯等自立応援プロジェクト**」と「**児童虐待防止対策強化プロジェクト**」からなる「**すべての子どもの安心と希望の実現プロジェクト**」（**すくすくサポート・プロジェクト**）が取りまとめられ，同年12月の**子どもの貧困対策会議**にて採用が決定された。

　このうち，前者は，安定した就業支援を目標に，子育て・生活支援，学習支援などの総合的支援に向け，①自治体窓口のワンストップ相談体制の推進，②子どもの居場所づくりや児童扶養手当の増額，③学習支援や教育費負担の軽減，スクールソーシャルワーカー等の拡充，訪問型家庭教育支援の推進，④就労のための資格取得促進，非正規雇用労働者の育児休業取得促進，⑤ひとり親家庭等に対する住居確保支援，⑥総合的な支援情報ポータルサイトの整備，支援ニーズと支援活動のマッチング事業，「子供の未来応援基金」による支援活動サポート，子供の未来応援国民運動の推進などが盛り込まれている。

　また，後者は，子ども虐待対策として，①予防のための**子育て世帯包括支援センター**の設置や孤立しがちな子育て家庭へのアウトリーチ支援，②虐待発生時の迅速・的確な対応に向けた「児童相談所体制強化プラン」や要保護児童対策地域協議会の機能強化，③被虐待児童の自立支援のための，里親委託や養子縁組の推進，児童養護施設退所児童への生活費等貸付事業の創設，児童家庭支援センターの設置数拡大などからなる。そして，これらプロジェクトの法的基盤整備と予算確保を目指して，2016年度には，児童扶養手当法や児童福祉法等の改正がなされた。

⑤　精神障害者の「心の健康づくり」

　精神保健医療福祉改革の一環として開始された地域生活中心の支援体制の整備にかかる取り組みのなかで，2003（平成15）年に開始された精神障害者退院促進支援事業は，その後，精神障害者地域移行支援特別対策事業を経て，2010年からは**精神障害者地域移行・地域定着支援事業**へと発展した。こうした動向のなかで，すでに地域生活を営んでいる精神障害当事者が，病院で入院加療を継続している人たちに自分の地域

での生活体験を伝えるなどの取り組みがなされるようになり，近年では，当事者による相談支援活動（ピアカウンセリング）や，自分の病について公の場で語るといった多様な活動へと広がった。また，雇用主に精神障害者であることを伝えたうえで就職を果たす人や，結婚し新たな家庭を築く人，病を乗り越えて多様な社会活動に参画する人などが増えつつある。こうした動向の背景には「精神疾患の症状や障害の有無にかかわらず，自分で病気や障害を管理しながら，新たな人生の目標を見出し，納得できる人生を歩む」ことを目指すリカバリー*1概念の浸透があるが，このプロセスは，精神障害者にとっての「心の健康づくり」にほかならない。

一方，当事者と支援者とのパートナーシップ関係を重視するリカバリー志向の精神科リハビリテーションプログラムとして，包括型地域生活支援（assertive community treatment；ACT）プログラム，個別就労支援（individual placement and support；IPS）プログラム，疾病自己管理とリカバリー（illness management and recovery；IMR）プログラムなどがある。また，当事者の回復を目指す地域生活中心の実践例としては，浦河べてるの家での実践報告*2や，アメリカで躁うつ病の当事者により開発された健康自己管理法（wellness recovery action plan；WRAP）*3の広がりなどが注目される。

6　支援者のバーンアウト（燃え尽き）問題

今日では，国民一人ひとりが心のケアサポートを担うことが求められるようになったが，実践に伴うストレスによって支援者自身が，心の不調・病に陥ることも少なくない。実際に支援活動時は，援助に集中するあまり自分自身の疲れや健康度の低下に気づきにくく，また自覚したとしても，使命感などによって休息をとることや治療を受けることが遅れることもしばしばである。したがって，高齢者の介護や障害者の日常生活支援を担う家族や医療保健福祉関連業務等に従事する専門職は，自らがバーンアウト（燃え尽き）症候群に陥る危険性があることを認識して，常日ごろより自らの「心の健康づくり」に努める必要がある。また，実際の支援活動の実践に際しては，援助者自身のストレスを軽減し疲労を最小限に防ぐ工夫をするほか，支援者同士が相互に支え合いながら課題解決に取り組むための仲間づくりや，利用し得るさまざまな社会資源を知り活用しながら，見通しをもった支援活動を行うことが重要である。

一方，近年は，精神障害者や，大規模災害などはもっぱら援助対象者としてのみ考

＊1　リカバリーには，「個人的な自信・希望」「他者への信頼」「助けを求めるのをいとわない」「症状に支配されない」「目標・成功指向」の5つの要素があり，その達成には，①希望，②エンパワメント（empowerment，支援対象者がもつ生きる力を育み維持する），③自己責任，④生活の中の有意義な役割などのプロセス，があるとされている．
＊2　浦河べてるの家：べてるの家の「当事者研究」．医学書院，2005．
＊3　M. E. コップランド著，松浦秀明訳：うつ・躁回復ワークブック―自分で記入し，自己コントロールするためのプログラム．保健同人社，2001．

えられてきた人たちの「生きる力」や「回復力」が注目されるようになった。支援者はパートナーシップに基づく「寄り添う支援」などにより，支援対象者から残された力を引き出すこと（**エンパワメント**）を目標に，個別具体的な課題解決や目標達成に向けた取り組みを継続的に展開することが重要である。また支援者も，被支援者と共に生きる体験を通じて自分自身の「生きる力」を与えてもらっているといえよう。

7 新たな地域精神保健の課題

1 多文化関連の精神保健問題

2013年末でのわが国の在留外国人は206万6,445人（日本の総人口に占める比率は1.62％）で，この20年ほどで1％ほどの伸びにとどまっているが，難民申請件数は増加の一途をたどっている。出身地別では，中国，韓国・北朝鮮，フィリピン，ブラジル，ベトナムの人たちで約80％を占めるが，近年は，さまざまな国の人々が就労を求めてわが国への移住を求めるようになってきており，文化の壁，言葉の壁あるいはその民族独特の疾病観により，精神保健医療福祉関連のサービスが十分に利用できない，または利用しないといった問題がある。一方，対応する側も，時間がかかる，通訳がいない，医療費が確実に取れない，関係機関相互の連携が円滑に進まないなどの理由で，在日外国人の精神保健医療福祉にかかる対応への抵抗感が強い。

このように，グローバリゼーションの進展を背景にした多文化共生時代の到来に，日本に暮らす民族マイノリティ，外国人労働者，海外在住邦人，帰国子女，国際結婚のカップルなどにかかる精神保健上の問題への対応体制の整備は，現代的な精神保健の課題である。そして，文化的感受性の高い人材の育成，教育により，在日外国人への保健医療福祉的支援がより円滑になされるようになることが求められている。

2 トランスジェンダー問題（性同一性障害にかかる問題）

わが国における**性同一性障害**の治療は，1998年に埼玉医科大学において性別適合手術が実施されたことによって公式の医療となった。今日では，日本精神神経学会による「**性同一性障害に関する診断と治療のガイドライン（第4版）**」に準拠した治療がなされているが，性別違和を主訴とする受診者は増加の一途をたどっており，小学生や中学生の受診など，若年化も進んできている。

この障害は，思春期と就職初期に多く，性自認が身体の性別と一致せず性別違和感に悩み，また，学校，社会での差別や偏見から，自尊感情の低下，抑うつ，不安などに陥り，自殺念慮・企図・自傷行為のリスクは高い。そのため，2012年の改正「自殺総合対策大綱」では，自殺リスクとして性的マイノリティが明記され，2015年に文部科学省から学校に出された「**性同一性障害に係る児童生徒に対するきめ細かな対応の実施等について**」では，医療機関との連携や学校での研修の必要性が述べられている。

また，2003年の**性同一性障害者の性別の取扱いの特例に関する法律**の制定によって，一定の条件を満たせば戸籍の性別を変更することが可能となり，2014（平成26）年末までの戸籍の性別変更者は5,166人に達している。

一方，国際的には，病ではなく多様なセクシュアリティの一つとしてとらえ当事者を尊重し支援していく流れにあり，医学的概念としての性同一性障害に代えて**トランスジェンダー**という呼称が用いられている。そして，性指向と性自認に関する当事者たちも，近年，女性同性愛（lesbian），男性同性愛（gay），バイセクシュアル（bisexual），トランスジェンダー（transgender）の頭文字をまとめた**LGBT**という，脱医療的意味合いをもつ用語を用いるようになってきている。

C ● 地域精神保健活動のさらなる推進に向けた課題

1 地域精神保健の課題に対する包括的・計画的な体制整備の動向

今日，地域では，個人の努力のみでは対応し得ない複雑かつ錯綜した課題が陸続と出現してきている。例えば，自殺問題には，貧困，高齢者の無縁死・孤独死，アルコール健康障害，トランスジェンダー問題などが重複し，あるいは錯綜しているため，社会保障制度の再構築の動向などを視野に入れつつ対応策を企画・実施していく必要がある。また，すべての地域住民を対象とした「心の健康づくり」や「心のケアサポート体制の推進」には，**自助・互助・共助・公助**による公民協働での組織的な取り組みが不可欠となる。

とくに，公助・共助については，国際的指標を視野に入れた国策の策定と法制度の整備，地域特性を勘案した都道府県・市町村単位での目標設定と実施計画の策定が必要になる。そして，地域住民への説明責任を果たしつつ，**PDCAサイクル**（plan企画 –do実行 –check評価 –action改善）により，着実な目標実現を目指す必要がある。

一方，自助と互助にかかる取り組みについては，近年，障害当事者，家族，関係機関，NPO，ボランティアなどの活動が活発化してきている。**自殺対策基本法**の制定とその後の各種自殺対策活動や，**子どもの貧困対策の推進に関する法律**の制定などへの積極的な関与，**こころの健康政策構想会議**による提言の取りまとめなどのほか，当事者・家族・関係者を多数含む**障がい者制度改革推進会議**における障害者権利条約批准を視野に入れた報告書「**障害者制度改革の推進のための基本的な方向について**」の取りまとめや，大規模災害時の各種ボランティアの支援活動の展開，精神障害者地域移行・地域定着支援事業におけるピア活動等，公民協働での地域づくりにかかわる活動や役割は増大しつつある。そして，これらの現代的諸課題への対応には「医療モデル」ではなく「社会モデル」での取り組みが必要になる。

② 目標管理型施策の展開に向けた新たな人材の育成

　地域精神保健活動の効果的な展開のためには，国や地方公共団体，各種民間団体におけるニーズと課題を明確にし，将来展望のある計画を立てて対応を図る**ソーシャルプランニング**（social planning）や，国民に対する関連サービスの合理的・効率的な政策内容の決定と過程形成，管理・運営，組織化にかかる**ソーシャルアドミニストレーション**（social administration）の知識が必要となる。今後，保健福祉専門職には，従来の個別ケースワークや保健所デイケアのような集団指導などの直接的サービス活動に関する技法，ケースマネジメントなど間接的サービス援助にかかる技術の習得に加え，目標管理型施策の展開に関する技能の獲得と実践体験が重要となる。一方，国および地方公共団体にとっては，精神保健福祉行政への参加の機会を積極的に提供し，立体的・重層的な行政システムの統括的管理を展開し得る人材を育成することが必要となろう。

メンタルヘルスと
精神保健福祉士の役割

この章で学ぶこと

Ⅰ メンタルヘルスにおける精神保健福祉士の役割

Ⅱ メンタルヘルスの諸課題における精神保健福祉士の役割

Ⅰ　メンタルヘルスにおける精神保健福祉士の役割

　精神保健及び精神障害者福祉に関する法律（精神保健福祉法）によると，第1条（この法律の目的）において，「精神障害者の福祉の増進」と「国民の精神保健の向上」を目的として掲げている。同様に精神保健福祉士法第1条（目的）においても，国民の「精神保健の向上」と「精神障害者の福祉の増進」が掲げられ，これらに寄与するものとして精神保健福祉士の資格を定めている。精神保健福祉士法制定以来，同法第2条に基づき，精神保健福祉士は「精神障害者の保健及び福祉に関する専門的知識及び技術」を身につけ，精神科病院等の医療機関において医療を受けている患者もしくは社会復帰施設の利用者の相談援助を行うとして，もっぱら精神障害者のみを援助対象としてきた。

　しかし，精神保健福祉士制度の施行から現在に至るまでに，「入院医療中心から地域生活中心へ」という施策の転換や障害者自立支援法の施行，その後の障害者の日常生活及び社会生活を総合的に支援するための法律（障害者総合支援法）への改正など，精神保健福祉士を取り巻く環境は大きく変貌した。2007（平成19）年12月より今後の精神保健福祉士の養成の在り方等に関する検討会が開催され，2010（平成22）年3月に「精神保健福祉士養成課程における教育内容等の見直しについて」としてまとめられた。

　その中で，精神保健福祉士に求められる役割として次の3つをあげている。
①医療機関等におけるチームの一員として，治療中の精神障害者に対する相談援助を行う役割
②長期在院患者を中心とした精神障害者の地域移行を支援する役割
③精神障害者が地域で安心して暮らせるよう相談に応じ，必要なサービスの利用を支援するなど，地域生活の維持・継続を支援し，生活の質を高める役割

　さらに，これに加えて，「関連分野における精神保健福祉の多様化する課題に対し，相談援助を行う役割」を掲げている。このように精神保健福祉士の役割には，精神障害者本人や家族に対する支援だけでなく，国民のライフサイクルにおけるメンタルヘルスの諸課題に対応していくことが求められているのである。

　また，精神障害者の人権を尊重し，利用者の立場で前記の役割を適切に果たすことができるよう，精神保健福祉士に求められる知識および技術を具体的に提示している。
①医療機関等における専門治療の特徴を踏まえ，関係職種と連携・協働する専門的知識および技術
②地域移行の重要性，地域移行を促進するための家族調整や住居確保など，地域移

行に係る専門的知識および技術

③包括的な相談援助を行うための，地域における医療・福祉サービスの利用調整

④就職に向けた相談・求職活動等に関する専門的知識および技術

⑤ケアマネジメント，コンサルテーション，チームアプローチ，ネットワーキング等の関連援助技術

これらを養成課程において実践的に教育していく必要があることを強調している。

また，次の点について基礎的な知識も教育していく必要があるとしている。

⑥行政，労働，司法，教育分野での精神保健に関する相談援助活動

⑦各々の疾患およびライフサイクルに伴う生活上の課題

さて，精神保健福祉士に求められる知識および技術にもあげられているが，メンタルヘルスの諸課題に対応する際に，共通して理解しておくことが必要なものとしてチームアプローチがある。**チームアプローチ**とは，異なる専門職種がチームを編成して共通の目的を達成するために協力することである。そして，各専門職が独自にもつ知識と技術を駆使して，お互いの専門性を尊重しながら，協働作業を実践するものである[*1]。その際に合意しておかなければならない点として，クライエント中心に検討がなされ，その可能性を探ることである。すなわち，チーム全体としてクライエントの利益を最優先にサービス提供ができることを前提として検討を行うということである。

さらに，チームアプローチの利点としては次のことがあげられる[*2]。

①当事者自身が自分の抱えている問題をそれぞれの専門家に相談でき，多元的な人間関係を経験できる。

②チームに参加している専門職は，自らの専門性を発揮して，責任をもって自主的に治療行為を実践できる。また，業務上で自信をなくすような困難な問題にぶつかったり，不安になっても，カンファレンスなどを通してのチームの支えにより，自信を取り戻したり，精神的な安定を保てる。

③当事者・家族の情報がスタッフ全員に伝わることにより，病状・治療方針・治療経過を共有化して，状況に応じた重層的なかかわりと医療が行える。

④対象である当事者・家族を多方面から理解し，チームとしての統一した見解をもてる。

⑤スタッフ同士で支え合ったり，学び合う経験と，不満や葛藤を話し合いの場で解決するなどの機会を得て，チーム構成員の成長を図り，チーム全体の成熟度が高められる。

第8章

---

*1 荒田　寛：チームアプローチ．精神保健福祉士養成セミナー編集委員会編，［増補］精神保健福祉援助技術各論，改訂第3版精神保健福祉士養成セミナー第6巻，へるす出版，2008，p.215.
*2 荒田　寛：前掲書，p.216.

精神保健福祉士が働くそれぞれの領域により，チームを構成する職種は異なる。医療においては，チーム医療という言葉に代表されるように，精神保健福祉士も医療を提供するメンバーの一員として機能することが求められる。リハビリテーションにおいては，リハビリテーションチームの一員として，地域におけるケア会議においては，支援対象者の支援チームの一員として機能することが求められる。しかし，いずれのチームの構成員であったとしても，精神保健福祉士としてはあくまで生活者の視点から支援を展開していくことが基本となる。

　さらに，もつべき視点として次の3つがあげられる。

　①自己決定を尊重する視点

　②人と状況の全体性を考える視点

　③人権を尊重する視点

　このような基本的視点をもってチームに参画し，クライエントの最善の利益となるように支援をすることこそ，チームアプローチにおいて精神保健福祉士が提供するべき支援である。

　メンタルヘルスの諸課題への対応では，チームアプローチのように多職種と共に支援を展開する場面が多く想定される。したがって，コンサルテーションにおいても精神保健福祉士としての立場を発揮して，役割を遂行することが求められる。また，精神保健福祉士が他職種に対して積極的に相談助言を求めつつ，クライエントに対しては常に情報開示と自己決定の機会を保障していくことが重要である。

Ⅱ　メンタルヘルスの諸課題における精神保健福祉士の役割

　わが国における国民のメンタルヘルス課題は多岐にわたっている。こうした状況にあって，メンタルヘルスに関する知識と技術をもち，生活問題を対象とする専門職である精神保健福祉士には，さまざまな領域での活躍が期待されている。例えば，ひきこもりに対する施策は，これまで精神疾患であるか否かにかかわらず精神保健福祉，児童福祉，ニート対策等の多様な相談窓口による取り組みが展開されてきた。ひきこもりは年々長期化，高齢化しており，2009（平成21）年からはひきこもりに特化した専門的な第1次相談窓口としての機能を有する**ひきこもり地域支援センター**を都道府県，指定都市に設置した。同センターでは，ひきこもりの状態にある本人や家族が，地域の中でまず相談するところを明確にすることによって，より適切な支援に結びつきやすくすることを目的としている。そして，精神保健福祉士等を中心に，地域における関係機関とのネットワークの構築や，ひきこもり対策にとって必要な情報を広く提供するといった地域におけるひきこもり支援の拠点としての役割を担っている。

本節では，精神保健福祉士のかかわりの中心となる「精神保健福祉の対象」よりも広範囲に及ぶ「精神保健の対象」中のいくつかの領域について，精神保健福祉士の役割を取り上げ，社会福祉専門職の基盤となる価値・倫理にのっとって，メンタルヘルスの諸課題に向き合ううえでの役割を整理する。

A 認知症領域における役割

　わが国の高齢化率は25％を超え，認知症高齢者も増加の一途をたどっており，今後ますます深刻な問題となることが予想される。厚生労働省が2012（平成24）年に公表した「今後の認知症施策の方向性について」では，「認知症の人は，精神科病院や施設を利用せざるを得ない」という考え方を改め，「認知症になっても本人の意思が尊重され，できる限り住み慣れた地域のよい環境で暮らし続けることができる社会」の実現を目指すとした。そのため，新たな視点に立脚した施策の導入を積極的に進めることにより，これまでの「自宅→グループホーム→施設あるいは一般病院・精神科病院」というような不適切な「ケアの流れ」を変え，むしろ逆の流れとする標準的な認知症ケアパス（状態に応じた適切なサービス提供の流れ）を構築することを，基本目標に定めた。この目標の実現に向けた具体的な施策として，同年「認知症施策推進5か年計画（オレンジプラン）」が，さらに2014（平成26）年には厚生労働省と関係府省庁とが共同して「認知症施策推進総合戦略～認知症高齢者等にやさしい地域づくりに向けて～（新オレンジプラン）」が策定された。

　認知症の人たちにかかわるには，医療と保健・福祉が連携し，支援にあたることが望ましい。精神保健福祉士の活動場面としては，介護保険施設や在宅介護支援を行う事業所の相談員，居宅介護支援事業所の介護支援専門員，医療機関では認知症治療病棟，重度認知症デイケア，認知症疾患医療センターの専従相談員などがある。近年は，認知症初期集中支援チームや認知症地域支援推進員としての活動や，若年性認知症の人や認知症の人の家族の支援など，さらに活動の場が広がっている。

　精神保健福祉士に期待される役割として，認知症の人たちの個別性を尊重し，自己決定を基本とした自己実現を目指すことがあげられる。とはいえ，認知症のさまざまな症状から介護環境をうまく整えることができなかったり，適切な医療を受けることができないといった場面にしばしば直面する。このような場面において，精神医療と福祉の知識・技術を発揮して，その人らしい生活を継続するために必要な支援を提供するとともに，認知症があっても自らの生活について自己決定を下すことを促し，その実現にあたって必要とされる支援を提供していくことが精神保健福祉士の役割である。

　さらに，認知症の人たちへの支援にあたっては，とくに権利擁護の視点が重要である。高齢者虐待の多くが認知症高齢者に対するものであるが，この場合，認知症に関

する正しい知識と適切な支援が虐待の未然防止につながる。このことは，相談機関での対応や在宅ケアの場面に出向く機会の多い支援者がとくに留意しておきたい点である。同様に，金銭，財産管理を伴う権利擁護は，制度に関する知識の有無にかかわらず，その運用にあたってはとくに慎重でなければならない。また，社会福祉協議会が運営主体となっている日常生活自立支援事業の専門員や，成年後見制度の後見人を担うことは，私たちが権利侵害の当事者となってしまうリスクの高い行為であることを意識しておくことが重要である。この点にとくに注意しながら日々，研鑽を積んでいく必要があろう。

　介護保険制度の変遷をみると，認知症を含む高齢者を対象とした社会福祉領域は拡大し，専門職種だけではなく企業や市民団体などの参入もみられる。ますます市場化の進む領域であることからも，当事者の権利を擁護する職種として，精神保健福祉士が担うべき役割は大きい。

B ● 嗜癖関連問題対策における役割

　嗜癖関連問題のうち，アルコール関連問題や薬物問題はたびたび社会問題化している。アルコール関連問題は，飲酒運転による交通事故の多発，未成年者・女性・高齢者のアルコール問題など年々深刻となっていることから，2013（平成25）年12月に**アルコール健康障害対策基本法**が制定された。また，薬物問題の対策としては，1998（平成10）年に「**薬物乱用防止五か年戦略**」が策定され，以降5年ごとに薬物乱用対策の目標が示されている。現在は，2018年に策定された「**第五次薬物乱用防止五か年戦略**」にのっとって対策が進められている。近年，これらの対策に医療・福祉の専門職だけでなく，当事者や民間リハビリテーション施設の関係者，司法関係者も参画している。

　嗜癖関連問題にかかわる精神保健福祉士に求められる役割は，嗜癖問題を抱える人の生活困難や失職，家庭崩壊，多重債務による経済困窮など支援の必要な生活問題が，嗜癖によるものか否かをアセスメントし，適切な社会資源への初期介入・危機介入を行うことである。例えば，治療にあたる医療機関も精神科医療機関だけではない。一般医療機関においても，適切な治療が提供され，必要に応じて専門医療機関への転院を推し進める必要がある。また，アルコール依存症において特徴的にいわれている**否認**や**共依存**（codependency）に関する基本的知識を理解，習得しておくことが重要である。そして，嗜癖問題を抱える人が治療に向き合い，継続できるように，本人ならびに家族を支援していく。疾病という側面に対しては治療に専念できる環境調整を行い，前述のような生活問題に対しては，生活者の視点から適切に介入していくことが求められる。

　精神保健福祉士の実践としては，すでに医師や看護師等と共にチーム医療の提供，

本人や家族のための自助グループ活動や育成に取り組んではいるが，嗜癖問題には多くの関連問題があることから，さらなる社会環境への働きかけが求められる。具体的には，地域における支援ネットワークの構築や普及啓発のための取り組みなどである。そのためには，社会資源に関する知識の活用はもちろん，場合によっては社会資源の開拓を行い，これらをコーディネートする能力や，問題解決に向けた面接技術，アセスメント能力の習得，研鑽が求められている。つまり，嗜癖問題の治療的側面に対しては，精神医療に関する正しい知識と理解に基づいてチーム医療に参加し，関連問題とされる生活問題については，本人の主体的参加を前提としたアセスメントに基づく支援が展開されるよう専門性を発揮していくことが求められている。

C • 自殺対策における役割

　わが国の自殺者数は1990年代後半から急増し，年間30,000人を超えていた。この間には，金融危機や大規模災害等の社会不安を誘発する出来事や，有名人の自殺などのマスコミ報道による自殺の連鎖など，さまざまな問題が起きていた。国は2006（平成18）年に**自殺対策基本法**を制定し，さらに翌年には自殺対策の指針となる「**自殺総合対策大綱**」を閣議決定し，具体的な対策を押し進めてきた。2010（平成22）年以降，自殺者数は減少に転じ，2012年には30,000人を下回るなど減少が続いている。

　これまで内閣府を中心に進めてきた取り組みは，2016（平成28）年4月から厚生労働省に移管された。自殺対策は総合的，包括的に進めることで効果が発揮されるものであり，今後の動向を注視すべきである。これまでの取り組みのなかで，専門職も含めさまざまな立場の者が担うべき役割が明らかになってきている。例えば，市民から専門職までがそれぞれの立場で，悩んでいる人に気づき，声をかけ，話を聞いて必要な支援につなげ，見守る役割を担う**ゲートキーパー**の推進などである。

　自殺者の多くが何らかの精神疾患を抱えていることが指摘されており，精神保健福祉士が自殺対策に関与する場面がある。自殺対策をとらえる視点としては，次の3段階で考えることが重要とされている。1つ目は**プリベンション**（prevention，**事前対応**）である。具体的には，日常的なかかわりにおいて，自殺防止の視点をもつことや，不安を感じたときに相談につなげられるように問題対処能力を高めることなどである。2つ目は**インターベンション**（intervention，**危機介入**）である。自殺のサインを受け止め，寄り添いながら，「死にたい思い」にふれて話を進めていくことである。3つ目は**ポストベンション**（postvention，**事後対応**）である。一般的には自殺既遂者の遺族や関係者のケアを指し，悲嘆からの自殺の連鎖を防ぐことが主目的である。また，自殺未遂者へのケアでは，再度自殺に至ることに十分注意してかかわることが求められる。以上のような視点からソーシャルワークを展開することで，自殺対策に効果を発揮することが期待されている。

D ・ 司法精神保健福祉領域における役割

　司法精神保健福祉領域で働く精神保健福祉士は，**心神喪失等の状態で重大な他害行為を行った者の医療及び観察等に関する法律（医療観察法）**の医療観察制度に規定される処遇にかかわる者がその大半を占めている。具体的には，精神保健参与員，指定入院医療機関・指定通院医療機関の精神保健福祉士，社会復帰調整官である。医療観察法において精神保健参与員と社会復帰調整官は，次のように位置づけられている。

　精神保健参与員は，精神保健福祉士その他の精神障害者の保健および福祉に関する専門的知識および技術を有する者のうちから，処遇の要否およびその内容について意見を述べることが認められ，審判に関与するものとされている（同法第15条第2項，同法第36条）。

　社会復帰調整官は，精神保健福祉士その他の精神障害者の保健および福祉に関する専門的知識を有する者として，政令で定めるものでなければならないとされている（同法第20条第3項）。なお，医療観察法と関連するガイドラインを柱とした「医療観察制度」の詳細については第3章Ⅶ節「司法精神保健福祉対策」を参照されたい。

　この制度において精神保健福祉士が果たすべき役割は次のとおりである。

　まず，多職種チームにおける「治療→リハビリテーション→社会復帰」に向けた取り組みのなかで専門性を発揮することである。これは，指定入院医療機関における多職種チームに人員配置されていることや社会復帰調整官としてケア会議を調整する役割に代表されるが，いずれにしろ，それぞれの場面において対象者が適切な処遇を受けられるようにかかわることが重要である。例えば，指定入院医療機関の多職種チームの精神保健福祉士であれば，家族との連絡・関係調整，社会保障・福祉制度関連援助，権利擁護関連援助（抗告等），社会復帰調整官との連絡・調整，ケア会議の調整などである。

　さらに，一貫して**権利擁護**の視点に立った支援が求められている。地方裁判所における審判に始まり一連の処遇の終了に至るまで，精神保健福祉士はさまざまな立場からかかわっている。指定医療機関の運営ガイドラインにおいて，「ノーマライゼーションの観点も踏まえた入院対象者の社会復帰の早期実現」や「プライバシー等の人権に配慮しつつ透明性の高い医療を提供」といった記載があることからも，対象者の処遇における権利擁護に十分配慮することは，精神保健福祉士に求められるきわめて重要な役割である。

　近年，刑務所に収容される高齢者，障害者が増加している。このことから，矯正施設に配置された精神保健福祉士や社会福祉士が，被収容者のうち福祉による支援の必要な者を選定し，その者のニーズの把握，円滑な社会復帰に向けた帰住調整等の役割を担っている。2014度からは，常勤の**福祉専門官**としての採用も始まっており，司法領域において精神保健福祉士の役割が期待されている。

E ● 産業精神保健領域における役割

産業精神保健領域においては、いわゆる職場におけるメンタルヘルス対策として環境整備が課題とされている。仕事により強い不安、悩み、ストレスを感じて休職や離職、さらには自殺に至る労働者の増加が大きな問題となり、職場におけるメンタルヘルスケア活動の強化が叫ばれてきた。わが国においては、1980年代後半、厚生省（当時）が**トータルヘルスプロモーション**（total health promotion；**THP**）の推進を打ち出し、身体のみならず心の健康づくりが推し進められた。その後、2000（平成12）年8月の「**事業場における労働者の心の健康づくりのための指針**」により、職場（事業場）におけるメンタルヘルスケアの具体的対策が示されることとなった。

この指針では次の4つのケアの推進を求めている。

①セルフケア

②ラインによるケア

③事業場内産業保健スタッフ等によるケア

④事業場外資源によるケア

具体的な取り組みとして、①の「セルフケア」は、労働者によるストレスへの気づきや、ストレスへの対処である。②の「ラインによるケア」は、職場の管理監督者による職場環境等の改善や個別の指導、相談等である。③の「事業場内産業保健スタッフ等によるケア」は、産業医、衛生管理者等による職場の実態の把握、個別の指導・相談等、ラインによるケアへの支援、管理監督者への教育、研修等である。④の「事業場外資源によるケア」は、事業場外資源による直接サービスの提供、支援サービスの提供、ネットワークへの参加などである。

このことから**EAP**（employee assistance program、**従業員支援プログラム**）を導入する事業場が増加している。EAPは、前記のケアに照らしていえば、事業場内産業保健スタッフとして行うものと事業場外資源として行うものとがある。いずれも「個人への支援」「組織への支援」の2つの側面からとらえる必要があるが、このようなEAPに携わる精神保健福祉士も増加傾向にあることから、求められる役割をよく理解しておく必要がある。

その役割の一つは、個人や組織への支援として、労働者のメンタルヘルスの保持増進の支援や権利擁護の立場から、医療従事者・職場等と連携し、メンタルヘルスの不調を訴える労働者本人の健康回復や職場復帰支援等を行うことである。そのほか組織へのコンサルテーションとして、精神医療と保健福祉援助の知識を活用し、メンタルヘルスの不調を訴える労働者に適切な支援が実施できる体制の整備についてアドバイスすることが求められる。

2014年の**労働安全衛生法**改正により、50人以上の従業員がいる企業では、職場における定期健診とは別に、「**心理的な負担の程度を把握するための検査**」（**ストレス**

チェック制度）が始まった（2015［平成27］年12月施行）。実施者は医師，保健師等で精神保健福祉士もその担い手となっている。その役割を担ううえで，精神保健福祉士による権利擁護の視点に裏づけられた支援は有効であり，よりいっそうの専門性の発揮が期待されている。

F ● スクールソーシャルワーク領域における役割

　学校におけるメンタルヘルス課題については，以前から指摘されてきた。登校拒否や不登校，保健室登校，いじめや自殺などであるが，これらについては従来，生徒指導や教育相談，スクールカウンセリングなどによる指導や，治療・矯正の対象とされてきた。

　一方，スクールソーシャルワークとは，「人間尊重の理念」を価値として，学校という現場において社会福祉の専門知識と技術を活用し，子どもの抱える問題や課題の解決にあたる実践である。つまり，学校の中でさまざまな問題に直面している子どもたちの側に立って彼らを支え，教育や医療の視点からだけでなく，学校全体を視野に入れつつ，その質を高めるために行う福祉的なアプローチのことである。

　文部科学省は2008（平成20）年度から，全国141地域を対象にスクールソーシャルワーカー活用事業を開始した。その事業趣旨は以下のとおりである。

　「いじめ，不登校，暴力行為，児童虐待など生徒指導上の課題に対応するため，教育分野に関する知識に加えて，社会福祉等の専門的な知識・技術を用いて，児童生徒の置かれた様々な環境に働き掛けて支援を行う，スクールソーシャルワーカーを配置し，教育相談体制を整備する」

　また，この事業においてスクールソーシャルワーカーとして選考される者は，「社会福祉士や精神保健福祉士等の福祉に関する専門的な資格を有する者が望ましいが，地域や学校の実情に応じて，福祉や教育の分野において，専門的な知識・技術を有する者又は活動経験の実績等がある者」としており，次の職務内容を適切に遂行できる者と定めている。

①問題を抱える児童生徒が置かれた環境への働きかけ
②関係機関等とのネットワークの構築，連携・調整
③学校内におけるチーム体制の構築，支援
④保護者，教職員等に対する支援・相談・情報提供
⑤教職員等への研修活動　等

精神保健福祉士は，心の問題とこれを取り巻く問題にかかわる専門職種であることから，学校の指導主事などとの早期のアセスメントにおいて，子育てに困難な状況にある家庭との連携促進を図り，アセスメントの内容に経済的な問題や家庭問題，本人・家族の精神保健問題があるときなどの支援提供が期待される。これによって，不

登校，長期欠席，虐待，問題行動などの未然防止，虐待等の早期発見にもつながるであろう。そして，メンタルヘルス課題を抱えた子どもに適切な医療が提供されることや，子どもだけでなく家庭が抱える問題についても，何らかの解決につながるように支援していくことが求められる。

スクールソーシャルワーカーの活用については，社会的な要請も高まっており，2014年8月の「子供の貧困対策に関する大綱」において，学校を貧困の連鎖を断ち切るためのプラットフォームとして位置づけ，スクールソーシャルワーカーの配置を推進することとした。さらに，2015年12月に文部科学省がまとめた「チームとしての学校の在り方と今後の改善方策について」において，「チームとしての学校」を実現するために専門性に基づくチーム体制の構築が必要であるとして，「国はスクールソーシャルワーカーを学校等において必要とされる標準的な職として，職務内容等を法令上，明確化することを検討する」としている。

参考文献

1) 精神保健福祉士養成セミナー編集委員会編：[増補] 精神保健福祉援助技術各論．改訂第3版精神保健福祉士養成セミナー第6巻，へるす出版，2008．
2) 精神保健福祉士養成セミナー編集委員会編：[増補] 精神保健学．改訂第3版精神保健福祉士養成セミナー第2巻，へるす出版，2008．
3) 柏木　昭，荒田　寛，佐々木敏明編：これからの精神保健福祉―精神保健福祉士ガイドブック．第4版，へるす出版，2009．
4) 精神保健医療福祉白書編集委員会編：精神保健医療福祉白書2016．中央法規出版，2015．

第8章

第 **9** 章

精神保健にかかわる専門職種と
国，都道府県，市町村，団体等
の役割および連携

この章で学ぶこと

Ⅰ 国および行政機関の役割

Ⅱ 各種行政機関の役割─保健所，精神保健福祉センター，

市町村保健センター等

Ⅲ 保健専門職の役割

Ⅳ 各種学会，啓発団体等の役割

Ⅴ 精神保健における連携のあり方

I 国および行政機関の役割

A ●「地域保健対策の推進に関する基本指針」における行政機関の役割

　地域保健対策の推進については，地域保健法において，国と地方公共団体の責務が規定されるとともに，同法第4条に基づく「地域保健対策の推進に関する基本的な指針」（以下，基本的な指針）を策定し，地域住民の健康の保持および増進，ならびに地域住民が安心して暮らせる保健医療体制を確保すべく，地域保健対策を総合的に推進してきているところである。

　基本的な指針についてはこれまで，新たな行政課題の検討を踏まえながら必要に応じて見直されてきているが，2015（平成27）年の改正では，精神障害者施策の総合的な取り組みとして，以下の内容が示されている。

①精神障害者に係る保健，医療，福祉等関連施策の総合的かつ計画的な取り組みを促進すること。

②都道府県および市町村ならびに保健所は，精神障害者ができるかぎり地域で生活できるようにするため，居宅生活支援事業の普及を図るとともに，ケアマネジメントの手法の活用の推進を検討すること。とくに，条件が整えば退院可能とされる者の退院および社会復帰を目指すため，必要なサービスの整備および資源の開発を行い，地域の保健，医療，福祉関係機関の連携を進めること。

③都道府県および市町村ならびに保健所は，精神障害者および家族のニーズに対応した多様な相談体制および支援体制を構築するとともに，当事者自身による相互支援活動等を支援すること。

④都道府県および市町村ならびに保健所は，精神疾患および精神障害者への正しい理解の普及を推進するとともに地域住民の精神的健康の保持増進を推進すること。

　また基本的な指針では，近年の人口の高齢化，疾病構造の変化，ノーマライゼーションの意義の高まり等に伴い，保健・医療・福祉の連携の下で，最適なサービスを総合的に提供するための調整機能の充実として，市町村および都道府県が取り組むべき内容を示している。

a. 市町村の取り組み

①相談からサービスの提供までに至る体系的な体制の整備と職員に対する研修の充実を図る。

②支援を必要とする住民をより早く把握し，適時かつ適切な情報の提供，関係機関の紹介および調整等を行う総合相談窓口を市町村保健センター等に設置する。

③高齢者の保健，福祉サービスに関する相談，連絡調整等を行う地域包括支援センターの整備を推進する。

④地域の医師会の協力の下に，かかりつけ医との連携および協力体制を確立する。

b. 都道府県の取り組み

①保健所において，精神障害および難病等の専門的かつ広域的に対応することが望ましい問題をもつ住民に対して，保健，医療，福祉の連携の下で最適なサービスを提供するための総合調整機能を果たす。

②市町村の求めに応じて，専門的および技術的支援を行う。

2015年に改正された基本的な指針では，今後の地域保健対策のあり方として，地域の**ソーシャルキャピタル**の活用を通じた健康なまちづくりの推進に力を入れていることが特徴である。

地域保健担当部門は，地域のソーシャルキャピタルに立脚した活動を展開し，多様化・高度化する住民ニーズに即した取り組みの展開が期待されている。ソーシャルキャピタルの活用にあたっては，住民参画型の地域ボランティアや企業等による活動などにより，地域に根差した取り組みが推進されることが期待されている。今後の精神障害者施策についても，そのような取り組みを地域単位で発展させていくことが重要になってくるのではなかろうか。

B ● 「良質かつ適切な精神障害者に対する医療の提供を確保するための指針」における行政機関の役割

2013（平成25）年に成立した改正精神保健福祉法により，第41条第1項の規定に基づく**「良質かつ適切な精神障害者に対する医療の提供を確保するための指針」**（以下，指針）が策定された。

本指針では，入院医療中心の精神医療から精神障害者の地域生活を支えるための精神医療への改革の実現に向けて，精神障害者に対する保健・医療・福祉に携わるすべての関係者が目指すべき方向性を定めている。精神保健対策については，精神疾患の発生を予防すること，早期に医療が受けられるようにすること，そして精神疾患に対する知識の普及などを行う体制の整備を図ることが，基本的な考え方として示されている。

関係行政機関に求められる具体的な役割としては，以下のように示されている。

a. 都道府県の役割

①医療計画，障害福祉計画，介護保険事業計画等を踏まえながら，必要な医療を提供できる体制を確保する。

②市町村と協力しつつ1次予防の観点から心の健康づくりを推進し，精神疾患の予防に努める。

③とくに重い精神疾患を有する精神障害者については，必要に応じて法第34条第1

項の規定による移送を行い，医療保護入院を行うことを検討し，当該入院のための調整を行う等，関係機関と連携して，精神障害者に対して適切な医療を提供する。

④措置入院者の入院初期から積極的に支援に関与し，医療機関や障害福祉サービスの事業者等と協力して，措置入院者の退院に向けた支援の調整を行う。

b. 市町村の役割

①市町村の実情に応じて，都道府県および保健所と協力しながら，心の健康づくりや精神保健に関する相談への対応に努める。

②障害福祉サービスや介護サービスの必要な提供体制を確保するとともに，地域包括支援センターで高齢者の相談に対応すること等によりこれらのサービスの利用に関する相談に対応する。

c. 保健所の役割

①市町村と協力しつつ1次予防の観点から心の健康づくりを推進し，精神疾患の予防に努める。

②保健師や精神保健福祉相談員等の職員等による相談支援や訪問支援等を通じ，精神障害者（その疑いのある未診断の者を含む）やその家族等に対して治療の必要性を説明し，精神疾患に関する知識の普及を図ることにより，早期に適切な治療につなげることを目指す。

③精神障害者が適切な医療を受け，安心して地域生活を送ることができるよう，医療機関等と連携して，精神障害者の急性増悪や精神疾患の再発に迅速かつ適切に対応するための体制の整備に努める。

④とくに重い精神疾患を有する精神障害者については，必要に応じて法第34条第1項の規定による移送を行い，医療保護入院を行うことを検討し，当該入院のための調整を行うなど，関係機関と連携して，精神障害者に対して適切な医療を提供する。

⑤措置入院者の入院初期から積極的に支援に関与し，医療機関や障害福祉サービスの事業者等と協力して，措置入院者の退院に向けた支援の調整を行う。

⑥精神障害者が適切な医療を継続的に受けることができるよう，精神障害者およびその家族に対する相談支援，精神障害者に対する訪問支援ならびに関係機関との調整等，保健所の有する機能を最大限有効に活用するための方策を，市町村等の他の関係機関のあり方も含めてさまざまな関係者で検討し，当該検討に基づく方策を推進する。

d. 精神保健福祉センターの役割

①精神保健の向上および精神障害者の福祉の増進を図るための総合的な対策を行う機関として，自殺対策，災害時の心のケア活動等メンタルヘルスの課題に対する取り組みに関して地域における推進役となるとともに，関係機関への技術指導お

および援助，研修の実施等による人材育成，専門的な相談支援ならびに保健所と協力した訪問支援等を行う。

②精神疾患の患者像の多様化に伴い，アルコール・薬物の依存症や発達障害等に関する専門的な相談支援および精神障害者の家族に対する支援に対応できるよう，相談員の質の向上や体制の整備を推進する。

Ⅱ　各種行政機関の役割─保健所，精神保健福祉センター，市町村保健センター等

A ● 精神保健福祉法の改正等からみた役割の変遷

現在，各種行政機関における精神保健および精神障害者の福祉に関する「相談指導等」に関しては，精神保健及び精神障害者福祉に関する法律（精神保健福祉法）第47条において，都道府県，保健所を設置する市または特別区（以下，都道府県等）は，精神保健福祉相談員等の職員または指定した医師により，精神障害者やその家族からの相談に応じさせ，指導することが規定されている（第1項）。

さらに都道府県等の役割として，必要に応じて医療を必要とする精神障害者に対し，その精神障害の状態に応じた適切な医療施設を紹介しなければならないことが規定されており（第2項），精神保健福祉センター[*1]および保健所[*2]が，精神障害者の福祉に関する相談および指導を行うにあたっては，福祉事務所や関係行政機関と連携を図るよう努めるべきことが規定されている（第5項）。

各種行政機関のうち「精神保健福祉センター」とは，同じく精神保健福祉法第6条に規定された，精神保健の向上および精神障害者の福祉の増進を図るための機関であり，都道府県（指定都市を含む）に設置されるものとされている。

なお，市町村の役割等に関しては，2005（平成17）年の精神保健福祉法改正により変更された経緯があることから，以下において述べる。

1 精神保健福祉法改正による市町村の相談指導等に関する役割の見直し

改正前の相談指導等（第47条）における市町村の役割に関しては，第4項において「市町村（保健所を設置する市及び特別区を除く）は，第1項及び第2項の規定により都道府県が行う精神障害者に関する事務に必要な協力をするとともに，必要に応じて，精神保健及び精神障害者の福祉に関し，精神障害者及びその家族等からの相談に

第9章

＊1　2022年4月時点で，全国に69の精神保健福祉センターがある．
＊2　2022年4月時点で，全国に468の保健所がある（内訳；都道府県型352，指定都市型26，中核市型62，その他政令市型5，特別区型23）．

応じ，及びこれらの者を指導するように努めなければならない」とされており，市町村が行う精神保健に関する相談指導は，必要に応じて行うよう努力義務が規定されていた。

2005年の精神保健福祉法の改正では，市町村における相談体制を強化するため，精神保健と精神障害者の福祉に関する相談を別項（第4項と第5項）に分け，精神障害者の福祉に関する相談および指導に関しては第4項において義務化した。ただし，第5項で規定された市町村の精神保健に関する相談および指導に関しては，改正前と同様に引き続き努力義務のままとなった。

－改正条文－

（相談指導等）
第47条
4　市町村（保健所を設置する市及び特別区を除く．次項において同じ．）は，第1項及び第2項の規定により都道府県が行う精神障害者に関する事務に必要な協力をするとともに，必要に応じて，精神障害者の福祉に関し，精神障害者及びその家族等からの相談に応じ，及びこれらの者を指導しなければならない．
5　市町村は，前項に定めるもののほか，必要に応じて，精神保健に関し，精神障害者及びその家族等からの相談に応じ，及びこれらの者を指導するように努めなければならない．

本改正による市町村の役割見直しは，精神保健の観点よりも，むしろ翌年に全面施行される障害者自立支援法（現・障害者の日常生活及び社会生活を総合的に支援するための法律［障害者総合支援法］）を踏まえての改正点であったことが背景にある。

② 各種行政機関における相談体制の課題

2008（平成20）年4月より厚生労働省において開催された今後の精神保健医療福祉のあり方等に関する検討会で，相談体制における行政機関の役割等に関する議論が行われた。翌年には「精神保健医療福祉の更なる改革に向けて」（今後の精神保健医療福祉のあり方等に関する検討会報告書）が公表され，その中で精神保健医療体系の再構築の観点から，地域における精神保健体制を強化するための改革の具体像が以下のように示された。

①精神障害者やその家族等からのさまざまな相談に対し，身近な地域において，より適切に対応できる体制を確保するため，精神保健に関する相談への対応や，医療に関する相談や複雑困難なケースへの対応等も含めて，市町村，保健所，精神保健福祉センターが，適切な役割分担と密接な連携の下で，精神保健福祉に関する相談に応じ，適切な支援を行えるよう，地域の連携体制の明確化とその充実を図るべきである。

②精神保健福祉相談，地域移行・地域定着のための支援，未治療・治療中断者等への訪問による支援等の質を向上し，地域精神保健の機能の底上げを図る観点か

ら，地域精神保健を担う行政機関である市町村，保健所，精神保健福祉センターのそれぞれの機能のあり方とその強化等について検討すべきである。

③自殺防止対策の観点も踏まえて，地域精神保健の機能の充実を図るため，保健所，精神保健福祉センター等と，**メンタルヘルス対策支援センター**や公共職業安定所（ハローワーク），児童相談所等との地域レベルでの連携の強化を図るべきである。

③ 精神保健福祉法改正による各種行政機関の相談指導等に関する規定の見直し

2010（平成22）年12月に精神保健福祉法の一部改正案 *1 が成立し，前述した検討会等の意見を受けて，「相談指導等」（第47条）における各種行政機関にかかわる規定が見直された。

2010年の見直しでは，精神保健および精神障害者の福祉に関する相談や指導を行うにあたっては，市町村，精神保健福祉センターおよび保健所が，関係行政機関を含めた相互の密接な連携の下で行うよう明記され，関係行政機関の連携が改めて重要視される改正となった。

地域における相談指導の体制強化を図るためには，各種行政機関の役割の明確化やその機能強化も必要となるが，実際に各相談窓口に寄せられる精神保健にかかわる相談や精神障害者等の相談等は，複合的な課題やニーズを抱えるケースが多いことから，地域においては行政機関が連携した重層的な相談支援体制を整えることが重要となってくる。

－改正条文－

（相談指導等）
第47条
5　市町村，精神保健福祉センター及び保健所は，精神保健及び精神障害者の福祉に関し，精神障害者及びその家族等からの相談に応じ，又はこれらの者へ指導を行うに当たつては，相互に，及び福祉事務所（社会福祉法［昭和26年法律第45号］に定める福祉に関する事務所をいう．）その他の関係行政機関と密接な連携を図るよう努めなければならない．

B ● 各種行政機関における精神保健福祉業務

精神保健福祉業務とは，精神保健および精神障害者福祉の業務のことであり，保健所および市町村が行う精神保健福祉業務に関しては，2000（平成12）年の障害保健福祉部長通知「**保健所及び市町村における精神保健福祉業務について**」（平成12年3月

---

*1　障がい者制度改革推進本部等における検討を踏まえて障害保健福祉施策を見直すまでの間において障害者等の地域生活を支援するための関係法律の整備に関する法律（平成22年12月10日法律第71号）．施行日は2012年4月1日（一部は公布の日，2012年4月1日までの間において政令で定める日）．

図9-1 ● 各種行政機関における精神保健福祉業務の概要および関係（現行通知より抜粋）

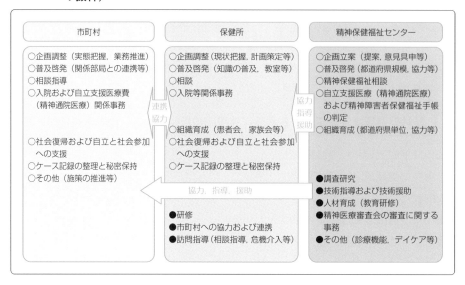

31日　厚生省大臣官房障害保健福祉部長通知，最近改正平成26年1月24日）の別紙
「**保健所及び市町村における精神保健福祉業務運営要領**」に基づき行われてきた経緯
があるが，次のようなことを背景として，2012（平成14）年に同運営要領が見直さ
れ，その内容が現在も適用されている。

①1999（平成11）年の精神保健福祉法の一部改正による，精神障害者の移送に関す
る事項や在宅生活支援に関する事項の創設

②うつ病患者や自殺者の増加等にみられる社会の複雑化に伴う心の健康づくりの重
要性

③大規模災害や犯罪被害者に対する心の健康づくり対策の社会問題化

　一方，精神保健福祉センターが行う精神保健福祉業務に関しては，1995（平成7）
年の精神保健法の一部改正により，精神保健法が精神保健福祉法に改められたことに
伴い，それまでの「精神保健センター」という名称が「精神保健福祉センター」に改
められた。

　その際に，法律改正を踏まえて「精神保健センター運営要領」（1969［昭和44］
年，公衆衛生局長通知）を廃止し，1996（平成8）年に「**精神保健福祉センター運営
要領**」（平成8年1月19日　厚生省保健医療局長通知，最近改正平成25年4月26日）
が定められた。その後2006（平成18）年の一部改正を経て，その内容が現在も適用さ
れている。

　これら各種行政機関における精神保健福祉業務の概要と関係は**図9-1**に示すとおり
であり，同種類または同目的および関連する業務が多いことから，相互に連携や協力
等を行いながら業務を遂行することが求められている。各々の役割，実施体制および

業務内容に関する詳細については，各運営要領に沿いながら以下において詳述する。

1 市町村における精神保健福祉業務

1 精神保健福祉業務における市町村の役割

　精神保健福祉の分野においては，入院医療中心の施策から地域生活支援の施策が強化されるにつれ，国民にとって身近な市町村が果たす役割が大きくなってきた。

　2006年の障害者自立支援法（現・障害者総合支援法）施行により，市町村が精神障害者に対する相談支援事業を行うなど，地域精神保健福祉により積極的に関与することが求められるようになった。

　なお，実施方法としては保健所の協力と連携の下，地域の実情に応じて業務を行うよう努めることとされている。

2 実施体制

　市町村は，その実情に応じて精神保健福祉業務の推進体制を確保する。身体障害など他の障害者施策との連携や，社会福祉および保健衛生行政の総合的推進等を勘案し，市町村の特性を生かした体制に配慮する。

　精神保健福祉業務を担当する職員については，都道府県が行う「相談支援従事者養成研修」を受講した者や，精神保健福祉法第48条の規定に基づき，資格のある職員を精神保健福祉相談員として任命し配置する必要がある。また，精神保健福祉士，保健師，臨床心理技術者等によるチームアプローチも必要とされる。

3 業務内容

（1）企画調整

　地域の実態に合わせて精神保健福祉業務の推進を図る。地域の実態把握にあたっては保健所と協力して調査等を行う。

（2）普及啓発

　他の地域保健施策の中における精神保健福祉的配慮を含め，関係部局との連携により，きめ細かな対応を図る。

（3）相談指導

　相談指導については，後出「4　各種行政機関における相談指導および訪問支援」で詳述する。

（4）社会復帰および自立と社会参加への支援

a. 障害者総合支援法の障害福祉サービスの実施

　利用者のニーズに十分対応できるよう，サービス提供体制を構築する。

b. 障害福祉サービス等の利用の調整等

　精神障害者の希望に応じ，適切な障害福祉サービスの利用ができるよう相談や必要

な助言を行う。また必要に応じて，障害福祉サービス事業者に対し，当該精神障害者の利用の要請を行う。

c. 市町村障害福祉計画の策定

市町村障害福祉計画については，都道府県，精神保健福祉センター，保健所および地域の医療機関，障害福祉サービス事業所，その他の関係機関の協力を得て，その策定および推進を図る。

d. 各種社会資源の整備

地域住民の理解と協力を得るための取り組み等を行いながら主体的に整備を図る。

e. 精神障害者保健福祉手帳関係事務

申請方法の周知を図るとともに，申請の受理と手帳の交付などの事務処理を行う。

（5）入院および自立支援医療費（精神通院医療）関係事務

①自立支援医療費（精神通院医療）の支給決定の申請の受理と進達を行う。

②保護者がいないとき等における医療保護入院の市町村長同意に関すること。

（6）ケース記録の整理および秘密の保持

相談支援の記録を整理保管し，継続的な支援に活用する。なお，相談に際しては，保健所，関係機関その他の関係者との連携に留意する。

2 保健所における精神保健福祉業務

1 精神保健福祉業務における保健所の役割

保健所は，地域精神保健福祉業務の中心的な行政機関として，精神保健福祉センター，福祉事務所，児童相談所，市町村，医療機関，障害福祉サービス事業所等の関係機関との綿密な連絡協調の下に，入院中心のケアから地域社会でのケアに福祉の理念を加えつつ，精神障害者の早期治療の促進ならびに，精神障害者の社会復帰および自立と社会経済活動への参加の促進を図るとともに，地域住民の精神的健康の保持増進を図るための諸活動を行うものとする。

さらに，近年の社会問題や制度改正等により以下に列挙する役割が求められている。

①精神的・心理的な問題を背景にもつ者に対応する心の健康づくり対策

②移送制度や精神科病院等に対する指導監督への積極的なかかわり

③市町村が行う在宅精神障害者に対する支援施策への支援

④心身喪失等の状態で重大な他害行為を行った者の医療及び観察等に関する法律（医療観察法）に基づく保護観察所等関係機関相互の連携による必要な対応

⑤障害者総合支援法に関連した市町村への専門的，広域的な支援

2 実施体制

原則的には単一の課において取り扱うものとし，精神保健福祉課あるいは精神保健

福祉係を設けるなど，業務推進体制の確立を図る。

　精神保健福祉業務を遂行するためには，保健所職員のチームワークが必要であることから，医師（精神科嘱託医を含む），精神保健福祉士，保健師，看護師，臨床心理技術者，作業療法士，医療社会事業員，事務職等の必要な職員を，管内の人口や面積等を勘案して必要数配置する。

３ 業務内容

（1）企画調整

①現状把握および情報提供

　住民の精神的健康状態や精神障害者の実態および医療機関等を調査し問題等を把握する。

②保健医療福祉に係る計画の策定・実施・評価の推進

　　障害者基本法や医療法に基づく計画などの策定・実施・評価および市町村への協力。

（2）普及啓発

①心の健康づくりに関する知識の普及，啓発

②精神障害に対する正しい知識の普及

③家族や障害者本人に対する教室等

（3）研　修

市町村，関係機関，施設等の職員に対する研修を行う。

（4）組織育成

患者会，家族会，断酒会等の自助グループやボランティア団体等の諸活動への必要な助言，支援等を行う。

（5）相　談

（6）訪問指導

相談および訪問指導については，後出「４　各種行政機関における相談指導および訪問支援」で詳述する。

（7）社会復帰および自立と社会参加への支援

①保健所デイケアその他の支援の実施

②関係機関の紹介

　医療機関の精神科デイケア等の紹介，障害者福祉サービス等の紹介，公共職業安定所等が行う雇用施策との連携。

③各種社会資源の整備促進および運営支援

　　障害者福祉サービス事務所等の整備にあたって，地域住民の理解の促進や整備運営のための技術支援などの協力。また，保健所が中心となって市町村，関連機関等との調整を図り整備の促進を図るとともに，就労援助活動を行う。

④精神障害者保健福祉手帳の普及

　　申請方法の周知や精神障害者の福祉サービス拡充のための関係機関等への働きかけ。

（8）入院等関係事務

①関係事務の実施

・措置入院関係：一般人からの診察および保護の申請，警察官通報，精神科病院
　　　　　　　　管理者からの届け出の受理とその対応，指定医の診察等への立
　　　　　　　　ち合い

・医療保護入院関係：入院届および退院届の受理と進達，応急入院届の受理と進達

・定期病状報告関係：医療保護入院，措置入院

・その他関係業務

②移送に関する手続きへの参画

　事前調査における対象者の状況把握に関する関与。

③関係機関との連携

④人権保護の推進

⑤精神科病院に対する指導監督

（9）ケース記録の整理および秘密の保持等

対象者ごとの記録を整理保管し，継続的な支援のために活用する。

（10）市町村への協力および連携

市町村が在宅の精神障害者に対する支援施策を円滑に実施できるよう，専門性や広域性が必要な事項について支援する。

③ 精神保健福祉センターにおける精神保健福祉業務

■ 精神保健福祉センターの目標

精神保健福祉センターは，都道府県（指定都市含む）における精神保健および精神障害者の福祉に関する総合的技術センターとして，以下のような目標を掲げている。

①地域住民の精神的健康の保持増進

②精神障害の予防

③適切な精神医療の推進

④社会復帰の促進

⑤自立と社会経済活動への参加の促進

上記の目標を達成するために保健所および市町村に対し，積極的な技術指導および技術援助を行うほか，その他の関係機関と綿密な連携を図ることが必要である。

■ 精神保健福祉センターの組織

原則（または標準的な考え方）として以下の部門および職員をもって構成する。

（1）部　門

　総務部門，地域精神保健福祉部門，教育研修部門，調査研究部門，精神保健福祉相談部門，精神医療審査会事務部門および自立支援医療（精神通院医療）・精神障害者保健福祉手帳判定部門等。

（2）職　員

　医師（精神科の診療に十分な経験を有する者であること），精神保健福祉士，臨床心理技術者，保健師，看護師，作業療法士，その他業務を行うために必要な職員。

❸ 精神保健福祉センターの業務内容

（1）企画立案

　都道府県の精神保健福祉主管部局および関係機関に対し，専門的立場から社会復帰の推進方法や，地域における精神保健福祉施策の計画的推進に関する事項を含め，精神保健福祉に関する提案，意見具申等を行う。

（2）技術指導および技術援助

　保健所，市町村および関係機関に対し，専門的な立場から積極的な技術指導および技術援助を行う。

（3）教育研修

　保健所，市町村，福祉事務所や障害福祉サービスを行う事業所等の職員に，専門的研修等の教育研修を行い，人材の育成，技術的水準の向上を図る。

（4）普及啓発

　都道府県規模で一般住民に対し精神保健福祉の知識，精神障害についての正しい知識や権利擁護等に関する普及啓発を行うとともに，保健所および市町村が行う普及啓発活動に専門的立場から協力，指導および援助を行う。

（5）調査研究

　地域精神保健福祉活動の推進，精神障害者の社会復帰の促進および自立と社会経済活動への参加の促進等に関する調査を行い，都道府県，保健所，市町村等に資料を提供する。

（6）精神保健福祉相談

　精神保健福祉相談については，後出「4　各種行政機関における相談指導および訪問支援」で詳述する。

（7）組織育成

　家族会，患者会，社会復帰事業団体など都道府県単位の組織育成に努めるとともに，保健所および市町村ならびに地区単位での組織活動に協力する。

（8）精神医療審査会の審査に関する事務

　精神医療審査会の開催事務および審査遂行上必要な調査その他当該審査会の審査に関する事務を行う。

第9章

図9-2 ◆ 各種行政機関における精神保健福祉相談の概要および関係（現行通知より抜粋）

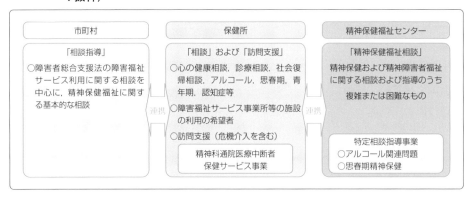

（9）自立支援医療（精神通院医療）および精神障害者保健福祉手帳の判定

精神障害者保健福祉手帳の申請に対する判定業務および自立支援医療（精神通院医療）の支給認定を行う。

4 その他

①精神保健福祉センターは，診療機能やデイケアや障害者総合支援法に規定する障害福祉サービス等のリハビリテーション機能をもつことが望ましい。

②医療観察法に基づく保護観察所等関係機関相互の連携により必要な対応を行う。

③その他，地域の実情に応じ，精神保健福祉分野における技術的中核として，必要な業務を行う。

4 各種行政機関における相談指導および訪問支援

各種行政機関が行う相談指導および訪問支援の体制は，**図9-2**に示すように，各々の機関がその特性等により主体的に相談指導を行う体制と，関係機関と連携・協力して行う体制とがある。

相談および相談支援の実施体制としては，従来，機関内または機関外における面接相談や電話相談のかたちで行われてきたが，近年では電子メールにより相談を受け付ける機関も増えてきている。また，保健所等では職員が対象者の居宅等を訪問し相談指導を行っている。

1 市町村

市町村が行う「**相談指導**」は，主として障害福祉サービスの利用に関する相談を中心に，精神保健福祉に関する基本的な相談を行うが，相談に訪れる精神障害者等の相談内容が福祉サービスの利用に限らず，精神保健の内容まで含まれることも少なくないことから，相談内容で役割分担を図ることは現実的ではない。精神保健福祉法の一

部改正（2010年）により相談指導等の規定が見直されたように，保健所等と密接な連携を図りながら対応することが求められている。

2 保健所

保健所が行う「相談」は，主として心の健康相談や，診療に関する相談などの保健や医療に関連した相談内容と，社会復帰や福祉サービスの利用に関する相談が行われる。その際，福祉サービスの利用に関しては市町村との連携を図ることが必要であり，保健や医療に関連した相談内容については，行政機関に限らず地域の医療機関との連携も欠かせない。さらに，複雑困難なケースについては，精神保健福祉センター等に紹介するなどして協力を得ながら対応することが求められている。

また，保健所については，来所が困難なケースや家庭環境などの把握が必要なケースを対象とし，「訪問支援」として職員が居宅等を訪れて，本人や家族に対する支援を行っている。訪問支援は，医療の継続または受診に関する相談援助や勧奨のほか，日常生活への支援，家庭内暴力，いわゆる「ひきこもり」の相談や，その他家族が抱える問題等について相談指導を行う。原則として，本人，家族に対する十分な説明の下に行うが，危機介入的な訪問など保健所長が認めた場合も行うことができる。

保健所が行う「危機介入」とは，2004（平成16）年に全国保健所長会の研究班[*1]において，「緊急的な医療へのアクセスを確保するための緊急対応（入院支援）及び入院が直ちに必要はないと判断されたときの本人や家族への継続対応（在宅支援）」とされている。具体的な危機介入の対応等に関しては，2007（平成19）年に同会の研究班[*2]によって「保健所精神保健福祉業務における危機介入手引」が取りまとめられている。

さらに保健所が行う訪問支援に関しては，図9-2に示しているように，通院医療を継続する必要があるにもかかわらず，定期的な受診や服薬を行うことができない精神障害者に対し，訪問支援を実施して在宅医療等を支援する役割もある。

－精神科通院医療中断者への訪問支援－

従来保健所は，1966（昭和41）年の厚生省保健医療局長通知「保健所における精神衛生業務運営要領」により，地域における第一線の行政機関として，精神保健諸活動の中心となり相談および訪問支援を積極的に実施してきた．その後，1986（昭和61）年の社会保険診療報酬改定（精神科訪問看護・指導料の新設）を背景として，医療機関との連携の下に保健所の訪問支援を推進し，在宅医療等のいっそうの促進を図ることを目指して「精神科通院医療中断者保健サービス事業実施要領」を定め，医療中断者を対象とした訪問支援を実施している．

第9章

＊1 高岡道雄：精神保健対策のあり方に関する研究 報告書．平成16年度地域保健総合推進事業，2005.
＊2 全国保健所長会精神保健福祉研究班：保健所精神保健福祉業務における危機介入手引．平成18年度地域保健総合推進事業「精神保健対策の在り方に関する研究」，2007.

3 精神保健福祉センター

　精神保健福祉センターが行う「精神保健福祉相談」は，運営要領においては精神保健および精神障害者福祉に関する相談および指導のうち，複雑困難なものを行うこととされている。実際に対応する相談内容としては，心の健康相談から精神医療に係る相談，社会復帰相談など，保健所等と同様ではあるが，精神保健福祉センターについては，総合技術センターとしての立場から適切な対応を行うとともに，関係機関との連携や協力を図ることが求められている。

　また，図9-2に示しているように，「**精神保健福祉センター運営要領**」があり，アルコール関連問題に関する相談指導や，思春期精神保健に関する相談指導等，より専門的な相談指導が行われているのが特徴である。

Ⅲ　保健専門職の役割

　わが国の地域精神保健の専門職として，保健師がその担い手となり役割の多くを果たしてきた歴史が長いが，近年における地域精神保健の専門職としては，そうした行政保健師に限らず，精神保健福祉士，臨床心理技術者など，さまざまな資格や教育背景からなる専門職が活躍している。

　保健専門職が広がりをみせる背景には，相談援助の対象者の疾患やニーズが多様化していることや，相談援助等の場が行政機関の窓口に限らず，教育，労働等の多岐に及んでいることがある。さらには，近年になって国や自治体の施策や事業等を通じて新たに誕生した専門職もいる。

　ここでは代表的な資格等の役割と，精神保健に携わる精神保健福祉士に期待される役割について述べる。

A・保健師

　保健師は，**保健師助産師看護師法**により，厚生労働大臣の免許を受け，保健師の名称を用いて保健指導に従事することを業とする者をいう。

　市町村や保健所などに従事するいわゆる行政保健師は，施策や事業計画等に基づきながら，主に疾病の予防や早期発見および健康増進に関する保健指導等を行う役割を担っている。

　保健所保健師の特徴としては，担当地域を分担し地域内のすべての業務を担当する「担当制」として，精神保健にかかわる役割を担っており，担当地域の精神障害者について家族状況や近隣との関係等まで熟知しながら，対象者との関係を深め継続的な

支援を行ってきた。ただし、近年の状況 *1 としては、保健所における精神保健業務の体制は、「業務担当制」として担当者を配置する割合が高くなってきている。

B • 精神保健福祉相談員

精神保健福祉相談員は、精神保健福祉法第48条に規定された職員であり、都道府県および市町村は、精神保健福祉センターおよび保健所その他これらに準ずる施設に、精神保健および精神障害者の福祉に関する相談に応じ、ならびに精神障害者およびその家族等を訪問して必要な指導を行うための職員として配置することができる。

精神保健福祉相談員は、精神保健福祉士その他政令で定める資格を有する者のうちから、都道府県知事または市町村長が任命することとなっており、保健所をはじめとした各種行政機関に配置されている。

C • スクールカウンセラー

スクールカウンセラー（school counselor；**SC**）*2は、いじめの深刻化や不登校児童生徒の増加など、心のありようとかかわる問題を背景として、文部省による1995（平成7）年度のスクールカウンセラー活用調査研究委託事業によって、教育機関における心の専門家として公立学校へ配置された。その後、2001（平成13）年度からは文部科学省においてスクールカウンセラー等活用事業補助として、都道府県の要請により派遣による支援を行ってきた。

スクールカウンセラーの多くは臨床心理士（8割以上）であり、児童生徒に対する相談・助言、保護者や教職員に対する相談（カウンセリング、コンサルテーション）等を行い、児童生徒が抱える問題に学校ではカバーし難い多くの役割を担い、教育相談を円滑に進めるための潤滑油ないし、仲立ち的な役割を果たしている。

D • スクールソーシャルワーカー

スクールソーシャルワーカー（school social worker；**SSW**）*3は、いじめ、不登校、暴力行為、児童虐待など、児童生徒の問題行動等の状況や背景にある児童生徒の心の問題に合わせて、家庭、地域、学校等の児童生徒が置かれている環境の問題に着

---

*1 財団法人日本公衆衛生協会（分担事業者：荒田吉彦）：保健所の有する機能、健康課題に対する役割に関する研究 報告書. 平成21年度地域保健総合推進事業（全国保健所長会協力事業）, 2010.
*2 文部科学省：2 スクールカウンセラーについて.
　　http://www.mext.go.jp/b_menu/shingi/chousa/shotou/066/gaiyou/attach/1369846.htm
*3 文部科学省：スクールソーシャルワーカー実践活動事例集. 2008.

目して働きかけることができる人材の活用として，2008（平成20）年度に文部科学省のスクールソーシャルワーカー活用事業として開始された。

　スクールソーシャルワーカーは，精神保健福祉士や社会福祉士の資格を有する者や，教育と福祉の両面に関する専門的な知識・技術を有する者からなり，児童生徒が置かれた環境へ働きかけたり，関係機関とのネットワークを構築・活用したり，多様な支援方法を用いて課題解決への対応を図ることが役割である。

E ● 保健専門職としての精神保健福祉士

　近年，うつ病や自殺者の増加などの国民のメンタルヘルスに関する課題を背景として，行政機関で従事する精神保健福祉士や，国，自治体の事業等に従事する精神保健福祉士に期待される役割も大きくなってきている。

　精神保健福祉士が行う地域での相談援助は，これまでの実践により生活者の視点に立った取り組みが評価されていることから，地域精神保健チームの中で保健師等と互いの専門性を生かしながら業務分担や協同を推進していく必要がある[*1]。

　保健所，精神保健福祉センター等における相談援助（相談指導，訪問支援等）の場面においては，必ずしも対象者自身が援助を望んでいない状況や，相談の結果として危機介入もしくは強制入院に至るケースも少なくない。精神保健福祉士にはこのような局面において，対象者の権利擁護に関する役割がもっとも期待されるところである。他の専門職とのチームアプローチや，協同業務等の過程において，精神保健福祉士の専門性[*2]であるクライエントの自己決定の原理，人と状況の全体性の視点，ワーカー－クライエント関係と倫理等を重視した対応や，チームへの助言等を行うことが望まれる。また，行政機関がかかわり入院に至ったケースに関しては，できるだけ早期に退院し再び地域生活を営めるよう，入院後も継続したかかわりや支援を行うことが求められる。

　さらに，精神保健や精神障害者福祉に関する相談援助は，対象者のニーズが保健・医療・福祉などの多岐にわたることが多いことから，包括的な相談援助を行うための，ケアマネジメント，コンサルテーション，チームアプローチおよびネットワーキングなどの関連援助技術を生かし，個別ケースの支援に加えて，地域単位での活動および地域精神保健福祉施策を推進する役割等が期待される。

＊1　柏木　昭，荒田　寛，佐々木敏明編：第4版 これからの精神保健福祉─精神保健福祉士ガイドブック．へるす出版，2009，p.173．
＊2　柏木　昭，荒田　寛，佐々木敏明編：前掲書，p.61．

各種学会，啓発団体等の役割

A • 各種学会の役割

　精神保健等にかかわる各種学会は，地域保健の分野から医療，教育，産業などさまざまな分野において設立され，精神保健の発展と向上などを目的とした事業が行われている。

　各種学会はその分野特性により医師，保健師，看護師，精神保健福祉士など精神保健に携わる専門職種等が会員となり，精神保健に関する調査・研究活動等を行い，その成果を社会へ還元する重要な役割を担っている。具体的には学術講演会やシンポジウムの開催，学会誌や機関誌の発行などを通じて，取り組みの成果を関係者および市民等へ幅広く周知を図る役割などのほか，精神保健に関する指針やガイドラインを示すなど，精神保健の発展と向上に寄与することが役割である。

　さらに関係者が学術的な交流を図りながら，精神保健に携わる職種や機関の連携を深めたり相互学習を行ったりしている。また，近年では学会活動（講演等）に，精神障害当事者が参画するなど，当事者活動の支援や普及啓発に関連した活動も見受けられる。

B • 啓発団体等の役割

　精神保健にかかわる啓発団体等は，精神疾患に対する正しい知識・理解の促進や，精神障害者の社会参加および家族の支援に関する重要な役割を担っている。啓発活動などの対象者は一般市民のみならず，保健医療福祉に携わる専門職，そして精神障害者とその家族までと幅広い。現在のところ，わが国における啓発活動を行う団体は，有識者による組織と家族団体によるものがある。

1　有識者団体

　公益財団法人日本精神衛生会 [*1]は世界的にみても古くより活動を始めた団体であり，1902（明治35）年に**精神病者慈善救治会**として創設され，精神衛生の歴史とともに現在まで活動を続けている。現在は国民のメンタルヘルスに対する普及啓発を中心として，精神障害者の医療および福祉の改善の促進に向けた活動を行っている。主な事業としては精神保健福祉に関する広報誌の発行，精神保健福祉関係図書の出版，メ

＊1 公益財団法人日本精神衛生会. http://www.jamh.gr.jp/

ンタルヘルスの集い（日本精神保健会議）の開催，精神保健シンポジウム，国際精神
保健活動への協力，精神保健福祉活動従事者およびボランティアの育成，国内の精神
保健福祉団体への協力を行っている。

公益社団法人日本精神保健福祉連盟[*1]は，1953（昭和28）年に8団体により創立さ
れ（1970［昭和45］年に社団法人として認可される），現在に至るまで精神保健福祉
事業の進展を図ることを目的として活動が続けられている。主な事業としては全国大
会，広報誌の発行，精神保健福祉に関する調査研究，精神障害者スポーツ振興事業を
行っている。

② 家族団体

これまでわが国においては精神障害者（当事者）の全国組織は認められないが，精
神障害者の家族会の歴史は古く，昭和40年代から全国組織化をして活動を行ってき
た。現在では公益社団法人全国精神保健福祉会連合会（愛称，みんなねっと）[*2]とし
て，立ち後れている精神障害者の自立と社会参加を進めるために，相互支援，学習，
社会的運動を行っている。

このような家族団体の組織や活動は，全国規模から地域単位のものまであり，家族
や当事者はもちろんのこと，専門職や市民を対象とした学習会やフォーラムなどの開
催を通じて，精神疾患や精神障害者の理解を促す普及活動に取り組んでいる。

V 精神保健における連携のあり方

精神保健の対象は，ライフサイクルにおける個別の精神的健康課題から現代社会の
課題までにわたることから，支援の対象者が小児から高齢者までと幅広く，そのため
諸活動の場も保健・医療機関や教育，産業機関等とさまざまで範囲も広域に及ぶこと
が多い。また，対象者のニーズも複合的であったり，その支援のために利用できる制
度やサービスも，保健，医療，福祉と多岐にわたったりと，単一機関のみでは十分に
対応しきれないことが少なくない。

地域精神保健医療福祉の現状と課題について土田英人[*3]は，精神保健福祉業務を担
う公的機関は人員増員が難しいことから専門職1人当たりの担当者数が過多となって
いることを指摘している。そのような実態を踏まえ，民間との連携体制の構築や当事
者組織の育成，現存する人的資源の活用などに積極的に取り組む必要性があるとして

＊1 公益社団法人日本精神保健福祉連盟. http://www.f-renmei.or.jp/
＊2 公益社団法人全国精神保健福祉会連合会. http://seishinhoken.jp/
＊3 土田英人：地域精神保健医療福祉の現状と課題. 京都府立医科大学雑誌, 122（10）：697-705, 2013.

いる。

　したがって，地域における精神保健活動を展開するためには，行政機関と民間機関が一体となって支援を行う体制づくりが求められる。

　官民一体となった支援体制は，精神保健に限らず，精神医療や精神障害者の福祉に関する支援体制の確保に関しても共通していえることであるが，地域の実情や課題等を熟知している民間のスタッフと行政職員が連携を深めることで，それまでみえていなかった地域の課題が浮き彫りとなり，より地域のニーズに即した自治体の取り組みに発展できることが期待される。

　このように精神保健の支援体制は，それぞれの地域の実情に応じて，他機関との連携や官民一体となった支援体制の推進が図られている。そのためには，地域において各機関の役割の明確化を図りつつ，有機的な連携が図られるような仕組みの導入も必要となってくる。

　例えば，自治体によっては，精神疾患の早期発見や早期治療を目的として，地域の行政と医療機関，教育機関等が連携するネットワークシステムを構築して支援を展開しているところもある。システム化を図ることで，関係機関等の連携を図る方法もとられているが，なかには単なる役割分担や連絡体制の確立が主体となってしまう体制も少なくないため，そのなかでコーディネーションを行う役割が重要になってくる。

　とくに精神保健福祉士については，所属機関を問わず，地域において**ネットワーキング**や**コーディネーション**を行う役割が期待されており，保健，医療，福祉の専門職間における連携をはじめ，対象者やその家族，近隣，ボランティアなどのインフォーマルサポートの連携を視野に入れた活動を行うことが大切である。

　また，新たな支援および連携体制の開発も重要ではあるが，既存の仕組みを効果的に活用し，精神保健における連携体制を深めることも有効である。例えば障害者総合支援法に基づく協議会もその一つとなる。定期的な会議を中心とする協議会等では，いつしか形骸化してしまう例も多いことから，協議会または部会等における事例検討などの個別ケースの検討を通じて，お互いの役割の理解や相互の連携を深めるなど，地域実践に根づいた関係性を構築していくことにつながる。

第9章

第 **10** 章

諸外国の精神保健

この章で学ぶこと

Ⅰ 世界の精神疾患の疫学
Ⅱ WHO などの国際機関の活動
Ⅲ 諸外国の精神保健医療の実情

Ⅰ　世界の精神疾患の疫学

　精神疾患は，本人，家族だけではなく，社会に対しても多大な影響を与える。また，精神疾患は世界各地に一定の割合で存在するが，その頻度は，社会，医療制度，文化などの影響を受ける。例えば，人口構成を考えてみると，高齢化が進んだ国では，認知症や加齢に関連した問題が多く，青年期に発生する統合失調症の割合は少ない傾向にある。また，医療制度やその利用しやすさに問題があるような国では，概して出産時に感染症の危険が高く，てんかんなどの障害の割合が多いことが推測される。また，精神疾患に対する理解が十分でなく，スティグマがある社会では，精神疾患を適切に認識したり，疾患を報告したりする際に少なからぬ影響を及ぼす。

　かつて，精神疾患は高所得国で多く，中低所得国では比較的少ないとか，中低所得国では精神疾患があっても，地域社会の中に溶け込んで生活しているといった通説があった。しかし，近年，世界各地からの報告や研究が蓄積され，このようなユートピア像を広く中低所得国にもつことはできないことが明らかになってきている。実際のところ，精神疾患は国や地域を問わず世界中でみられ，なかでも中低所得国では，精神保健医療のニーズがあるものの，それに対応する資源は十分でないことが明らかになっている。

　本節では，世界における主要な精神疾患の頻度や社会的影響について，精神科疫学研究の知見を通じて紹介する。

A　一般にみられる精神疾患

　古くから，精神疾患の頻度や国際的な分布の特徴を明らかにするために，精神疾患の国際比較研究が行われていた。2000年に入って，世界保健機関（WHO）とハーバード大学がこれまでの方法を見直し，世界規模の精神科疫学調査，**世界精神保健調査**（World Mental Health Survey，**WMH調査**）[*1] が行われた。この研究では，28カ国，60,000人以上の地域住民を対象として，構造化面接を用いて精神疾患の診断が検討された。その結果，一般の人々における比較的頻度の高い疾患として，**気分（感情）障害，不安障害，物質依存障害**等があることが明らかになった。

　一生のうちでその疾患を経験することのある人の割合を示す生涯有病率は，全世界的にみると幅広く，報告された有病率の中央の50％の幅を示す4分位範囲

*1 Steel, Z., Marnane, C., Iranpour, C., *et al.*：The global prevalence of common mental disorders；a systematic review and meta-analysis 1980-2013. Int J Epidemiol, 43（2）：476-493, 2014.

（interquartile range；IQR）は，18.1〜36.1％であった。アメリカ，ニュージーランド，フランス，ウクライナ，コロンビアでは，人口の3分の1以上程度という高い頻度であった。逆に，スペイン，イタリア，イスラエル，日本は比較的頻度が低く，日本における何らかの精神疾患の生涯有病率は18.0％であった。中国，ナイジェリアでは，さらに頻度は低かった。

1年当たりにその疾患を経験することのある人の割合を示す12カ月有病率の幅（IQR）は，9.8〜19.1％であり，世界的にみるともっとも頻度の高い疾患は不安障害であり，次いで気分（感情）障害であった。日本で，もっとも頻度が高かったのは，気分（感情）障害であり，次いで不安障害であった。この調査では，構造化面接という標準化された方法を用いて診断をつけたが，このような頻度のばらつきの背景には，人々の精神疾患に対する理解，認識の仕方（**メンタルヘルスリテラシー**）がある可能性がある。例えば，日本では，気分（感情）障害のうつ病の頻度が高いが，これはうつ病に関する知識や意識が高く，不安障害よりも容易に症状を報告しやすいといったことが影響しているのかもしれない[1]。

また，精神疾患をもっていても，多くの人が適切な治療を受けておらず，この傾向はとくに中低所得国において顕著であるという現状がある。過去12カ月間に精神保健サービスを利用した人の割合は，高所得国よりも，中低所得国で低いという傾向がある（例：アメリカ17.9％，日本5.6％，ナイジェリア1.6％）。また，重症者でも，ベルギーの62.1％から中国の11.0％と幅が大きく，精神保健ケアを受けていない現実がある[2]。

WMH調査は，精神疾患の有病率の国際比較を可能にする貴重なデータを提示したが，成人だけを対象としていたり，対象疾患が限定されており，とくに認知症，精神病性障害，発達障害等を評価していないといった限界もある。また質問の表現や判断を標準化した構造化面接という方法によって，比較可能なデータを提示しているものの，精神疾患の実像に迫っているかという点で課題が残り，これはとくに非英語圏の国で問題となっている。一般に，地域における面接調査では，臨床場面よりも控えめに診断される傾向があり，これらの数字以上に精神疾患をもつ人が多く存在していると考えられる。

＊1 Kessler, R. C., Aguilar-Gaxiola, S., Alonso, J., *et al*.：The global burden of mental disorders：an update from the WHO World Mental Health（WMH）surveys. Epidemiol Psichiatr Soc, 18（1）：23-33, 2009.
＊2 Wang, P. S., Aguilar-Gaxiola, S., Alonso, J., *et al*.：Use of mental health services for anxiety, mood, and substance disorders in 17 countries in the WHO world mental health surveys. Lancet, 370（9590）：841-850, 2007.

第10章

B ● 統合失調症

　統合失調症の頻度については，「100人に1人が統合失調症である」というのが定説であった。これは概ね妥当な数字であるが，近年研究が蓄積されて，より緻密に実態が描かれるようになってきている。

　1年当たりに新たに統合失調症疾患を発症する人の率（罹患率）は，10万人当たり15.2人であった（中央値）。先行研究をみると，罹患率は調査地域によるばらつきが大きく，高頻度側に偏った分布であったため，中央値で報告されている。生涯罹患リスク（調査時点で疾患をもっているかどうかは問わず，生涯において疾患を発症する人をモデルによって算出した率）は，1,000人当たり，7.2人であった[*1]。先述の「100人に1人が統合失調症である」という定説は，より正確に言うと，「1,000人いると7.2人程度が統合失調症であることになる」ということになる。また，罹患リスクは男性のほうが女性よりも1.4倍高く，有病率は，高所得国や都市部のほうがそれ以外よりも高いことが報告されている。しかし，有病率は高所得国内でも地域間でばらつきがあり，近年増えてきている中低所得国での研究を概観すると，これらの結果は一貫しておらず，明快な結論は出ていない。以上の頻度等を**表10-1**にまとめる。

　統合失調症の転帰として，リカバリー（回復）した人の割合が報告されている。リカバリーとは，多様な意味合いをもち，「疾患をもちながらも，生きる意味を（再）発見した」といった患者の主観的評価が本質的には問われるものであるが，ここでは疫学研究を概観するために，「症状と社会機能の改善が2年以上継続した状態」と定義して述べる。1920年代から2000年代に行われた50の研究をまとめたところ，リカバリーした患者の割合の中央値は13.5%（IQR：8.1〜20.0%）であった。対象者数，診断，評価方法，追跡期間などの点で，研究は均質ではないが，どの時期の研究をみてもリカバリーした人の割合は同程度であった。中低所得国では，リカバリーの割合は高かったが，これは追跡しやすい予後良好の患者が多かった，といった研究の質が影響している可能性がある[*2]。また，1年当たりのリカバリー率は1.4%（中央値）と報告されており，これは，100人の統合失調症の人を1年間追跡すると1人か2人がリカバリーの状態になるということを意味する。しかし，時間の経過とともに一定の割合の人が回復する，という前提モデルは現実的ではなく，実際にはみられないので，あくまでも参考値として参照されたい。

　また，統合失調症患者の予後として，健康全般への影響に関心が高まっている。つまり，統合失調症の死亡リスクが高いことが問題となっているが，統合失調症患者に

＊1　McGrath, J., Saha, S., Chant, D., *et al.*：Schizophrenia：a concise overview of incidence, prevalence, and mortality. Epidemiol Rev, 30（1）：67-76, 2008.

＊2　Jääskeläinen, E., Juola, P., Hirvonen, N., *et al.*：A systematic review and meta-analysis of recovery in schizophrenia. Schizophr Bull, 39（6）：1296-1306, 2013.

表10-1 ▶ 統合失調症の罹患率，有病率，生涯罹患リスク，標準化死
亡比の中央値

罹患率	10万人・年当たり	15.2
有病率（生涯）	人口1,000人当たり	4.0
生涯罹患リスク	人口1,000人当たり	7.2
標準化死亡比	全死因に対して	2.6

資料　McGarth, J., Saha, S., Chant, D., *et al.*：Schizophrenia：a concise overview of incidence, prevalence, and mortality. Epidemiol Rev, 30（1）：70, 2008（改変）.

おける標準化死亡比は，全死因については2〜3倍で，自殺に関しては10倍程度であった。この標準化死亡比の高さは，より近年のほうが増大している。保健医療の進歩によって，一般の人々における死亡率が近年低下していることを考えると，統合失調症患者における死亡率は高まっていることが示唆される。近年では，非定型抗精神病薬が普及しているが，代謝性疾患のリスクが高まるので，身体疾患の管理が以前にも増して重要になっていることを示している[*1]。

C ● 認知症

認知症は主に高齢者で発症するが，通常，さまざまな脳の障害が原因となり，記憶力や判断力の低下をもたらし，日常生活遂行能力に影響を及ぼす。人口の高齢化に伴い認知症の増加が問題となっている。全世界的に高齢化が進むにつれて，認知症の有病率は指数的に増加していることが疫学研究から明らかになっている。人口の年齢構成の影響を補正するために，各地域の人口構成を西ヨーロッパの60歳以上の人口構成に当てはめて推計した標準化有病率（有病率）をみると，多くの地域で認知症の有病率は5〜7％の幅で報告されていて，全世界的には約7％程度と見積もられている。この有病率を用いると，2010年時点で，全世界における認知症の有病者数は3,560万人と推定される[*2]。

かつて，認知症の有病率は中低所得国では概して低かったが，研究を精査すると，ごく少数の有病率調査に基づいた推計であり，一般化するには注意が必要である。最近では，中低所得国における認知症の疫学研究（10/66 Dementia Research，以下10/66研究）が行われて中低所得国においても高所得国と同等の頻度であることが示され[*3]，中低所得国で認知症は少ないという定説には疑念がもたれるようになってい

＊1 McGrath J., Saha S., Chant D., *et al.*：前掲書.
＊2 World Health Organization：Dementia：a public health priority. World Health Organization, Geneva, 2012（日本公衆衛生協会訳：認知症―公衆衛生対策上の優先課題．日本公衆衛生協会，2015）.
＊3 Prince, M., Bryce, R., Albanese, E., *et al.*：The global prevalence of dementia：a systematic review and metaanalysis. Alzheimers Dement, 9（1）：63-75, 2013.

第10章

る。今後，人口の高齢化とともに，さらに認知症の有病率が高まることが予想され，中国やインドといった多くの人口を抱える中低所得国における高齢者人口の増加に伴い，有病率も爆発的に増加することが危惧されており，認知症は高所得国のみならず，全世界で取り組むべき課題である。

D ● 自殺，自殺関連行動

自殺は全世界的な問題であり，2012年の世界全体の自殺死亡数は，約80万4,000人と推定されている[1]。年齢標準化した自殺死亡率は，10万人当たり11.4（男性が15.0，女性が8.0）である。ちなみに，同年の日本の自殺死亡率は，10万人当たり18.5（男性が26.9，女性が10.1）であり，2010年の自殺死亡率からの変化割合は，－1.9%（それぞれ－4.0%，2.1%）と男性において減少がみられた。自殺は，一般に男性に多く女性に少ないといわれており，高所得国ではこのパターンが当てはまるが，中低所得国では一概にはいえない。中国，インドネシアでは，女性のほうが多い。

自殺率を地域別にみると，高所得国では比較的高く，中低所得国では中南米諸国，アフガニスタンやエジプトといった東地中海地域で比較的低い。しかし，スリランカやインドといった南東アジア地域では際立って高い。また，中国やインドは人口規模が大きいので，自殺者数で考えると世界の自殺の約75%は，これら中低所得国で起こっていることに注意を要する。

ただし，これらの自殺率を解釈する際，いくつか考慮すべき点がある。自殺死亡率の推定には，正確な人口動態統計が必要であるが，中低所得国ではこのような統計が整備されていないことがあり，推計値の妥当性に疑問が残る。また，自殺の報告の仕方も，各国の法律や文化，保険の支払いの対象，スティグマなどが影響しており，過少報告や誤分類があることにも留意して解釈する必要がある。

正確な自殺企図数の把握は，さらに困難であるが，先に述べた WMH 調査で自殺企図の発生，時期，手段，治療に関する評価を行っている。この結果，過去12カ月間の自殺企図発生率（人口1,000人当たり）は，高所得国では男女とも3人，中所得国では男性は3人，女性は6人，低所得国では男女とも4人であった[2]。これらの数字は，自殺で死亡した成人1人の背景には，20人以上の自殺企図者が存在する可能性を示している。

＊1 World Health Organization：Preventing Suicide：a global imperative. World Health Organization, Geneva, 2014（国立精神・神経医療研究センター精神保健研究所自殺予防総合対策センター訳：自殺を予防する 世界の優先課題. 国立精神・神経医療研究センター精神保健研究所自殺予防総合対策センター, 2014）.

＊2 Borges, G., Haro, J. M., Chiu, W. T., *et al.*：Prevalence and identification of groups at risk for 12-month suicidal behavior in the WHO World Mental Health Surveys. Nock, M. K., Borges, G., Ono, Y. *(eds.)*：Suicide：global perspectives from the WHO World Mental Health Surveys, Cambridge University Press, New York, 2012, pp.185-198.

この20年で多くの精神科疫学研究の知見が蓄積されてきた。研究が進んだ背景には，精神疾患に操作的定義が導入され，診断や評価方法の標準化が進んだことがある。しかし，解釈する際にいくつかの注意点がある。

これら疫学研究で有病率をみると，概して，欧米では高く，他の国々では低い。構造化面接などの標準化した評価法の使用によって，信頼性，つまり診断の一致率は向上したが，妥当性，つまり欧米以外の文化圏における精神疾患を正確にとらえているか，という点では課題が残っている。異なる文化の国々で認知症の有病率を検討した10/66研究は，標準化した方法をとりながらも，診断をめぐる文化の影響を検討した。この結果，欧米以外の国々では，軽度から中程度の症例の見落としが多かったことが報告されており，その理由として，これらの地域では認知症に対する知識や認識が一般的に浸透しておらず，認知機能に問題があったとしても生活の中で支援が提供されたり，他者の弱さの報告をためらう傾向などがあげられている。このため欧米以外の国では，軽度の認知症が過少評価されている可能性が指摘されている[*1]。このような限界を踏まえ，前述の研究結果を解釈する必要がある。また，世界の精神疾患の実態を把握するためには，量的評価だけではなく，文化人類学的視点や，民俗学的視点も必要である。

伝統的には，国際保健の課題は，結核，マラリア，ヒト免疫不全ウイルス（human immunodeficiency virus；HIV）感染症／後天性免疫不全症候群（acquired immunodeficiency syndrome；AIDS）などの感染症が主であり，精神疾患が議論の俎上に載ることはなかった。しかし，1990年代に実施された疾病負荷研究によって，がん，循環器疾患，代謝性疾患といった非感染性疾患の全世界への影響が大きいこと，そして精神疾患も予想以上に大きな影響を与えていることが明らかになり，国際保健における精神保健対策の重要性が認識されるようになった。

この研究では，疾病による死亡，障害の影響は，**障害調整生命年数**（disability-adjusted life year；**DALY**）という指標で表されている。これは，早死により失われた年数である**損失生存年数**（years of life lost；**YLL**）と，疾病により障害を余儀なくされた年数である**障害生存年数**（years lost due to disability；**YLD**）で見積もられる。1990年代の研究では，精神疾患は全疾患によるDALYの約14%を占め，

＊1 日本公衆衛生協会訳：前掲書.

第10章

非感染性疾患のDALYのうち28%を占めることが明らかになった[*1]。なかでも，うつ病が主要疾患であることが明確になった。2010年代には，診断区分や推定値の見直しが行われ，精神疾患や行動上の問題は全DALYの約7.4%，非感染性疾患のDALYの約11%と，先の報告よりも減少したものの，依然として精神疾患は人々の健康に甚大な影響を与えていることが報告された[*2]。主要疾患は，大うつ病性障害，不安障害，薬物使用障害，アルコール使用障害，統合失調症であった[*3]。

　精神疾患の影響が大きい理由は，精神疾患は「早死により失われた期間」，つまりYLLはさほど大きくないが，「疾病により障害を余儀なくされた期間」，つまりYLDが大きいからである。YLDだけをみると，精神疾患はYLD全体の約23%を占めている[*1]。将来的にも，全世界的な人口増加や年齢構成の変化によって，精神障害や薬物使用による影響はますます大きくなると推定されている。

　以上のように，近年の疫学研究や，これらの結果を用いた二度の疾病負荷研究によって，精神疾患の国際保健上の重要性は科学的根拠をもって論じられるようになった。しかし，多くの中低所得国では，精神保健上のニーズと得られる資源に大きなギャップがありながらも，精神保健に対する取り組みや政治的意図は十分ではない現状がある。そこで近年では，国際機関，学術界，研究者やサービス実施者などのさまざまなレベルで，精神保健資源の拡充を目指す取り組みが広がっている。

Ⅱ　WHOなどの国際機関の活動

　前節で述べたとおり，精神保健は高所得国，中低所得国を問わずに報告されており，とくに障害という点で健康上の大きな問題となっている。全世界の健康問題に対する精神疾患の寄与は，障害調整生命年数（DALY）でみると7.4%であるが[*1]，多くの人々が適切な治療や支援を得ておらず，とくに中低所得国ではニーズとサービスのギャップが大きい。このような精神保健をめぐるギャップを埋めるために，世界保健機関（WHO）の精神保健・薬物依存部はさまざまな取り組みを行ってきている。大きな流れとしては，WHOが，エビデンスに基づき，政策を形成したり，研究の方向性を導き，国事務所，WHO協力センター，関係機関と連携して，精神保健政

＊1　Murray, C. J., Lopez, A. D. : Quantifying disability : data, methods and results. Bull World Health Organ, 72（3）: 481-494, 1994.

＊2　Whiteford, H. A., Degenhardt, L., Rehm, J., et al. : Global burden of disease attributable to mental and substance use disorders : findings from the Global Burden of Disease Study 2010. Lancet, 382（9904）: 1575-1586, 2013.

＊3　Murray, C. J., Vos, T., Lozano, R., et al. : Disability-adjusted life years（DALYs）for 291 diseases and injuries in 21 regions, 1990-2010 : a systematic analysis for the Global Burden of Disease Study 2010. Lancet, 380（9859）: 2197-2223, 2012.

策の立案や人材育成に関する技術的支援，アドボケイトを行っている。世界精神医学会（World Psychiatric Association；WPA）を通じて学術団体や，世界精神保健連盟（World Federation for Mental Health；WFMH）をはじめとした非政府組織（non-govemmental organization；NGO）と協働して，精神保健の問題に働きかけている。

A ・ 歴史的背景

　以下に近年の活動を振り返ってみると，2000年ごろには，WHO とハーバード大学が主導して，世界精神保健調査（World Mental Health Survey）を実施し，世界における精神保健の問題のニーズとサービスのギャップに関する実証的知見が蓄積されるようになった。2001年には，WHO 総会においても国際的な課題として精神保健に関心が向けられ，その報告書である World Mental Health では，"Mental Health：New Understanding, New Hope, drew attention to the situation" と精神保健が主要テーマとして取り上げられた。精神保健への関心の高まりが確実に各国における行動とつながり，またその変化を把握できるように，メンタルヘルスアトラスプロジェクトなどによって，各国の精神保健に関する法律，政策，人材，資源のモニターが開始された。国連では，2006年に障害者権利条約が批准され，精神障害も他の障害と同じように，障害者の権利が保障され，完全な社会参加を可能とする社会となるよう，批准国はその義務を負うようになった。

　2007年には，Lancet 誌において，Global Mental Health Series が発表され，中低所得国における精神保健問題の重要性，効果が実証された介入研究，サービスシステム研究などの一連の総説が発表された。これをきっかけとして，"No health without mental health（メンタルヘルスなしに健康なし）" というスローガンの下に，保健政策の中で長年注目されてこなかった精神保健のサービスの拡充への機運が高まった。このような学術界からのメッセージを各地で具体化するために，メンタルヘルスギャップアクションプログラム（mhGAP）が開始された。中低所得国では精神科の専門家がいない地域も多いが，そのような場所でも適切な精神科ケアを受けられるように，保健関係者を対象としたマニュアルや研修プログラムが整備され，標準化したかたちで人材育成が行われるようになった。

　2010年に入ると，欧米の研究資金が中低所得国の精神保健プログラムに向けられるようになった。アメリカ国立精神衛生研究所の Grand Challenges in Global Mental Health Initiative，カナダ政府による Grand Challenges Canada，イギリス政府の Programme for Improving Mental health carE，欧州委員会による Emerging mental health systems in low- and middle-income countries（EMERALD）といったプロジェクト，イギリスのウェルカムトラスト（医学・生物

学の研究支援等を目的とする助成団体）などの財源をもとに，中低所得国の精神保健プログラムの開発，効果の検証，サービス体制の構築，人材育成が行われるようになった。多くの場合，高所得国と中低所得国がパートナーシップを築き，研究やサービスが行われている。

2013年のWHO総会では，「メンタルヘルスアクションプラン2013-2020」が採択され，精神的に満たされた状態（mental well-being）を促進し，精神障害を予防し，ケアを提供し，リカバリーを促し，人権を促進し，そして精神障害を有する人々の死亡率，罹患率，障害を低減することを目指して，4つの大目標と6つの具体的な到達目標が設定され，2020年まで各国が取り組むことに194カ国の大臣レベルで合意がなされた。

一方，国連では，2015年の国連総会において，「ミレニアム開発目標」（Millennium Development Goals；MDGs）に次ぐ，今後15年間の開発の指針として「持続可能な開発目標」（Sustainable Development Goals；SDGs）が設定され，「持続可能な開発のための2030アジェンダ」が採択された。精神保健に関連する記述としては，「目標3.あらゆる年齢のすべての人々の健康的な生活を確保し，福祉を促進する」の下，「3.4 2030年までに，非感染性疾患による若年死亡率を，予防や治療を通じて3分の1減少させ，精神保健および福祉を促進する」「3.5 薬物乱用やアルコールの有害な摂取を含む，物質乱用の防止・治療を強化する」が盛り込まれた。このような国連文書に精神保健に関する目標が明記されたことで，各国の精神保健やアルコール・薬物関連障害への取り組みが促進されることが期待されている。

その他のWHOの活動としては，自殺や認知症などの世界規模の課題に関する包括的な報告書やガイドラインの発行があり，既存の知見のまとめと目指すべき方向が示されている。また，国際的に用いられている「疾病及び関連保健問題の国際統計分類」（International Statistical Classification of Diseases and Related Health Problems）（略称「国際疾病分類」[International Classification of Diseases；ICD]）の出版，改訂を行っている。

以下では，WHOの主要な精神保健問題に関連するプロジェクトを紹介する。

B ● メンタルヘルスアクションプラン2013-2020

2013年のWHO総会において「メンタルヘルスアクションプラン2013-2020」が採択された。これは，"No health without mental health（メンタルヘルスなしに健康なし）"を原則として，人々が精神的に満たされた状態（mental well-being）となるように促し，精神障害を予防・ケアし，人々のリカバリーが進み，人権が守られるようにして，精神障害に関する臨床的転帰の向上を目指す包括的な精神保健に関する行動計画である。各国の文化に配慮しながらも，国際的な人権基準，科学的根拠や

表10-2 ▶ メンタルヘルスアクションプラン2013-2020で示された到達目標

1．メンタルヘルスのための効果的なリーダーシップとガバナンスの強化
1.1　世界の80％の国々が，国際・地域の人権規約に則して，メンタルヘルスの政策／計画を策定または更新する．
1.2　世界の50％の国々が，国際・地域の人権規約に則して，メンタルヘルスのための法律を制定または更新する．
2．地域ベースの，包括的で，統合され，反応性のあるメンタルヘルスサービスと社会的ケアサービスの提供
2．重度の精神障害に対するサービスの適用範囲を20％増加する．
3．メンタルヘルスにおけるプロモーションと予防のための戦略の実施
3.1　世界の80％の国々が，少なくとも２つの，機能している，国の多部門によるメンタルヘルスの促進と予防プログラムをもつ．
3.2　国々の自殺死亡率を10％減少させる．
4．メンタルヘルスのための情報システム，科学的根拠と研究の強化
4．世界の80％の国々が，国の保健医療・社会情報システムにより，中核となるメンタルヘルス指標を少なくとも１セット以上，２年ごとに定期的に収集・報告する．

資料　世界保健機関著，国立精神・神経医療研究センター精神保健研究所自殺予防総合対策センター訳：メンタルヘルスアクションプラン2013-2020. 国立精神・神経医療研究センター精神保健研究所自殺予防総合対策センター，2014, pp.12-20（一部改変）.

ベストプラクティスに基づきサービスを提供することを勧めている。また，保健医療と社会サービスによる協調を提案している。精神障害のある人々が，必要なサービスを各年代に応じて受けられ，公平にサービスにアクセスでき，計画，研究，評価などのあらゆる段階に関与できるような方法を提案している。

　加えて，WHO加盟国すべてに，専門的な助言・指導の下，国レベルでアクションプランを策定することを勧めている。**表10-2**に示す４つの領域で，2020年までの到達目標が提案された（2030年まで延長）。

　このアクションプランを達成するために，情報や資源を活用できるように準備されている。メンタルヘルスアトラスプロジェクトでは各国の精神保健資源に関する情報が定期的に集められているが，「メンタルヘルス・アトラス」は，このベースラインデータとなる。保健医療サービスにおける質の向上と精神障害のある人々の権利擁護を進めるためには，クオリティライツプロジェクト（QualityRights Project）でツールが準備されている。サービスの介入方法や人材育成には，mhGAPを参照することができ，とくに資源の乏しい国々で活用されるようにつくられている。また，災害時には，メンタルヘルスへの関心が高まり，システム再構築のチャンスとなることも多いことから，緊急場面での精神健康と心理社会的支援に関するガイドラインを活用できるようにしている。

　しかし，国レベルで行動を起こし，アクションプランを達成するのに，何よりも必要なのは，強い政治的意思，リーダーシップ，コミットメント，関係者との協働である。これらがうまく噛み合ったときに変化を起こせるような下地づくりをWHOは行っている。

C ● メンタルヘルスギャップアクションプログラム（mhGAP）

　本プログラムは，主に中低所得国において精神保健サービスの拡充を進めることを目的としており，専門家以外でも最低限の精神疾患への治療を提供できるようにするために地元の保健医療関係者の人材育成をするものである。資源が乏しい地域においても，科学的根拠に基づいた適切な評価，ケア，心理社会的支援，薬物療法を提供できるようにして，地域における持続的，そして組織的な対応能力を高めることを目指している。

　本プログラムでは，介入方法の手引きとして，「**精神保健専門家のいない保健医療の場における精神・神経・物質使用障害のための mhGAP 介入ガイド**」（mhGAP-IG）が開発されている。本プログラムでは，地域で対応が求められる精神保健の問題として，うつ病，精神病，双極性障害，てんかん，子どもや青年における発達症／発達障害および行動症／行動障害，認知症，アルコール使用障害，薬物使用障害，自傷および自殺，そして他の重要な情緒的あるいは医学的に説明のつかない愁訴が扱われている。このガイドでは，臨床的な判断や介入を行うためのアルゴリズムが示されており（**図10-1**），それぞれの問題の評価法や介入法について，科学的根拠が系統的にレビューされ，そして多様な立場の人々の意見や国際的なコンサルテーションを経て作成されたものである。

　mhGAP-IG はプライマリケアと 2 次医療施設の保健医療提供者向けに開発されたものであるが，中低所得国，とくに郡部ではそのような医療施設へのアクセスがままならない地域も多くある。そのような場合でも，多少の修正を加えて精神保健専門家以外の保健医療職者が科学的根拠に基づいた対応をできるように支援する。また，mhGAP-IG に基づいた研修パッケージも開発され，全世界の約100カ国において mhGAP は使用され始めている。

　例えば，南太平洋のフィジーは人口約90万人の島国であるが，精神科医師は 3 名しかおらず，精神保健専門サービスは単科精神科病院 1 カ所と総合病院の精神科 3 カ所しかない状況である。加えて多くの離島があり，精神科サービスへのアクセスは非常に悪い状況であった。そこで保健省は WHO と共同し，2014年に本格的に mhGAP を導入した。まずは精神科医師，看護師，それからオーストラリアとニュージーランドからのボランティアといった現地の専門家に対し，mhGAP のトレーナー（およびスーパーバイザー）となるための研修を行った。同時に mhGAP-IG の内容について，フィジーの状況に合うように，使用できる薬物やロールプレイのケースなどに修正を加えて，プログラムを文化的に適合するようにした。その後は各トレーナーがそれぞれの地域でプライマリケアと総合病院の医師や看護師に対して 2 〜 3 人一組で mhGAP 研修を実施した。その結果，約 2 年間で500人以上が研修を受講するに至った。課題としては，スーパービジョンの質の担保，アセスメントはできるようになっ

図10-1 ● mhGAP 介入ガイドのうつ病のページ

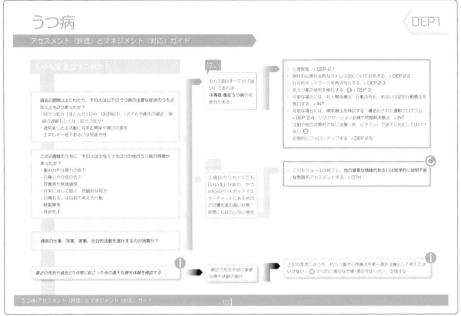

資料 World Health Organization：mhGAP Intervention Guide for mental, neurological and substance use disorders in non-specialized health settings. 2010（世界保健機関編著，小澤寛樹，黒滝直弘，中根允文監，長崎大学大学院精神神経科学教室企画：精神保健専門家のいない保健医療の場における精神・神経・物質使用障害のための mhGAP 介入ガイド．長崎大学大学院精神神経科学教室，2015, p.10）.

たが，地域で支えるというよりも，その時点で精神科に紹介となる傾向があり，またうつ病の患者が治療を求めないことなどがあげられ，今後もメンタルヘルスの普及・啓発など継続して支援していく必要があるが，着実な変化がみられているところである。

D ● クオリティライツプロジェクト

精神医療やケアは世界的にみると必ずしも良質ではなく，治療やケアの環境が治療的というよりも，リカバリーを阻むような状況が多いという現状がある。例えば，精神障害をもった人は牢屋のような部屋に施錠されて隔離されていたり，身体を拘束されていることがある。このような人権が軽視された処遇は，治療という目的で行われており，入院治療だけではなく，外来治療や地域ケアにおいても往々にしてみられる。

そこで，本プロジェクトは，精神医療やケアの質の向上と，精神障害をもつ人の権利の擁護を図ることを目指している。具体的には，①入院・外来治療の質を高め，患者の人権の向上を目指し，②地域で自立した生活とリカバリーを促し，人権に配慮し，③精神障害をもつ人の相互支援，権利擁護，政策決定への関与を促し，④国の政

表10-3 ▶ クオリティライツプロジェクトの評価項目に含まれている，国連の障害者権利条約の条項

- 適切な生活水準および社会的な保障（第28条）
- 達成可能な最高水準の身体，精神健康を享受する権利（第25条）
- 法的能力を行使する権利と個人の自由と安全の権利（第12条，第14条）
- 拷問や残酷な，非人道的な，あるいは品位を傷つける治療や刑罰，そして搾取，暴力，虐待からの自由（第15条，第16条）
- 自立した生活と，地域社会への包容（第19条）

策や法律を改正することを目指すものである。ツールキットとしては，精神医療のケアの質や人権の状況の評価，改善のためのメカニズムを導入するための，手順，評価，情報収集，フィードバックに関するノウハウを伝えるものである。これは，2006年に批准された国連の障害者の権利に関する条約（障害者権利条約）に準拠するもので，**表10-3**の5つの側面で評価が行われる。評価は，施設訪問や，職員，家族，利用者からの聞き取りで行う。これらの評価に基づいて，ケアの質や人権に関する権利擁護，ケアの質の向上への取り組み，法律の改正につなげるようにするものである。

本プロジェクトは，すでにパレスチナ，ソマリランド，スペイン，ポルトガル，ギリシャ，パナマなど，中低所得国だけでなく，高所得国においても導入されている。

E ● メンタルヘルスアトラスプロジェクト

本プロジェクトは，2001年に始まり，世界各国の精神保健システムの現状を数値で記述するために，精神保健医療に関する政策，計画，財政，ケア提供体制，人材，薬剤，そして情報システムに関する情報を，系統的に収集して，3年ごとに公開している取り組みである。これはここで収集された情報は，各国の精神保健資源の状況を示し，現状の把握と，拡充するべきニーズの同定につながり，継続的に情報を収集することで，システム変化のベンチマークとなり，その動向を把握するのに役立っている。

初期には，情報の精度や量に問題も多かったが，回数を重ねるごとに改善されてきている。

F ● 報告書やガイドラインの発行

WHOは，研究開発の推進と知識の普及のために，多数の報告書やガイドラインを発行している。これらは，全世界の関係者が入手できるように，ホームページからダウンロード可能となっている。

この10年でも，さまざまな精神科的問題のガイドラインが発表された。前節で述べ

表10-4 ▶ 日本語訳が出版されている WHO の主要な報告書やガイドライン

- Dementia：a public health priority
  http://www.who.int/mental_health/neurology/dementia/en/
  認知症―公衆衛生対策上の優先課題（日本公衆衛生協会）
- Preventing suicide：a global imperative
  http://www.who.int/mental_health/suicide-prevention/en/
  自殺を予防する 世界の優先課題（国立精神・神経医療研究センター精神保健研究所
  自殺予防総合対策センター）
- Mental Health and Psychosocial Support in Humanitarian Emergencies： What
  Should Humanitarian Health Actors Know?
  http://www.who.int/mental_health/emergencies/en/
  災害・紛争等人道的緊急時における精神保健・心理社会的支援―保健分野の人道支援に
  携わる者は何を知っておくべきか（国立精神・神経医療研究センター精神保健研究所）
- Psychological first aid：Guide for field workers
  http://www.who.int/mental_health/publications/guide_field_workers/en/
  心理的応急処置（サイコロジカル・ファーストエイド：PFA）フィールド・ガイド
  （国立精神・神経医療研究センター）

た諸問題の概観もこれらの出版物に収載されている。主要な報告書，ガイドラインとして，日本語翻訳が出版されているものを**表10-4**に示した。世界的な精神保健の問題の概観，またトレンドを設定するような文書であり，個々の問題は，それぞれの出版物を参照されたい。

G ●「疾病及び関連保健問題の国際統計分類」の改訂

「**疾病及び関連保健問題の国際統計分類**」（以下，**ICD**）は，行政，臨床の場面で用いられる国際的な診断基準である。

現在使用されている ICD-10は1994年に発表され，長期間改訂がなく用いられてきた。臨床的有用性を高めることを目的として改訂作業が進められてきたが，2019年5月に ICD-11が WHO 総会で採択され，2022年1月に発効となった。

今回の改訂では，死亡・疾病統計の国際比較に加え，臨床現場や研究などさまざまな場面での使用を想定し，より多様な病態を表現できるようコード体系が整備されている。診断ガイドラインの様式が変更され，ICD-10より詳細な記載となり，各疾患の定義，必須状態像の記述，正常と疾患との境界線に関する特徴（診断に関する閾値）や他疾患との鑑別診断，特徴やサブタイプ，経過に関する特徴，関連する臨床的表現，文化に関連した特徴，発達上の表現，ジェンダーに関連した特徴などの項目で

疾患が記述される[*1]

　現在日本語訳が進められており，ICD-11に準拠した「疾病，傷害及び死因の統計分類」の導入に向けて，告示改正のための準備・調整等が行われている。

　精神疾患の診断基準としては，アメリカ精神医学会が，2013年に「精神疾患の診断・統計マニュアル 第5版」（Diagnostic and Statistical Manual of Mental Disorders, 5th edition；DSM-5）を発表した。ICD でも同じ方向に疾患概念に変更が加えられたものもあれば，異なる方向に改訂が進められたものもある。

　例えば，ICD では，「特にストレスに関連した障害」として，心的外傷後ストレス障害（post-traumatic stress disorder；PTSD）というカテゴリーの下に，PTSD と複雑性 PTSD の2つの疾患を並列させるといった変更や，遷延性悲嘆障害といった新たな診断の追加など DSM とは異なる変更である[*2]。

　また，ICD と DSM，またアメリカ精神医学会の研究用の診断基準（RDoC）との整合が課題となっている。

Ⅲ　諸外国の精神保健医療の実情

A・地域ケアに注目して

　精神医療は，歴史的には収容型治療が全盛だった時代があり，その後，脱施設化の流れがあり地域ケアが進んでいる。かつては，病院か地域かといった二者択一を迫るかのような動きであったが，近年ではその地域社会，文化，資源に基づいて最良のバランスを求める，「バランスのとれたケアモデル」が提唱されている[*3]。

　精神疾患をもっていても，住み慣れた地域でその人らしく生活できるように，ケアは地域で提供され，可能なかぎり入院を減らし，入院しても社会から疎外されないかたちで治療を受けられるようにすることが提唱されている[*4]。

　最適化したケアを提供できるようにするために，各国でさまざまな試行錯誤が行われている。本節では，地域ケアがどのように展開されているか，世界各地の代表的なケースを通じて紹介する。

＊1　First, M. B., Reed, G. M., Hyman, S. E., *et al.*：The development of the ICD-11 Clinical Descriptions and Diagnostic Guidelines for Mental and Behavioural Disorders. World Psychiatry, 14（1）：82-90, 2015.

＊2　Luciano, M.：The ICD-11 beta draft is available online. World Psychiatry, 14（3）：375-376, 2015.

＊3　Thornicroft, G., Tansella, M.：The balanced care model for global mental health. Psychol Med, 43（4）：849-863, 2013.

＊4　Thornicroft, G., Tansella, M.：Balancing community-based and hospital-based mental health care. World Psychiatry, 1（2）：84-90, 2002.

　ヨーロッパでは概して地域ケアが進んでいるが，とくに北欧と西ヨーロッパではサービスが充実している。イギリスやイタリアでは大規模な精神科病院の閉鎖が行われ，精神病床数の減少が進んだ（人口10万人当たり8〜23床）。地域では，精神疾患をもった人の**リカバリー（回復）**を支える視点で，多職種チームによって個別化されたケアが提供されている。フランス，ドイツ，オランダ，ベルギーなどでは，一定の精神病床数を保ちつつ（人口10万人当たり75〜152床），地域ケアにも力を入れている。しかし，ヨーロッパ内では格差も存在し，東欧や旧ソ連の国々では，依然，大規模な精神科施設が多く，地域における資源は薬物療法を継続するための外来が中心で，地域生活支援の視点は十分ではない。以下では，地域ケアのモデルとして取り上げられることの多いイギリスの状況を紹介する。

　イギリスでは，歴史的には，施設収容型の精神医療が行われていたが，1950年代から脱施設化の動きがみられ，1980年代には精神科病院の閉鎖が進み，入院患者は自宅や地域のサービスに移行された。この精神科病院閉鎖を経験した患者の臨床的な転帰は詳細に検証され，長期入院していた患者も，地域で適切な支援を受けることで，生活状況や社会機能が改善し，精神症状はあまり変わらなかったことが実証されている[1]。

　一般にイギリスの医療サービスは，**国民保健サービス**（National Health Service；**NHS**）により提供され，地理的な責任担当制の下にサービスが提供されている。精神科の問題がある場合にも，原則的には，まず地域の家庭医を受診し，必要に応じて精神科の専門サービスが紹介される（近年では直接，精神科サービスを受診することもある）。この精神科サービスに関する施策は，1999年に**ナショナルサービスフレームワーク**（National Service Framework；**NSF**）として定められ，精神的健康の増進，プライマリ精神保健ケア，サービスの利用，専門家によるケア，病院と危機対応住居，介護者への支援，自殺防止が重点課題としてあげられた[2]。サービスの実施指針は，Policy Implementation Guide（PIG）に記されている。例えば，地域精神保健サービスとしては，一般的な地域精神保健チーム（community mental health team；CMHT）に加え，積極的アウトリーチチーム，24時間体制の専門家による在宅での評価と治療を提供するチーム，発病初期介入チームの設置が進められた。2000年代には積極的アウトリーチや早期介入に力が入れられたが，その後精神保健サービスの予算が削減され，サービスが地域のニーズによって決められるようにな

＊1　Trieman, N., Leff, J.：Long-term outcome of long-stay psychiatric in-patients considered unsuitable to live in the community. TAPS Project 44. Br J Psychiatry, 181（5）：428-432, 2002.
＊2　日本精神障害者リハビリテーション学会監，政策部・渉外部編：英国保健省 精神保健に関するナショナル・サービス・フレームワーク―5年の経過．日本精神障害者リハビリテーション学会，2005.

り，これらのアウトリーチチームの財源は減少している[*1]。NHSで提供される治療やケアの内容は，科学的根拠（エビデンス）および医療経済的な視点から検討され，イギリス国立医療技術評価機構（National Institute for Health and Care Excellence；NICE）のガイドラインに定められている。近年では，患者や家族の経験や意見が反映される仕組みもとられている。

地域で行われる個別のケアは，**ケアプログラムアプローチ**（care programme approach；**CPA**）に沿って行われ，ケアプラン（治療計画）を作成し，リカバリーを指向して，リスクを最小限とするように，関係者が取り組む。ケアプランは数カ月ごとに見直され，患者本人や家族の意向が取り入れられると同時に，就労，経済など社会生活上のニーズも評価され，サービスが利用できるように調整される。

2015年には，これまでの取り組みが見直され，新たな施策として，"No health without mental health；implementation framework"が出版され，精神健康の向上，リカバリー，身体健康，ケアや支援の質の向上，人権の尊重と安全の確保，スティグマと差別の減少といった内容が目標として掲げられている。

C ● アメリカ

アメリカでは，統合失調症などの重い精神障害をもつ人への地域精神保健サービスは，州ごとに行われ，公的な精神保健センターや民間のサービス機関が提供している。1963年にケネディ大統領の下で**地域精神保健福祉法**が制定され，**地域精神保健センター**が設立された。1970年代には，同センターの役割は重い精神障害をもつ人の治療に焦点が置かれ，**脱施設化**が進められた。しかし，この脱施設化によって，入院患者の多くは地域のグループホームや施設などへ移行したが，適切なケアを受けられなかった人はホームレスとなったり，犯罪（多くの場合，軽犯罪）を犯し，収監されたり，入退院を繰り返すといった転帰をとった。

脱施設化と同時に地域支援プログラムが展開されたが，多くは仲介型のケースマネジメントであった。しかし，サービスを調整するだけでは地域生活上の困難を解決できないことが多く，多職種チームのスタッフが地域に出向いて支援する，アウトリーチ型のケースマネジメントが行われるようになった。**包括型地域生活支援**（assertive community treatment；**ACT**）モデルはこの代表例であり，効果が実証されたことにより[*2]，普及が進められた。地域の中で重い精神障害をもった人の実生活を支援することで，その目標は症状管理だけではなく，その人のリカバリーや自立

＊1 Docherty, M., Thornicroft, G.：Specialist mental health services in England in 2014：overview of funding, access and levels of care. Int J Ment Health Syst, 9：34, 2015.
＊2 Stein, L. I., Test, M. A.：Alternative to mental hospital treatment. I. Conceptual model, treatment program, and clinical evaluation. Arch Gen Psychiatry, 37（4）：392-397, 1980.

を目指すものとなり，サービスは幅広いニーズに応えるものとなった。

　地域精神保健サービスとしては，ACT モデル以外にも多様な強度のケースマネジメントがあり，さらに就労支援，住居支援といった特化したサービスもある。これらの効果は実証的に検討された。2000年初頭には**薬物乱用・精神衛生管理局**（Substance Abuse and Mental Health Services Administration；SAMHSA）が，エビデンスに基づくプログラムの普及を目指して，**Evidence Based Practice Toolkit Project** を実施した。これは，ACT などのエビデンスに基づくプログラムの導入を促進するために，説明資料・マニュアル・評価ツールなどをパッケージ化して提供し，地域精神保健福祉センターや，民間の精神保健支援機関での普及を促すものであったが，実際には普及はあまり進まなかった。現在では，効果が実証されたプログラムの一覧を掲載し，より緩やかなかたちでエビデンスに基づくサービスの導入を勧めている（National Registry of Evidence-based Programs and Practices）[*1]。

　もう1つの変化，リカバリーを目指した支援では，支援の目標を治療や症状の緩和とすることを超えて，その人にとって意味のある生活，教育，就労，友人との関係，自立した生活，地域生活への参加といった希望に沿った支援が行われるようになってきている。地域によってその導入の度合いは異なるが，概して，リハビリテーションや矯正を目的とした対応は減り，本人の自己実現を促進する支援となってきている。このように，近年の地域精神保健サービスは，科学的根拠（エビデンス）と，当事者のリカバリーへの指向が特徴といえよう。

D • オーストラリア，ニュージーランド

　オーストラリアとニュージーランドの精神保健サービス体制は似ており，どちらもイギリスの医療システムに類似しているが，さらに独自の発展がみられる。脱施設化が進んでいるが，病院と地域におけるサービスがバランスよく展開されている。また，子どもから高齢者まで幅広く対象としており，同時に専門的サービスも充実している。

　オーストラリアでは，公的サービスとしては，重い精神障害をもつ人へのサービスに重きが置かれているが，司法精神医学や若い世代を対象とした精神病の早期介入などの専門サービスも展開されている。メルボルンのあるヴィクトリア州の精神保健サービスがモデルとして語られていたが，近年では，オーストラリア首都特別地域や西オーストラリア州の外来や地域ケア（とくに住居支援）の充実が目覚ましく注目さ

---

*1　SAMHSA：National Registry of Evidence-based Programs and Practices（NREPP）.
　　https://www.samhsa.gov/nrepp

第10章

れている。オーストラリアの国全体をみると質の高いサービスがバランスよく配置されているが，国内でも州によって状況が異なっている。また，地理的に広大であるために，サービスへのアクセスの問題がある。

　ニュージーランドは，地形的に小さく，地域ケアへの取り組みに重きを置いていることから，国全体として地域精神保健サービスの質が高く，かつ均質化されている傾向にある。急性期治療も地域や在宅で行われる傾向にあり，危機介入チーム，ピアによる急性期サービスなども行われている。国レベルでの自殺対策や，アンチスティグマキャンペーンも行われているが，人口が少ないために組織的に実施しやすいという背景もある。ニュージーランドで行われたアンチスティグマキャンペーン，"Like Minds, Like Mine"を参考に，イギリスで"Time to Change"という大型のプログラムが行われたという実績もある。

E ● 南アジア，東南アジア

　南アジア，東南アジアには，中低所得国が多く，地域精神保健の取り組みもさまざまである。しかし，2004年に起こったインドネシアのスマトラ島沖地震・津波の後に，多くの国外の団体から精神保健や心理社会的支援が提供され，これをきっかけとして地域精神保健に対する関心が高まり，地域精神保健システムの構築が進んだ国がある。

　以下に，その代表例として，スリランカについて紹介する。

　スリランカでは，伝統的には首都コロンボの大型精神科病院で施設型の精神医療が提供されていたが，そのサービスの質には問題があり，人権侵害もみられた。2004年のスマトラ島沖地震・津波でスリランカは甚大な被害を受け，国内外の支援者から多くの精神保健，心理社会的支援が行われた。そこで支援者が目撃したのは，津波の被害のみならず，今まで注目されることのなかった，長期の内紛による人々の傷つきや少年兵の問題であった。スリランカでは精神科医師は少なく，それもコロンボなどの大都市の大型精神科病院に集中しており，地域では精神保健支援が十分に行き届いていなかった。そこで，WHOや大型の国際NGO，国内外の専門家や関係者らによって，地域精神保健サービスの拡充が図られた。なかでも，WHOは世界精神医学会の資金を得て，保健省と協働して，プライマリケアにおける精神医療に関する人材育成プログラムを行った。地域における精神科ニーズに応えるために，現地の医師に精神医療保健の研修を行い，修了者を medical officers of mental health (MOMHs) と任命して，地域のプライマリケアの中で精神疾患に対応していく人材を増やしていった。また，スリランカでは，自殺率が非常に高く，これに対応するために，WHOはスリランカの保健省と緊密に協働して，公衆衛生やプライマリケアの活動に精神保健サービスを担う人材育成を進めている。この成果が着実に上がって

いるところである[*1]。

F • アフリカ

　アフリカでは，精神科サービスは精神科病院で提供されているが，その質は高くない。また，地域のプライマリケアでも対応されているが，サービスは十分ではないことが多い。プライマリケアで精神保健問題が対応されることで，その人の生活に近い場で全人的な対応が提供されることが期待されるが，実際のところは，治療は医学的アプローチに偏重し，薬物療法のみとなることが多い。また，地域ケアや住居などの地域資源が十分でないために，適切な支援を期待できず，精神障害をもつ人やその家族は，精神障害によって地域で差別されたり社会から排除されることを予期して，長期の入院を望むこともある。

　アフリカでは，人口当たりの精神保健従事者数が世界のどの地域よりも少ない[*2]。また，アフリカ内でもサービスの状況は多様であり，南アフリカでは，精神科医師や精神科看護師がサービスを提供するが，エチオピアでは保健従事者や一般科の看護師などが担当することが多い。さらに，このような人材の多くは首都や地方都市の病院に集中しているので，地域レベルでは人材が圧倒的に不足しており，同一国内においてもサービスの格差が大きい。

　そこで，アフリカの多くの国で，精神保健に関する人材育成の研修が行われている。これらの特徴としては，精神保健の専門家以外の人を対象としており，高所得国やWHOなどの国際機関と連携して行われていることが多い[*3]。

　また，アフリカでも，紛争状況下での心理社会的支援のニーズがある。WHOは，精神保健専門家以外でも実施できる低強度の認知行動療法のパッケージ，Problem Management Plus（PM＋）を開発して，その効果を検証しながら実践している[*4]。

G • 中南米

　中南米は地理的に広大であり，政治，社会，保健医療体制も多様で，一括りに語る

＊1 Jenkins, R., Mendis, J., Cooray, S., *et al.*：Integration of mental health into primary care in Sri Lanka. Ment Health Fam Med, 9（1）：15-24, 2012.

＊2 World Health Organization：Mental health atlas 2014. World Health Organization, Geneva, 2015, pp.36-37.

＊3 Liu, G., Jack, H., Piette, A., *et al.*：Mental health training for health workers in Africa：a systematic review. Lancet Psychiatry, 3（1）：65-76, 2016.

＊4 Sijbrandij, M., Bryant, R. A., Schafer, A., *et al.*：Problem Management Plus（PM＋）in the treatment of common mental disorders in women affected by gender-based violence and urban adversity in Kenya：study protocol for a randomized controlled trial. Int J Ment Health Syst, 10：44, 2016.

ことはできない。以下では，特徴的な精神保健サービスを展開しているキューバについて紹介する。

　キューバは，社会主義国家であり，保健システムでは，伝統的に家庭医を中心として，身体医療と精神医療が統合されたかたちで提供されていた。1995年に精神保健に関する大きな政策転換があり，脱施設化と地域生活への移行が進んだ。キューバのプライマリケアは，医師と看護師によるクリニック，それを支える多職種のスタッフによるポリクリニックが中心になっている。このポリクリニックに精神保健サービスも組み込まれ，予防や早期介入に力が注がれるようになった。かつて精神科病院に入院していた精神障害をもつ人は，地域や自宅に移行し，地域精神保健センターやデイホスピタルでケアを受けるようになった。また，精神科の急性期対応は総合病院の急性期病棟と救急部門で行われるようになった。かつての精神科病院は，カルチャーセンターとして地域の人々に開放されたり，作業療法の場へと転用され地域に溶け込んだ資源となっている。地域精神保健センターは，精神保健の人材育成，調整，運営を行い，地域の精神保健のニーズに対応している。

　このように精神保健サービスは，①プライマリケアレベル，地域精神保健センター，ポリクリニックでの精神保健チーム，家庭医，②総合病院における精神科サービス，危機介入チーム，③精神科病院，の3つのレベルで提供されている。精神疾患のある人も地域で生活しており，精神科病院も地域の人々と共生的な関係にある。

　精神科サービスは地域を指向し，ケアの階層も分化し，プライマリケアに統合されるという理想的なかたちで精神保健が実践されているが，課題もある。アメリカの経済封鎖，不景気による経済問題が重くのしかかり，精神保健にかかる予算が不足しており，医薬品，人件費（医師を含め，医療従事者は低賃金である）で問題が生じている。また，たばこ，アルコール（ラム酒）といったキューバの主要産業との結びつきから，これらの物質依存の問題が多く，自殺も主要な死因となっている。キューバは中南米のなかでも高齢化が急速に進んでいる国であり，高齢化に伴う健康問題への対応が目下の課題である[*1]。

H ・ 太平洋諸国

　太平洋諸国の精神保健サービスの拡充の取り組みは始まったばかりであり，多くの場合，プライマリケアの人材を活用する方針が採られている。太平洋の島々では，その地域の精神科病院と協働して，村や地域のクリニックが精神保健のニーズに応えている。フィジーやパプアニューギニアでは，精神科病院に入院病床もあるが，安全上

＊1　Gorry, C.：Community mental health services in Cuba. MEDICC Review, 15（4）：11-14, 2013.
　　　www.medicc.org/mediccreview/index.php?issue ＝26&id ＝323& a ＝ vahtml

の問題や職員不足からケアの質は良好ではなく，利用されないこともある。精神障害をもった人が地域で問題を起こすと警察に保護されたり，拘留されることがあるが，これを契機に治療につながることはあまりない。一般の人々の精神障害への理解は十分でなく，偏見，ネグレクト，誤解が一般的であり，精神保健の重要性や魅力をNGOなどに十分に伝えきれていない状況にあるため，精神保健サービスに対する関心，資金は常に不足しており，注目されることはあまりない。

　このような状況を打破するために2007年，WHO本部や西太平洋事務局の主導の下，21の太平洋の国と地域が参加し，**太平洋諸島メンタルヘルスネットワーク**（Pacific Islands Mental Health Network；**PIMHnet**）を立ち上げた。これは，同じような問題に直面している太平洋諸国間の情報共有や共同事業の実施により，地域精神保健体制の拡充を目指すものである。同時に，国内外で専門家によるサポート体制をつくり，オーストラリアやニュージーランドなどの外部からの精神科医師への依存を減らし，地元の人材でそれぞれの国で精神保健サービスを維持することを目指している[*1]。PIMHnetの下，精神保健政策の整備，フィジー国立大学における精神保健ディプロマコースの設立，mhGAPによるプライマリケアスタッフへの研修，各国における普及・啓発活動の活性化など多くの成果が上がっている。

Ⅰ・ 東アジア

　日本，中国，韓国などの東アジアでも，伝統的に精神科病院で治療が行われていたが，近年では地域精神保健への転換が進められている。中国，韓国では地域精神保健を進める動きはあるものの，近年，精神病床数の増加がみられるのが特徴である。

　以下では，中国の状況について紹介する。

　中国では，従来から地域ケアの重要性は指摘されながらも，なかなか変化はみられなかった[*2]。中国の精神保健資源としては，精神科病院，一般病院の精神科，地域の精神保健施設，リハビリテーションセンターがある。政府，一般の人々の関心は高くないのが現状であった。しかし，27年間の取り組みの結果，2013年に精神衛生法が施行された[*3]。近年の中国の経済発展，社会状況の変化から，精神保健の問題の増加や，精神科病院のビジネスの動きが話題とされるようになっているが，地域精神保健サービスは，削減される傾向にあった。しかし，この精神衛生法の制定を契機に，中国の精神保健医療を急性期医療や地域ケアの点で充実させようという機運もある。

＊1　Hughes, F.：Mental health in the Pacific：the role of the Pacific Island Mental Health Network. Pac Health Dialog, 15（1）：177-180, 2009.

＊2　Yip, K. S.：Community mental health in the People's Republic of China：a critical analysis. Community Ment Health J, 42（1）：41-51, 2006.

＊3　Phillips, M. R.：Can China's new mental health law substantially reduce the burden of illness attributable to mental disorders? Lancet, 381（9882）：1964-1966, 2013.

第10章

中国における精神保健サービス変革の方向性は，2002年の精神保健計画で定められ，効果的な精神保健制度の構築，精神衛生法制の制定，精神保健に関する普及啓発，精神保健サービスの強化，人材の育成が到達目標として掲げられた。この実施計画は2004年に公式に承認され，これが中国における事実上の精神保健施策となっている。同時期に，精神保健サービスが，公衆衛生対策の一つとして位置づけられるようになり，これは中国では画期的な変化であった。

2004年に，北京大学，保健省の主導の下，オーストラリアのメルボルン大学と協働して，精神保健サービスの強化のための実施プログラム，686プログラムが実施された。これは，精神保健の人材育成をするために，まず国レベルでプロジェクト管理，治療プロトコール，ケースマネジメント，情報管理，家族教育に関する指導者研修が行われ，次いで各地で伝達研修が行われた。2006年には，統合失調症等の治療体制の強化に注力され，スクリーニング，紹介方法，精神医学的評価，暴力に関するリスクアセスメント，フォローアップ，危機管理，身体拘束などの適正化などに関する研修が行われた。これらの研修で一定の成果はみられたものの，現場従事者の技術向上が課題として残り，地域精神保健やケースマネジメントの原則，個別サービスの技術，統合したケアや継続性の担保，患者・家族・地域との関係性，多職種チームでの協働，プログラム実施のための計画といったより実践的な研修が行われた。そこでは，地域ケアの原則が強調され，実地見学によって，地域ケア，ケースマネジメントの理解を深めることが意図された。これら一連の研修には，精神科医師，精神科看護師だけではなく，地域の担当者，ケースマネジャー，警察，行政職員も参加するようになり，研修後には各地で多職種チームが稼働するようになった。これらの取り組みをもとに，精神保健に関する政府報告書などが出版され，中国の精神保健施策として機能している[*1]。

J ・ まとめ

世界的には精神科の地域ケアを促進する方向性にありながらも，各国，地域での取り組みは多様である。しかし，急速な，そして組織的な変化がみられる国や地域もある。このような取り組みは，今後ますます加速し，増えていくものと考えられる。また，地域ケアのあり方は，高所得国に回答があるとは限らず，限られた資源しかない地域でのケアのあり方は，中低所得国から学ぶべき点も多い。現在も各地で試行錯誤が行われ，その経験，知見が共有されるようになっている。今後，世界の精神保健をめぐる状況が大きく進展することを予測し，期待して，本章を閉じる。

---

*1 Liu, J., Ma, H., He, Y. L., et al. : Mental health system in China : history, recent service reform and future challenges. World Psychiatry, 10（3）: 210-216, 2011.

謝辞

　本章をまとめるにあたり貴重な助言をいただいた，WHOフィジーオフィス太平洋支援部の瀬戸屋雄太郎先生に深謝いたします。

参考文献

1）Patel, V., Minas, H., Cohen, A., et al.（eds.）：Global Mental Health：Principles and Practice. Oxford University Press, 2013.

2）World Health Organization：Mental health action plan 2013-2020. World Health Organization, 2013.
http://apps.who.int/iris/bitstream/10665/89966/1/9789241506021_eng.pdf.
（国立精神・神経医療研究センター精神保健研究所自殺予防総合対策センター訳：メンタルヘルスアクションプラン2013-2020. 国立精神・神経医療研究センター精神保健研究所自殺予防総合対策センター, 2014.）

3）World Health Organization：mhGAP Intervention Guide for mental, neurological and substance use disorders in non-specialized health settings. World Health Organization, 2010.
http://www.who.int/mental_health/mhgap/en/
（世界保健機関編著，小澤寛樹，黒滝直弘，中根允文監，長崎大学大学院精神神経科学教室企画：精神保健専門家のいない保健医療の場における精神・神経・物質使用障害のためのmhGAP介入ガイド. 長崎大学大学院精神神経科学教室, 2015.）

4）Thornicroft, G., Alem, A., Drake, R. E., et al.（eds.）：Community Mental Health：Putting Policy into Practice Globally（World Psychiatric Association）. Wiley-Blackwell, 2011.

5）National Registry of Evidence-based Programs and Practices.
http://www.samhsa.gov/nrepp

6）World Health Organization：Problem Management Plus（PM ＋ ）：Individual psychological help for adults impaired by distress in communities exposed to adversity. World Health Organization, Geneva, 2016.
http://www.who.int/mental_health/emergencies/problem_management_plus/en/

第10章

索　引

ギリシャ文字・記号・数字

2次福祉圏域　157
2次保健医療圏域　157
4D＋1A症状　71
4疾病5事業　234
4つのケア　212
5-Meo-DIPT　127
5-Meo-MIPT　127
5疾病5事業　85，234
8段階ライフサイクルステージ　56
21世紀における国民健康づくり運動　9

アルファベット

[A]
AA　108，133
ACOA　116
ACT　268
ADHD　29，33，184
ADL　243
Al-Anon　109
ALDH2　100
ASD　24，33
[B]
BPSD　91
[C]
CBCL　25
CD　35
CDC　33
[D]
DALY　2，110
DARC　133
dementia　89
DMHISS　263
DPAT　263
DSM-Ⅲ　152
DUP　45

DV　115，136，184，185，242
DV防止法　187，254
[E]
EAP　213，281
[F]
FAS　107
[G]
GAT　96
[I]
IADL　243
ICD-10　78，152
ICD-11　321
ICF　153
ICIDH　153
IMR　268
IPS　268
[L]
LGBT　270
LSD　121，127
[M]
M-CHAT　25
MCI　94
MDMA　118，121，127
MDT　168
mental health　3，5
mental hygiene　3
mentally disabled　153
mentally disordered　153
Mutt-i-grees　206
[N]
NA　133
NEET　53，141
NPO法人全国ひきこもりKHJ親の会　60
[O]
ODD　35
[P]
PARS-TR　25

PCP　127
PDCAサイクル　270
PGAT　96
PHC　7
PTG　263
PTSD　35
[Q]
QOL　24
[S]
SC　301
SDQ　25
SMARPP　137
SSW　301
[T]
TAMARPP　137
THC　125
THP　281
[W]
WHO世界精神保健調査日本調査　2
WMH-J　2
WRAP　268

あ行

[あ]
相澤宏邦　226
アイデンティティ　52
アウトリーチサービス　160
アセトアルデヒド脱水素酵素2型　100
アタッチメント　22
アダルトチルドレン　134
アヘンアルカロイド系麻薬　126
アメリカ疾病予防管理センター　33
アメリカ精神医学会　131
アラノン　109
アルコール依存症　14，102

アルコール関連問題　111，259
アルコール幻覚症　104
アルコール健康障害　117，259
アルコール健康障害対策基本法　117，258，278
アルコール健康障害対策推進基本計画　117
アルコール性肝炎　105
アルコールの有害な使用を低減するための世界戦略　110
アルコール問題議員連盟　117
アルコール離脱てんかん　104
アルコホーリクス・アノニマス　108，133
アルツハイマー病　90
アルマ・アタ宣言　7
安全衛生教育　249
安全配慮義務　215，250

[い]
医学的人間学　4
域外幻覚　104
育児ノイローゼ　58
育児不安　58，184
いじめ　13，34，184
いじめ防止対策推進法　200
依存症候群　104
一時生活支援事業　247
伊藤善市　12
イネイブリング　109
居場所　134
医薬品，医療機器等の品質，有効性及び安全性の確保等に関する法律　130
医薬品医療機器等法　130
医療援護　232
医療介護総合確保推進法　150
医療観察制度　161，280
医療観察法　161，225，235，280
医療観察法病棟　168

医療計画　85
医療の社会化　5
医療法　84，232
イルネス　4
インクルーシブ教育システム　199
飲酒　40
飲酒運転　114
インターネット依存症　49
インターネットカフェ難民　53
インターベンション　279

[う]
ウィンスロー，C. E. A.　6
上田敏　153
ウェルニッケ‐コルサコフ症候群　104
ウェルニッケ脳症　105
うつ症状　35
宇都宮病院事件　224
うつ病　14，71，143
うつ病以外の精神疾患等によるハイリスク者対策の推進　253
臺弘　227
浦河べてるの家　268
運動失語　90

[え]
エクスタシー　118
江熊要一　227
エゴアイデンティティ　46
エリクソン，E. H.　12，49
エンパワメント　153，160，269

[お]
応能負担　239
オウム真理教事件　48
大谷藤郎　5
オオワライタケ　128
岡田靖雄　4
オタワ憲章　7
親子の関係性障害　24
オレンジプラン　266，277

か行

[か]
介護・世話の放棄・放任　244
介護疲労　184
介護保険事業　242
介護保険制度　96，263
介護保険制度の見直しに関する意見　265
介護保険法　157，242
介護予防・日常生活支援総合事業　265
介護老人保健施設　97
外在化問題　25，35
外傷性認知症　99
回復　154
回復力　36
核家族化　184
学業不振　13
学習支援事業　247
学習障害　33
覚醒剤　119
覚醒剤精神病　120
覚せい剤取締法　119，257
学童保育　28
家計相談支援事業　247
笠原嘉　37，146
過重労働による健康障害防止のための総合対策　211
仮性作業　92
家族教室　109
カチノン誘導体　130
学校教育法　248
学校保健安全法　31，248
家庭内虐待　73
家庭内暴力　14
加藤正明　4
加熱吸煙　124
カプラン，G.　6
空の巣症候群　66
ガランタミン臭化水素酸塩　95
下流社会　61
過労死等の防止のための対策に関する大綱　250
感覚失語　90

肝硬変　105
看護小規模多機能型居宅介護
　（複合型サービス）　265
完全失業率　64
鑑定入院　164
観念失行　91
カンファレンス　165
感冒薬　130
緘黙　13
[き]
記憶機能の低下　68
記憶障害　90
危機介入　6，279，299
危険ドラッグ　127，129
気質　23
喫煙　40
吉川武彦　15
気分（感情）障害　60，
　138，143
虐待　184
急性膵炎　106
教育支援センター　32
教育的セッション　132
共依存　109，278
境界性パーソナリティ障害
　125
境界例　51
共助　160，266，270
強迫観念　35
強迫行為　35
強迫性障害　35，143
恐怖症性不安障害　35
[く]
国等による障害者就労施設等
　からの物品等の調達の推進
　等に関する法律　251
クラック　127
久里浜方式　108
グループホーム　96，98
呉秀三　3，8，17
クロイツフェルト－ヤコブ病
　99
群発自殺　204
[け]
ケア会議　173
ケアマネジメント　160，302

経済的・物質的虐待　74
経済的虐待　244
軽度認知障害　94
刑の一部執行猶予制度　258
ケースネス　4
ケースマネジメント制　96
ゲートキーパー　279
結核　107
血管性認知症　90，99
健康管理　249
健康自己管理法　268
健康指標　7
健康診査　232
健康診断　31
健康増進法　9，231
健康づくりのための睡眠指針
　2014～睡眠12箇条～　11
健康日本21　9
健康配慮義務　250
健康フロンティア戦略　265
現代型のうつ病　146
見当識　90
権利擁護　277，280
[こ]
行為障害　35
合計特殊出生率　20
公衆衛生学　6
抗酒剤　108
公助　266，270
合成カンナビノイド　130
構成失行　91
梗塞性認知症　90
行動および情緒の障害　24
高度保安病院　166
広汎性発達障害　13
抗不安薬　118，128
合理的配慮　146，199
高齢化と健康に関するワール
　ド・レポート　158，266
高齢者医療制度　265
高齢社会対策基本法　263
高齢社会対策大綱　158，265
高齢社会対策の基本的在り方
　等に関する検討会　265
高齢者虐待　73，184

高齢者虐待の防止，高齢者の
　養護者に対する支援等に関
　する法律　73，243
高齢者虐待防止法　73，243
高齢者のための新たな医療制
　度等について（最終とりま
　とめ）　265
コーディネーション　305
コカイン　121，126
国王暗殺未遂事件　166
国際疾病分類 第10版　78，
　152
国際障害分類　152
国際生活機能分類　153
国民の健康の増進の総合的な
　推進を図るための基本的な
　方針　9
心のケアチーム　261
こころの健康政策構想会議
　270
心の健康づくり　147，260
心の健康づくり計画　212
心の健康問題により休業した
　労働者の職場復帰支援の手
　引き　218
互助　159，266，270
子育て世帯包括支援センター
　267
コデイン　126
子どもの健康と発達に関する
　長期追跡研究　41
子どもの相対的貧困率　29
子どもの貧困　266
子どもの貧困対策会議　267
子どもの貧困対策推進法
　256
子供の貧困対策に関する大綱
　256，267，283
子どもの貧困対策の推進に関
　する法律　29，256，266，
　270
子供の未来応援国民運動
　267
個別就労支援　268
コミュニティ　259

コミュニティオーガニゼー
　ション　228
コリンエステラーゼ阻害薬
　93
コルサコフ症候群　105
今後の障害保健福祉施策につ
　いて（改革のグランドデザ
　イン案）　150，225
今後の精神保健医療福祉施策
　について　150
今後の精神保健医療福祉のあ
　り方等に関する検討会
　290
今後の精神保健福祉士の養成
　の在り方等に関する検討会
　274
今後の認知症施策の方向性に
　ついて　266，277
コンサルテーション　302
コンサルテーションリエゾン
　精神医学　87
近藤恒夫　133

さ行

[さ]
災害支援ガイドライン　263
災害精神保健医療情報支援シ
　ステム　263
災害派遣精神医療チーム
　263
在宅医療　234
在宅ケアシステム　97
作業環境管理　249
作業管理　249
酒に酔つて公衆に迷惑をかけ
　る行為の防止等に関する法
　律　117，257
サポーティブメンタルヘルス
　15
サラリーマンアパシーシンド
　ローム　57
サリヴァン，H. S.　37，49
産後うつ病　12，62
産褥期精神障害　12
三無主義　48

[し]
自意識過剰　50
ジェネラビリティ　56
支援費制度　157
自我同一性　46
自虐　73
事業場外資源によるケア
　156
事業場内産業保健スタッフ等
　によるケア　156
事業場内メンタルヘルス推進
　担当者　213
事業場における労働者の心の
　健康づくりのための指針
　249，281
視空間失認　91
自己決定の原理　302
自己決定を尊重する視点
　276
自己効力感　36
自己臭恐怖　40
事後対応　279
自己放任　73
自殺　113
自殺関連行動　184，204
自殺総合対策推進センター
　261
自殺総合対策大綱　139，
　252，261，279
自殺対策加速化プラン
　113，139
自殺対策基本法　64，73，
　139，157，252，261，
　270，279
自殺対策計画　252，261
自殺問題　63
自殺率　36
支持的精神保健　15，75
思春期　37
自助　159，266，270
自傷行為　14
施設内虐待　73
事前協議　165
事前対応　279
私宅監置　81
私宅監置制度　8

市町村　293
失語　90
失行　90
嫉妬妄想　92，104
失認　90
疾病自己管理とリカバリー
　268
疾病性　4
疾病負荷量　110
指定通院医療機関　162，235
指定通院医療機関運営ガイド
　ライン　161
指定入院医療機関　162，235
指定入院医療機関運営ガイド
　ライン　161
児童虐待　21，29，62，
　115，136
児童虐待の防止等に関する法
　律　21，187，241
児童虐待防止対策強化プロ
　ジェクト　267
児童虐待防止法　21，187，
　241
自動思考　147
児童福祉法　240
自閉症スペクトラム障害
　24，33，143，184
自閉スペクトラム症　24，33
脂肪肝　105
社会［社交］恐怖［症］
　43，53，60，143
社会的入院解消研究事業
　225，228
社会的費用　111
社会的老化　68，70
社会復帰調整官　162，173，
　235，280
若年性アルツハイマー病　99
若年性認知症　99
若年性レビー小体型認知症
　99
従業員支援プログラム
　213，281
醜貌恐怖　40
就労準備支援事業　247
手段的日常生活動作　243

出社拒否症　57
小1プロブレム　28
障害支援区分　239
障害者基本法　81，225，237
障害者虐待の防止，障害者の
　　養護者に対する支援等に関
　　する法律　246
障害者虐待防止法　246
障害者権利条約　88
障害者雇用促進法　250
障害者差別解消法　199
障害者自立支援法　82，
　　157，225，290
障害者政策委員会　226
障がい者制度改革推進会議
　　225，238，270
障がい者制度改革推進本部
　　225
障害者制度改革の推進のため
　　の基本的な方向について
　　2，225，270
障害者総合支援法　78，88，
　　225，238，274
障害者の権利に関する条約
　　88，199
障害者の雇用の促進等に関す
　　る法律　250
障害者の日常生活及び社会生
　　活を総合的に支援するため
　　の法律　78，225，238，
　　274
障害者優先調達推進法　251
障害調整生命年　2，110
障害を理由とする差別の解消
　　の推進に関する法律　199
小規模介護専用型特定施設
　　96
小規模多機能型居宅介護　96
小規模特別養護老人ホーム
　　96
少子化　184
情緒的・心理的虐待　74
衝動制御障害型　138
小脳変性症　122
処遇実施計画　170，173，
　　174，235

処遇実施計画書　175
職業性ストレス簡易調査票
　　214
食道癌　106
職場復帰支援に関する情報提
　　供依頼書　220
職場復帰支援プラン　221
職場復帰支援プログラム
　　220
自立支援プログラム　244
自立相談支援事業の手引き
　　247
事例性　4
新オレンジプラン　150，
　　266，277
真菌症　107
神経原線維変化　68
神経症性障害　14
神経性過食（大食）症　125
新健康フロンティア戦略
　　265
人権を尊重する視点　276
心神耗弱　235
心身障害者対策基本法　237
心神喪失　235
心神喪失等の状態で重大な他
　　害行為を行った者の医療及
　　び観察等に関する法律
　　161，225，235，280
振戦せん妄　104
身体障害者手帳　239
身体障害者福祉法　239
身体的虐待　29，73，187，
　　244
身体表現性障害　60
心的外傷後ストレス障害　35
審判制度　162，164
親密対孤立　57
親密と連帯　56
心理教育的治療　107
心理的虐待　29，188
心理的な負担の程度を把握す
　　るための検査　281
心理的負荷による精神障害の
　　認定基準　210

［す］
睡眠衛生教育　216
睡眠導入薬　118，128
睡眠薬　119
スクールカウンセラー
　　198，301
スクールソーシャルワーカー
　　31，198，301
スクールソーシャルワーカー
　　活用事業　282，302
すくすくサポート・プロジェ
　　クト　267
スクリーニング　117
健やか親子21　31
健やか親子21（第2次）
　　23，31，32，42
鈴木健二　135
スチューデントアパシー
　　145，146
ストレス　155
ストレス−脆弱性理論　210
ストレスチェック制度
　　214，216，250，281
すべての子どもの安心と希望
　　の実現に向けた副大臣等会
　　議　267
すべての子どもの安心と希望
　　の実現プロジェクト　267
スマープ　138
［せ］
生活環境調査　162
生活環境調整　162
生活困窮者住居確保給付金
　　246
生活困窮者自立支援法　246
生活困窮者自立相談支援事業
　　246
生活者　228
生活障害者　228
生活の質　24
生活保護制度　244
生活保護法　244
生活臨床　227
性感染症　107
生殖性　56
精神衛生　3

精神衛生センター運営要領について　224
精神衛生法　8，78，167
精神衛生法改正　224
精神科特例　85
精神科リエゾン診療　234
精神科リエゾンチーム　87
精神作用物質　101
精神疾患の診断・統計マニュアル 第3版　151
精神疾患の診断・統計マニュアル 第5版　89
精神障害者社会復帰促進協会　228
精神障害者退院促進支援事業　225
精神障害者地域移行・地域定着支援事業　267
精神障害者保健福祉手帳　88
精神の老化　68
精神病院内における人権尊重を基本とした適正な医療の提供と処遇の向上について　229
精神病院法　81
精神病者監護法　81
精神病者慈善救治会　8，303
精神病者私宅監置ノ実況及ビ其統計的観察　17
精神病性障害　138
精神病性障害型　138
精神病未治療期間　45
精神保健　3，5
精神保健医療福祉の改革ビジョン　2，82，150，225
精神保健医療福祉の更なる改革に向けて　2，290
精神保健及び精神障害者福祉に関する法律　15，78，225，234，274，289
精神保健観察　162，173
精神保健参与員　164，280
精神保健指定医　257
精神保健審判員　164，235
精神保健判定医　164
精神保健福祉　274

精神保健福祉士法　274
精神保健福祉士養成課程における教育内容等の見直しについて　274
精神保健福祉センター　88，296，300
精神保健福祉センター運営要領　292，300
精神保健福祉相談　300
精神保健福祉相談員　293，301
精神保健福祉法　15，78，81，225，234，289
精神保健法　9，78，81，147，224
性的虐待　29，74，187，244
性同一性障害　269
性同一性障害者の性別の取扱いの特例に関する法律　270
性同一性障害に係る児童生徒に対するきめ細かな対応の実施等について　269
性同一性障害に関する診断と治療のガイドライン（第4版）　269
成年後見制度　99
生物・心理・社会・倫理的視点　152
世代間連鎖　116
積極的精神保健　15，75
摂食障害　14，44，138，184
摂食障害治療支援センター設置運営事業　40
セルフケア　156，212
全国精神障害者団体連合会　230
全国精神保健福祉会連合会　304
前青年期　37
選択性緘黙　35
前頭側頭型認知症　99
全般性不安　143
せん妄　71
[そ]
総合的精神保健　15，75

喪失体験　65
相談　299
相談指導　298
相談指導等　289
相貌失認　91
ソーシャルアドミニストレーション　160，271
ソーシャルインクルージョン　260
ソーシャルキャピタル　287
ソーシャルプランニング　160，271
即時記憶　69
底つき体験　133，139

た行

[た]
第1次覚醒剤乱用期　119
第2次覚醒剤乱用期　120
第3次覚醒剤乱用期　121
体験としての障害　153
第五次薬物乱用防止五か年戦略　278
第三次薬物乱用防止五か年戦略　137
胎児性アルコール症候群　107
対象喪失体験　71
対人恐怖　40
耐性　121
耐性獲得　101
大腸癌　106
大都市特例　157
大麻　118，121
大麻取締法　125
第四次薬物乱用防止五か年戦略　137
高臣武史　4
竹島正　5，14
多職種チーム　168
多職種チーム会議　172
脱法ドラッグ　129
タマープ　137
ダルク　133
短期記憶　69
断酒会　108

断酒会家族会　109
男女共同参画基本計画　187
男女共同参画社会基本法　187
[ち]
地域　259
地域子ども・子育て支援事業　28
地域自殺対策緊急強化基金　261
地域自殺対策推進センター　261
地域社会における処遇のガイドライン　161, 235
地域処遇　174
地域組織化活動　228
地域における医療及び介護の総合的な確保を促進するための関係法律の整備等に関する法律　150
地域における健康危機管理について―地域健康危機管理ガイドライン　231
地域福祉権利擁護制度　99
地域保安病棟　167
地域包括支援センター　96, 243
地域保健対策の推進に関する基本的な指針　231, 286
地域保健法　16, 226, 230, 263, 286
地域密着型介護老人福祉施設入所者生活介護　96
地域密着型サービス　96
地域密着型特定施設入居者生活介護　96
チームアプローチ　275, 302
チームとしての学校　198
チームとしての学校の在り方と今後の改善方策について　283
チェス，S　23
チック　13
知的障害　13
知的障害者福祉法　78, 240
着衣失行　91

注意欠如・多動性障害　29, 33, 138, 143, 184
抽象能力　90
中毒性精神病　132
長期記憶　69
超高齢社会　67
重複障害　108, 138
鎮咳薬　130
鎮痛薬　119
[つ]
通院医療費公費負担制度　9, 224
通院処遇　170
通院処遇ガイドライン　161
土田英人　304
鶴見和子　265
[て]
定期巡回・随時対応型訪問介護看護　265
適応指導教室　32
適応障害　142
デパス®　128
テンペラメント　23
[と]
土居健郎　4
同一性拡散症候群　50
動因喪失症候群　122, 126
統合失調症　14, 45, 60, 143
統合的外来覚醒剤依存治療プログラム Matrix Model　137
当初審判　164
糖尿病　106
動脈硬化　68
トータルヘルスプロモーション　281
トータルメンタルヘルス　15
読字障害　33
毒物及び劇物取締法改正　120
特別支援学校　199
特別支援教育　36
特別支援教育コーディネーター　199
特別支援教育巡回相談員　43

特別支援教育の在り方に関する特別委員会報告　199
特別児童扶養手当　240
特別養護老人ホーム　98
途中下車症候群　57
ドネペジル塩酸塩　95
殿村壽敏　228
トマス，A.　23
ドメスティックバイオレンス　115, 136, 185, 242
共に生きる社会　5
トラウマ後の成長　263
ドラッグコート　121
トランスジェンダー　270
トルエン　122

な行

[な]
内在化問題　25, 35
内的空間　51
中村恵子　111
ナルコティクス・アノニマス　133
[に]
ニート　53, 141
日常生活自立度判定基準　97
日常生活動作　243
日本いのちの電話連盟　230
日本司法支援センター　178
日本精神衛生会　303
日本精神保健会議　304
日本精神保健福祉連盟　230, 304
日本認知症ケア学会　95
日本老年精神医学会専門医制度　93
入院医療中心から地域生活中心へ　225
入院処遇ガイドライン　161
乳児死亡率　20
乳幼児健康診査　22
ニューヨーク縦断研究　23
任意後見　99
妊産婦死亡率　20
認知行動療法　44, 217
認知症　14, 71, 89

認知症ケアパス　277
認知症施策推進5か年計画
　　266，277
認知症施策推進総合戦略～認
　　知症高齢者等にやさしい地
　　域づくりに向けて～
　　150，266，277
認知症疾患医療センター　92
認知症疾患医療センター運営
　　事業　265
認知症専門医制度　93
認知症対応型共同生活介護
　　96
認知症対応型通所介護　96
認知症の医療と生活の質を高
　　める緊急プロジェクト
　　265
認知症の行動・心理症状　91
認知症の人と家族の会　96
認知症を知り地域をつくる
　　10ヵ年　265
認知発達理論　37
［ね］
ネグレクト　29，187
ネットワーキング　302，305
［の］
脳萎縮　68，105，112
脳実質性認知症　90
脳循環改善薬　93
脳代謝改善薬　93
脳の老化　68
脳変性性認知症　90

は行

［は］
パーソナリティ障害　61，
　　143
パーソンセンタードケア　95
バーンアウト（燃え尽き）症
　　候群　268
バイオ－サイコ－ソーシャル
　　モデル　30
配偶者からの暴力　184
配偶者からの暴力の防止及び
　　被害者の保護等に関する法
　　律　187，254

配偶者暴力相談支援センター
　　187，254
配偶者暴力防止法　187
ハイリスクアプローチ　8
ハウスレス　245
蜂矢英彦　153
発達障害　24，60，143，
　　184，239
発達障害者支援センター　34
発達障害者支援地域協議会
　　34
発達障害者支援法　253
発達障害者支援法の一部を改
　　正する法律　34
発達心理学　56
ハットフィールド事件　166
バトラー報告書　166
パニック障害　143
バリデーションケア　95
ハルシオン®　128
反抗挑戦性障害　35
犯罪被害給付制度　177
犯罪被害者等基本計画　177
犯罪被害者等基本法　177，
　　255
判断力　90
［ひ］
ピアカウンセリング　268
ピアジェ，J.　37
被害妄想　92
ひきこもり　14，53，60，
　　141，184
ひきこもりサポーター　144
ひきこもり地域支援センター
　　144，276
ひきこもりの評価・支援に関
　　するガイドライン　141，
　　143，200
非行　14，41，184
非婚化　53
ヒッピー　48
非定型うつ病　53
人と状況の全体性の視点
　　302
人と状況の全体性を考える視
　　点　276

ひとり親家庭・多子世帯等自
　　立応援プロジェクト　267
否認　103，278
否認される病気　103
日野原重明　265
皮膚寄生虫妄想　127
ビヨンドブルー　15
ヒロポン　119
貧困層　61
［ふ］
不安　71
不安障害　60，138，143
フィン－スティーブンソン，
　　M.　206
フォクシー　127
福祉サービス利用援助事業
　　99
福祉専門官　280
福祉的相談業務　157
ブタンガス　128
物質依存　184
物質使用障害単独型　138
不登校　13，14，32，40，
　　184，199
不登校児童生徒への支援の在
　　り方について（通知）　42
不登校問題　38
プライマリヘルスケア　7
フラッシュバック　124
フリーター　53
ブリーフインターベンション
　　117
プリベンション　279
ブロス，P.　37
ブロン®　130
分離不安障害　35
［へ］
ベニテングタケ　128
ヘルスプロモーション　7，9
ヘロイン　119，126
［ほ］
哺育障害　24
包囲攻撃妄想　104
包括型地域生活支援　268
法定後見・保佐　99
法定補助　99

法テラス　178
放任　74
訪問支援　299
ボーダーライン　51
ホームレス　245
ホームレス自立支援法　245
ホームレスの自立の支援等に
　　関する特別措置法　245
ホール，G. S.　47
保健学習　248
保健教育　248
保健師　300
保健師助産師看護師法　300
保健指導　232，248
保健所　294
保健所及び市町村における精
　　神保健福祉業務運営要領
　　292
保健所及び市町村における精
　　神保健福祉業務について
　　291
保健所精神保健福祉業務にお
　　ける危機介入手引　299
保健所における精神衛生業務
　　運営要領について　224
保健調査　31
保護観察　258
保護観察所　162，235
ポジティブメンタルヘルス
　　15
母子保健法　232
ポストベンション　279
母性拒否症候群　58
ポピュレーションアプローチ
　　8

ま行

[ま]
眞崎直子　16
マジックマッシュルーム
　　121，127
マック難民　53
末梢神経障害　122
松本俊彦　41
マトリックスモデル　137

麻薬及び向精神薬取締法
　　121，128，256
麻薬取締法　127
慢性膵炎　106
慢性精神病　138
慢性精神病症状　122
[み]
未成年者飲酒禁止法　117
ミプティ　127
みんなねっと　304
[む]
無縁社会　47
無断欠勤症候群　57
無動機症候群　126
村松常雄　3
[め]
メタンフェタミン　124
メマンチン塩酸塩　95
メンタルヘルス　5
メンタルヘルス教育　135
メンタルヘルス対策支援セン
　　ター　291
メンタルヘルス不調　156
メンタルヘルスプロモーショ
　　ン　224
メンタルヘルスリテラシー
　　14，31
[も]
妄想　71
妄想性障害　14
モーニングワーク　66
喪の仕事　66
物盗られ妄想　92
モラトリアム　46
モルヒネ　126

や行

[や]
夜間せん妄　91
夜間対応型訪問介護　96
薬物再乱用防止プログラム
　　140
薬物使用等の罪を犯した者に
　　対する刑の一部の執行猶予
　　に関する法律　140，258
薬物乱用　41

薬物乱用の重症度分類　131
薬物乱用防止五か年戦略
　　41，137，278
薬物乱用防止新五か年戦略
　　137
薬物乱用防止対策実施要綱
　　137
やせ願望　40
矢内純吉　228
大和川病院事件　228
[ゆ]
有害な使用　104
有機溶剤　119
湯沢千尋　63
ユング，C. G.　57
[よ]
養護教諭　198
幼児虐待　58
要保護児童対策地域協議会
　　188，241
酔っぱらい防止法　257
予防重視型のシステム　243

ら行

[ら]
ライシャワー駐日アメリカ大
　　使刺傷事件　9，224
ライフサイクル　12
ラインによるケア　156，212
[り]
リカバリー　9，154，268
離脱症状　101，104
リタリン　129
リバスチグミン　95
リボーの法則　69
療育手帳　240
良質かつ適切な精神障害者に
　　対する医療の提供を確保す
　　るための指針　83，150，
　　287
リワークプログラム　220
臨検調査　188
リンデマン，E.　6
[れ]
レイプドラッグ　128
レジリエンス　26，36，155

レビー小体型認知症　90
レビー小体型認知症サポート
　ネットワーク　96
レビンソン，D. J.　56
［ろ］
老化性認知症　89
老人性認知症治療病棟・療養
　病棟　97
老人斑　68
老人福祉法　263
老人保健法　263

労働安全衛生法　211，249，
　281
労働基準法　210，249
労働契約法　215，250
労働時間等設定改善指針
　213
労働時間等見直しガイドライ
　ン　213
労働者の心の健康の保持増進
　のための指針　211，250
老年医学的評価チーム　96

老年精神医学的評価チーム
　96
ロヒプノール®　128

わ行

［わ］
ワクチン療法　95
ワルターズ，P.　146

編集・執筆者一覧

編　　集
新・精神保健福祉士養成セミナー編集委員会

編集代表
樋口　輝彦／荒田　寛

執筆者 （執筆順　所属は執筆当時）

大塚　　俊弘　　OTSUKA Toshihiro　　　　　　　　　　　第1章／第7章Ⅰ・
　　　　　　　　長崎県精神医療センター 院長　　　　　　　　Ⅱ

竹島　　　正　　TAKESHIMA Tadashi　　　　　　　　　　　第1章／第7章Ⅰ・
　　　　　　　　一般社団法人全国精神保健福祉連絡協議会 会　Ⅱ
　　　　　　　　長／川崎市総合リハビリテーション推進セン
　　　　　　　　ター 所長

神尾　　陽子　　KAMIO Yoko　　　　　　　　　　　　　　　第2章Ⅰ・Ⅱ・Ⅲ
　　　　　　　　神尾陽子クリニック 院長

山田　　和夫　　YAMADA Kazuo　　　　　　　　　　　　　　第2章Ⅳ・Ⅴ
　　　　　　　　横浜尾上町クリニック 院長／東洋英和女学院
　　　　　　　　大学大学院人間科学研究科人間科学専攻博士後
　　　　　　　　期課程 客員教授

小阪　　憲司　　KOSAKA Kenji　　　　　　　　　　　　　　第2章Ⅵ／第3章Ⅱ
　　　　　　　　横浜市立大学医学部 名誉教授

山之内　芳雄　　YAMANOUCHI Yoshio　　　　　　　　　　　第3章Ⅰ
　　　　　　　　医療法人愛精会あいせい紀年病院 院長代行

松本　　俊彦　　MATSUMOTO Toshihiko　　　　　　　　　　第3章Ⅲ・Ⅳ
　　　　　　　　国立研究開発法人国立精神・神経医療研究セン
　　　　　　　　ター精神保健研究所薬物依存研究部 部長

内田　千代子　　UCHIDA Chiyoko　　　　　　　　　　　　　第3章Ⅴ・第4章
　　　　　　　　星槎大学大学院教育実践研究科 教授　　　　　Ⅰ・Ⅱ・Ⅲ／第5章

桑原　　　寛　　KUWAHARA Hiroshi　　　　　　　　　　　第3章Ⅵ／第7章Ⅲ
　　　　　　　　神奈川県精神保健福祉センター 元所長

三澤　孝夫　*MISAWA Takao*　　　　　　　　　　　　第3章Ⅶ
国立研究開発法人国立精神・神経医療研究セン
ター精神保健研究所司法精神医学研究部 客員
研究員

伊藤　冨士江　*ITO Fujie*　　　　　　　　　　　　　　第3章Ⅷ
上智大学総合人間科学部社会福祉学科 客員研
究員・元教授

岩尾　　貢　*IWAO Mitsugu*　　　　　　　　　　　　第4章Ⅳ
社会福祉法人共友会 理事長

田中　克俊　*TANAKA Katsutoshi*　　　　　　　　　第6章
北里大学大学院医療系研究科医療人間科学群産
業精神保健学 教授

富澤　宏輔　*TOMIZAWA Kousuke*　　　　　　　　　第8章
大阪人間科学大学人間科学部社会福祉学科 助
教

吉川　隆博　*KIKKAWA Takahiro*　　　　　　　　　第9章
東海大学医学部看護学科 教授／一般社団法人
日本精神科看護協会 会長

鈴木　友理子　*SUZUKI Yuriko*　　　　　　　　　　第10章
国立研究開発法人日本医療研究開発機構医療機
器・ヘルスケア事業部ヘルスケア研究開発課

JCOPY 〈(社)出版者著作権管理機構 委託出版物〉

　本書の無断複写は著作権法上での例外を除き禁じられています。
複写される場合は，そのつど事前に，下記の許諾を得てください。
(社)出版者著作権管理機構
TEL.03-5244-5088　FAX.03-5244-5089　e-mail：info@jcopy.or.jp

■新・精神保健福祉士養成セミナー
現代の精神保健の課題と支援

定　　価　（本体価格3,200円＋税）

2023年4月1日　　　第1版第1刷
2023年8月25日　　　第1版第2刷

編　　　集／新・精神保健福祉士養成セミナー編集委員会

編集代表／樋口　輝彦　荒田　寛

発 行 者／長谷川　潤

発 行 所／株式会社 **へるす出版**

　　　　　〒164-0001 東京都中野区中野2-2-3
　　　　　TEL. 03（3384）8035［販売］　03（3384）8155［編集］
　　　　　振替・00180-7-175971
　　　　　http://www.herusu-shuppan.co.jp

印刷所／広研印刷株式会社

落丁本，乱丁本はお取り替えいたします。　　　　　　　　　　　　　〈検印省略〉
©2023. Printed in Japan.
ISBN 978-4-86719-048-7